Mit freundlichen Empfehlungen überreicht durch

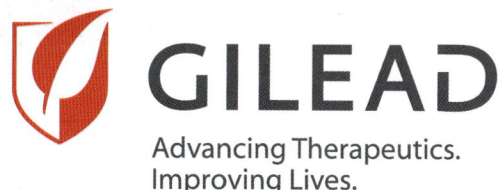

Opportunistische Infektionen und Tumore im Verlauf der HIV-Infektion

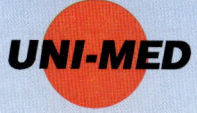

UNI-MED Verlag AG

Bremen - London - Boston

Rockstroh, Jürgen:
Opportunistische Infektionen und Tumore
im Verlauf der HIV-Infektion/Jürgen Rockstroh und Ulrich Spengler.-
2. Auflage - Bremen: UNI-MED, 2003
(UNI-MED SCIENCE)
ISBN 3-89599-669-6

© 1999, 2003   by UNI-MED Verlag AG, D-28323 Bremen,
            International Medical Publishers (London, Boston)
            Internet: www.uni-med.de, e-mail: info@uni-med.de

Printed in Germany

UNI-MED. Die beste Medizin.

In der Reihe UNI-MED SCIENCE werden aktuelle Forschungsergebnisse zur Diagnostik und Therapie wichtiger Erkrankungen "state of the art" dargestellt. Die Publikationen zeichnen sich durch höchste wissenschaftliche Kompetenz und anspruchsvolle Präsentation aus. Die Autoren sind Meinungsbildner auf ihren Fachgebieten.

Wir danken folgenden Mitgliedern unseres Ärztlichen Beirats für die engagierte Mitarbeit an diesem Buch: Dr. Bernhard Filipcic, Anima Iwischütz, Volfgang Prugovecki, Achim Viktor, Dr. F. Woitinas.

Vorwort und Danksagung

Die Infektion mit dem humanen Immundefizienzvirus stellt die wichtigste infektiologische Herausforderung der Gegenwart dar. Man rechnet, daß in den Industriestaaten ca. 2.5 Mio. Menschen mit dem Virus infiziert sind, weltweit etwa 40 Mio. Menschen. Ein Hauptgrund für die Schwierigkeiten bei der Behandlung dieser Infektion liegt in der hohen Wandlungsfähigkeit des Erregers, weltweit können inzwischen mindestens zwei HIV-Typen und mehr als 10 HIV-Subtypen unterschieden werden. Zusätzlich kann sich das Virus im Patienten durch eine hohe Mutationsrate ständig verändern und damit ist sowohl die Impfstoffentwicklung als auch die Entwicklung antiviraler Medikamente vor eine schwierige Aufgabe gestellt. Wenngleich heute mit den zur Verfügung stehenden antiretroviralen Therapiemöglichkeiten sich HIV-assoziierte Morbidität und Mortalität dramatisch haben senken lassen, so täuscht dies nicht darüber hinweg, daß derzeit gut 50 % der antiviral behandelten HIV-Patienten bereits Medikamentenresistenzen aufweisen. Damit ist bei ungenügender Kontrolle der HIV-Vermehrung auch von einem Fortschreiten des klinischen Krankheitsbildes auszugehen. Hinzu kommt, daß heute unverändert viele Patienten erst nach Entwickeln eines AIDS-definierenden Ereignisses erstmals HIV-positiv getestet werden. Die Erkennung und Behandlung HIV-assoziierter opportunistischer Infektionen und Neoplasien stellt somit nach wie vor eine der Hauptsäulen in der Versorgung HIV-infizierter Menschen dar. Mit Einführung molekularbiologischer Meßmethoden und der sich im HIV-Bereich ständig ändernden Medikamentenpalette ist eine konsequente Weiterbildung und Ausrichtung an den Fortschritten in Diagnostik und Therapie von AIDS fortwährend erforderlich. Dies ist insbesondere unter Berücksichtigung der vielseitigen Medikamentenwechselwirkungen von größter Bedeutung. In dem vorliegenden Lehrbuch soll daher auf aktuelle Aspekte und Veränderungen im Bereich der Epidemiologie, Diagnostik, klinischem Spektrum und Therapie der verschiedenen HIV-assoziierten opportunistischen Infektionen und Neoplasien eingegangen werden. Wir hoffen, daß wir damit einen aktuellen Beitrag zu Therapiechancen bei AIDS geben können und widmen dieses Buch unseren Patienten.

Bonn, im Dezember 2002

Jürgen Rockstroh
Ulrich Spengler

Autoren

Dr. med. Marylyn Addo
AIDS Research Center
Massachusetts General Hospital
Bldg. 149, 13 street, 5th floor
Charleston, MA 02129
USA

Kap. 2.3.

Dr. med. Markus Altfeld
AIDS Research Center
Massachusetts General Hospital
Bldg. 149, 13 street, 5th floor
Charleston, MA 02129
USA

Kap 2.4.2.

Dr. med. Anke Kühnen
Medizinische Universitätsklinik I
Sigmund-Freud-Str. 25
53105 Bonn

Kap. 2.2.1.

Dr. med. Karl-Anton Kreuzer
Abteilung für Innere Medizin
Schwerpunkt Hämatologie/Onkologie
Virchow-Klinikum der Humboldt-Universität
Augustenburger Platz 1
13353 Berlin

Kap. 5.1.

Dr. med. Mathias Lichterfeld
Medizinische Universitätsklinik I
Sigmund-Freud-Str. 25
53105 Bonn

Kap. 4.2., 5.4.

Ineke Oosterhaar
Ernährungsberatung der Immunologischen Ambulanz
Medizinische Universitätsklinik I
Sigmund-Freud-Str. 25
53105 Bonn

Kap. 4.1., 5.3.

Dr. med. Nazifa Quirishi
Medizinische Universitätsklinik I
Sigmund-Freud-Str. 25
53105 Bonn

Kap. 2.2.4.

Priv.-Doz. Dr. med. Jürgen Rockstroh
Immunologische Ambulanz
Medizinische Universitätsklinik I
Sigmund-Freud-Str. 25
53105 Bonn

Kap. 1., 2.2.2.,5.2.

Dr. med. Dietlind Schleiermacher
Institut für Parasitologie
Universität Bonn
Sigmund-Freud-Str. 25
53105 Bonn

Kap. 2.4.3., 2.4.4.

Dr. med. Kirsten Schliefer
Immunologische Ambulanz
Medizinische Universitätsklinik I
Sigmund-Freud-Str. 25
53105 Bonn

Kap. 2.4.1.

Prof. Dr. med. U. Spengler
Immunologische Ambulanz
Medizinische Universitätsklinik I
Sigmund-Freud-Str. 25
53105 Bonn

Kap. 2.2.3.

Dr. med. Esther Voigt
Immunologische Ambulanz
Medizinische Universitätsklinik I
Sigmund-Freud-Str. 25
53105 Bonn

Kap. 2.1.1., 2.1.2., 2.1.3.

Dr. med. Jan-Christian Wasmuth
Immunologische Ambulanz
Medizinische Universitätsklinik I
Sigmund-Freud-Str. 25
53105 Bonn

Kap. 2.1.4.

Dr. med. Carsten Ziske
Medizinische Universitätsklinik I
Sigmund-Freud-Str. 25
53105 Bonn

Kap. 3.1., 3.2., 3.3., 3.4.

Inhaltsverzeichnis

Einleitung

1. Einleitung

Die erworbene Immunschwäche AIDS (Acquired Immunodeficiency Syndrome) wurde erstmals 1981 als neue klinische Entität beschrieben. Die ersten AIDS-Fälle gingen auf die ungewöhnliche Häufung von Erkrankungen wie Kaposi-Sarkomen und Pneumocystis carinii-Pneumonien bei jungen homosexuellen Männern zurück. Obwohl solche Krankheitsbilder gelegentlich in verschiedenen Subgruppen der Bevölkerung vorkommen (z.B. älteren Männern aus den Mittelmeerländern, im Falle des Kaposi-Sarkoms; oder die PcP bei Leukämiepatienten nach intensiver Chemotherapie), war das Vorkommen dieser Indikatorerkrankungen für einen Immundefekt bei bislang gesunden jungen Menschen noch nie beobachtet worden. Da die Erkrankung zunächst gehäuft bei homosexuellen Männern auftrat, wurde vermutet, daß die Entstehungsgründe für das Krankheitssyndrom eine Folge des Lebensstils in dieser Bevölkerungsgruppe darstellte. Risikofaktoren wie häufige Spermaexposition, rektale Spermaexposition und Gebrauch von Butyl- oder Amylnitraten als sexuelle Stimulantien wurden als mögliche Ursachen von AIDS diskutiert. Die nachfolgend auftretenden AIDS-Fälle bei anderen Gesellschaftsgruppen einschließlich der Hämophilen und i.v.-Drogenabhängigen sowie das Bekanntwerden von HIV-Endemiegebieten in Afrika machten schnell deutlich, daß sich die Ursache von AIDS nicht in einer Lebensstileigenschaft finden ließ. Bei Patienten mit AIDS, aber auch bei Gesellschaftsgruppen, die ein höheres Risiko für AIDS hatten, wie z.B. die Hämophilen, fanden sich unabhängig von der jeweiligen Manifestation des Immundefekts typische immunologische Veränderungen.

> Charakteristisch war eine Abnahme der Helferzellen und ein Anstieg der Suppressorzellen mit konsekutiver Abnahme der T4-/T8-Ratio.

Aufgrund der Häufung von AIDS-Fällen bei Patienten, die auch gehäuft ein Risiko für andere Infektionen, wie z.B. Virushepatitis, aufwiesen, wurde rasch die Vermutung für eine infektiöse Ursache von AIDS ausgesprochen. 1985 war mit dem T-lymphotropischen Retrovirus (HTLV) das bislang einzige bekannte humanpathogene lymphotrope Retrovirus isoliert worden, das in der Lage war, Helferzellen zu infizieren. Aufgrund der verringerten Helferzellen bei AIDS-Patienten wurde nach einem HTLV-verwandten Virus als Ursache von AIDS gefahndet. Erste Versuche, ein Virus zu isolieren, das mit HTLV-1 und HTLV-2 verwandt war, erwiesen sich nur zum Teil als erfolgreich. Obwohl kreuzreagierende Antikörper mit HTLV-1 und HTLV-2 verwandten Genomsequenzen in einer kleinen Anzahl von AIDS-Patienten gefunden werden konnten, war die Reaktivität insgesamt doch sehr schwach und legte somit nur eine Koinfektion von AIDS-Patienten mit den bekannten HTL-Viren nahe. Allenfalls ließ dieser Befund an die ätiologische Rolle eines weiter entfernten, schwach kreuzreaktiven Virus denken.

> In der Tat konnte wenig später durch die Isolation von HTLV-3, das später in humanes Immundefizienzvirus Typ 1 umbenannt wurde, der Erreger von AIDS identifiziert werden.

AIDS beschreibt nur das letzte Stadium der HIV-Infektion bzw. HIV-Krankheit. Kennzeichen für das Endstadium ist das Versagen der zellulären Immunabwehr. Hierzu gehört ein fast vollständiger Verlust der Helferzellen. Mit dem Verlust der zellulären Immunabwehr geht die Kontrolle über eine große Palette von Mikroorganismen, die meist intrazellulär wachsen und gemeinhin wenig pathogen sind, sowie über bestimmte Tumoren verloren. Die Erreger oder Tumoren können sich nun unkontrolliert ausbreiten bzw. wachsen und führen dann zu den AIDS-typischen Krankheitsbildern, die unbehandelt rasch zum Tode des Patienten führen. Zwischen der Infektion und dem AIDS-Stadium liegt eine variable Zeitspanne.

> Früher, als keine antiretroviralen Kombinationstherapien der HIV-Infektion möglich waren, erkrankten etwa 50 % der infizierten innerhalb der ersten 10 Jahre. Diese Zeitspanne hat sich mit den neuerdings zur Verfügung stehenden antiretroviralen Medikamenten deutlich verlängert.

Aufgrund der erst relativ kurz zurückliegenden Einführung dieser Medikamente ist eine genaue Aussage über die durchschnittliche Spanne der

HIV-Infektion bis zum Ausbruch von AIDS nicht möglich.

Die antiretrovirale Behandlung von HIV-Patienten vor Entwicklung von AIDS stellt eine der Hauptsäulen der Therapie dar. Die antiretrovirale Therapie des asymptomatischen HIV-Patienten, der durch einen zunehmenden Verlust an Helferzellen und einer vermehrten HIV-Replikation gekennzeichnet ist, wird derzeit empfohlen, um das Auftreten einer symptomatischen HIV-Infektion oder gar den Übergang zum Stadium AIDS zu verhindern.

Wie andere Krankheiten auch wird die HIV-Infektion in verschiedene Stadien eingeteilt. In Deutschland ist neben der Sondereinteilung für Kinder das Schema der Centers for Disease Control (CDC) im Gebrauch (☞ Tab. 1.1, Version vom 1. Juli 1993).

Mit Hilfe der CDC-Klassifikation wird die HIV-Erkrankung in drei an den Helferzellen orientierten Zellzahlbereiche eingeteilt. Zusätzlich erfolgt eine Einteilung in die drei klinischen Kategorien A-C. In der so entstehenden 3x3-Matrix lassen sich die Patienten jeweils in die Untergruppen A1-C3 einteilen. Innerhalb der drei klinischen Kategorien A, B und C lassen sich charakteristische Symptomenkomplexe bzw. Erkrankungen ausmachen, die in der Tab. 1.2 zusammengefaßt werden.

Die vor der revidierten Fassung der CDC-Klassifikation verwandte CDC-Klassifikation von 1987 wird heute nicht mehr verwendet. In den nachfolgenden Kapiteln dieses Lehrbuches sollen nun die alten Indikatorerkrankungen, also alle AIDS-definierenden klinischen Ereignisse dargestellt werden.

- Hierzu werden zunächst im ersten Kapitel alle opportunistischen Infektionen, und zwar
  - virale Infektionen
  - bakterielle Infektionen
  - Mykosen und
  - parasitäre Erkrankungen
  besprochen
- Im Kapitel "HIV-assoziierte Neoplasien" wird auf die AIDS-typischen Tumoren eingegangen
- Zuletzt wird auf direkte, HIV-bedingte Erkrankungen wie Wasting-Syndrom und HIV-Enzephalopathie eingegangen

Alle Kapitel sind im wesentlichen gleich gegliedert und besprechen nachfolgend

■ **Ätiologie und Pathogenese**

■ **Epidemiologie**

■ **Klinik**

■ **Diagnostik**

■ **Therapiemöglichkeiten**

Am Schluß wird in Kap. 5. auf besondere therapeutische Aspekte bei der Betreuung von AIDS-Patienten eingegangen. Insbesondere wird auf die Bedeutung und Auswirkung hochpotenter antiretroviraler Therapiemaßnahmen auf opportunistische Infektionen eingegangen. Zusätzlich wird auch auf die Nebenwirkungen der verschiedenen antiretroviralen Therapieregime eingegangen.

Laborkategorie (CD4+-Lympho-zytenzellzahl/µl)	Klinische Kategorie		
	A (asymptomatisch)	B (symptomatische HIV-Infektion, kein AIDS)	C (AIDS)
1: ≥ 500	A1	B1	C1
2: 200-499	A2	B2	C2
3: < 200	A3	B3	C3

Tab. 1.1: Die CDC-Klassifikation: Subgruppen A1 bis C3.

Klinische Kategorien A bis C der CDC-Klassifikation	
Kategorie A	• Asymptomatische HIV-Infektion • Persistierende generalisierte Lymphadenopathie (LAS) • Akute, symptomatische (primäre) HIV-Infektion (auch in der Anamnese)
Kategorie B	Krankheitssymptome oder Erkrankungen, die nicht in die AIDS-definierende Kategorie C fallen, dennoch aber der HIV-Infektion ursächlich zuzuordnen sind oder auf eine Störung der zellulären Immunabwehr hinweisen. Hierzu zählen: • Bazilläre Angiomatose • Oropharyngeale Candida-Infektion • Vulvovaginale Candida-Infektionen, die entweder chronisch (länger als einen Monat) oder nur schlecht therapierbar sind • Zervikale Dysplasien oder Carcinoma in situ • Konstitutionelle Symptome wie Fieber über 38,5 °C oder eine länger als 4 Wochen bestehende Diarrhoe • Orale Haarleukoplakie • Herpes zoster bei Befall mehrerer Dermatome oder nach Rezidiven in einem Dermatom • Idiopathische thrombozytopenische Purpura • Listeriose • Entzündungen des kleinen Beckens, besonders bei Komplikationen eines Tuben- oder Ovarialabszesses • Periphere Neuropathie
Kategorie C, AIDS definierende Erkrankungen	• Pneumocystis carinii-Pneumonie • Toxoplasma-Enzephalitis • Ösophageale Candida-Infektion oder Befall von Bronchien, Trachea oder Lungen • Chronische Herpes simplex-Ulzera oder Herpes-Bronchitis, -Pneumonie oder -Ösophagitis • CMV-Retinitis • Generalisierte CMV-Infektion (nicht von Leber oder Milz) • Rezidivierende Salmonellen-Septikämien • Rezidivierende Pneumonie innerhalb eines Jahres • Extrapulmonale Kryptokokkeninfektionen • Chronische intestinale Kryptosporidieninfektion • Chronische intestinale Infektion mit Isospora belli • Disseminierte oder extrapulmonale Histoplasmose • Tuberkulose • Infektionen mit Mykobakterium avium complex oder M. kansasii, disseminiert oder extrapulmonal • Kaposi-Sarkom • Maligne Lymphome (Burkitt's, immunoblastisches oder primäres zerebrales Lymphom) • Invasives Zervix-Karzinom • HIV-Enzephalopathie • Progressive multifokale Leukenzephalopathie • Wasting-Syndrom

Tab. 1.2: Die klinischen Kategorien A bis C der CDC-Klassifikation.

1

Opportunistische Infektionen

2. Opportunistische Infektionen

2.1. Virale Infektionen

2.1.1. CMV-Infektion

2.1.1.1. Ätiologie und Pathogenese

Das Cytomegalievirus (CMV) ist ein doppelsträngiges DNA-Virus. Neben den Herpes simplex Viren I und II, dem Varizella zoster Virus, den humanen Herpesviren 6 und 8 und dem Epstein Barr Virus ist es ein humanpathogener Vertreter der Familie der Herpesviridae.

Die Übertragung geschieht bei engem Kontakt durch Tröpfcheninfektion mit infizierten Zellen über den Nasen-Rachen-Raum. Schmierinfektionen sind zudem mit Blut, Urin, Vaginalsekret und Samenflüssigkeit möglich, seltener erfolgt auch die Übertragung via Muttermilch.

Die Primärinfektion findet in der Regel in frühen Lebensjahren statt und verläuft zumeist asymptomatisch, selten mit unspezifischer grippeartiger Symptomatik oder einem mononucleoseähnlichen Krankheitsbild. Sie wird daher in der Regel nicht diagnostiziert. Anschließend persistiert die Infektion. Im Falle einer Immundefizienz kann es später zu einer Reaktivierung dieser latenten Infektion kommen. Diese manifestiert sich als systemische Infektion oder als Befall einzelner Organsysteme.

Große Bedeutung hat die CMV-Infektion auch als die häufigste konnatale Virusinfektion, die mit hoher fetaler Morbidität und Mortalität einhergeht.

2.1.1.2. Epidemiologie

Die Durchseuchungsrate ist hoch. In Deutschland liegt die Seroprävalenz unter Jugendlichen bei 40-80 %. In den sogenannten Entwicklungsländern liegt die Durchseuchungsrate bei 90-100 %.

Die CMV-Erkrankung war vor der Einführung der hochaktiven antiretroviralen Therapie (HAART) eine der häufigsten opportunistischen Erkrankungen bei HIV-infizierten Patienten und mit einer hohen Mortalität verbunden. Seit Einführung der HAART ist es zu einem drastischen Rückgang der Inzidenz von CMV-Manifestationen bei HIV-Infizierten gekommen.

2.1.1.3. CMV-Retinitis

■ **Epidemiologie**

Die CMV-Retinitis ist die häufigste Manifestationsform der CMV-Erkrankung bei HIV-infizierten Patienten und hier auch die häufigste opportunistische Erkrankung des Auges. Sie tritt in der Regel bei weit fortgeschrittenem Immundefekt mit einer Helferzellzahl unter 50/µl auf. Vor Einführung der HAART erkrankten 21-44 % aller AIDS-Patienten an einer CMV-Retinitis.

■ **Klinik**

Der okuläre CMV-Befall führt zu zunächst umschriebenen Retinanekrosen mit erheblichem Ödem und Einblutungen (☞ Abb. 2.1), die unter Hinterlassung irreversibler atropher Narben abheilen. Ohne spezifische Behandlung dehnen sich die Nekrosen zentrifugal weiter aus. Dies kann zum vollständigen Visusverlust führen. Durch "hämatogene Aussaat" ist ein Befall des kontralateralen Auges häufig.

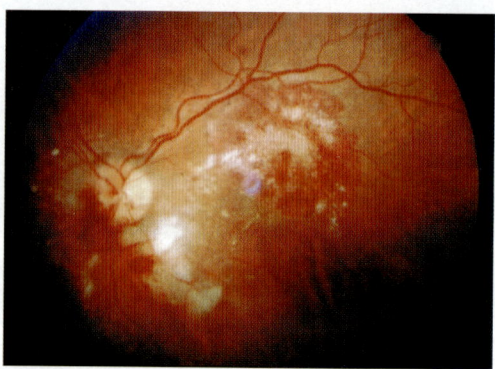

Abb. 2.1: Aktive CMV-Retinitis

Je nach Befall der Retina klagen die Patienten über eine Visuseinschränkung, die sich als Gesichtsfeldausfälle, "Unscharfsehen", "Schleier-" oder "Wolkensehen" bemerkbar macht. Ablösungen der Retina, wie sie insbesondere bei peripherem Befall häufiger vorkommen, können sich durch "Blitzesehen" ankündigen und zu einem plötzlichen kompletten Visusverlust führen. Die CMV-Retinitis ist typischerweise schmerzlos und das Auge äußerlich unauffällig.

Die CMV-Retinitis war bis zur Einführung der HAART ein prognostisch schlechter Faktor. Trotz spezifischer Therapie lag das mediane Überleben bei wenigen Monaten. Die Rezidivrate war auch bei suffizienter Therapie hoch. Mit Einführung der HAART ist nicht nur die Inzidenz der CMV-Retinitis dramatisch gesunken, auch progrediente Retinitiden und Rezidive unter HAART werden seltener beobachtet und das Überleben der Patienten scheint wesentlich verlängert.

Mit Einführung der HAART wurden entzündliche Komplikationen nach erfolgreich behandelter CMV-Retinitis, wie Uveitis und Vitritis, häufiger beobachtet. Diese beruhen vermutlich auf der Immunrekonstitution der Patienten unter HAART, da sich bei diesen Patienten Hinweise auf eine gesteigerte CMV-spezifische T-Zellantwort ergaben. Ursächlich wird demzufolge ein immunologisches Geschehen als Antwort auf verbliebene CMV-Antigene vermutet. Die Immunrekonstitutions-uveitis wird erfolgreich mit lokalen und systemischen Steroiden behandelt, jedoch werden auch ohne immunsuppressive Therapie Spontanremissionen beobachtet.

2.1.1.4. CMV-Ösophagitis und -Enterocolitis

Epidemiologie

In der Prä-HAART-Ära entwickelten bis zu 5 % der Patienten mit AIDS eine intestinale CMV-Manifestation. Diese ist seit Einführung der HAART seltener geworden. In der Regel liegt ein weit fortgeschrittener Immundefekt mit <50 CD4/µl vor.

Klinik

Eine intestinale CMV-Erkrankung geht in der Regel mit Fieber einher. Leitsymptome der CMV-Ösophagitis sind Odyno- und Dysphagie. Gelegentlich besteht auch ein retrosternales Brennen. Der Schmerz ist typischerweise anhaltend und lokal umschrieben. Eine CMV-Gastritis macht sich mit epigastrischen brennenden Schmerzen bemerkbar. Die CMV-Enteritis verursacht diffuse abdominelle Schmerzen und gelegentlich Diarrhoen. Dagegen geht die CMV-Colitis immer mit starken, z.T. blutigen Diarrhoen einher und kann abdominelle Schmerzen verursachen. Bei Progredienz der Ulcera kann es komplizierend zu schweren gastrointestinalen Blutungen oder Perforationen kommen.

2.1.1.5. CMV-Pneumonie

Epidemiologie

Die CMV-Pneumonie ist eine seltene Entität, die jedoch mit hoher Letalität einhergeht. Sie manifestiert sich häufiger als Komplikation einer anderen zugrundeliegenden Pneumonie, wie der Pneumocystis carinii-Pneumonie (PcP) oder eines pulmonalen Kaposi Sarkoms.

Klinik

Die Klinik ist unspezifisch und daher nicht richtungsweisend. Führend sind Fieber, trockener Reizhusten und Dyspnoe.

2.1.1.6. CMV-Encephalitis, -Polyradikulitis, -Mononeuritis

Epidemiologie

Neurologische CMV-Manifestationen sind Raritäten, deren Inzidenz mit Einführung der HAART weiter rückläufig war.

Klinik

Die Klinik variiert mit dem Befallsmuster des Nervensystems und ist nicht spezifisch.

Eine CMV-Encephalitis kann sich mit Cephalgien, psychomotorischer Verlangsamung, Konzentrations- und Gedächtnisstörung, Wesensänderung, Apathie und einer symptomatischen Epilepsie äußern. Häufig besteht Fieber.

Die CMV-assoziierte Polyradikulitis führt zu sich rasch entwickelnden radikulären Syndromen mit Paresen der Beine, Blasenentleerungsstörungen, Erektions- und Ejakulationsstörungen, erschwerter Defäkation sowie radikulären Sensibilitätsausfällen.

Die CMV-induzierte Mononeuritis multiplex entwickelt sich ebenfalls eher rasch mit Sensibilitäts- oder motorischen Ausfällen im Versorgungsgebiet einzelner peripherer Nerven.

2.1.1.7. Lokalisierte CMV-Ulcera

Klinik

Gelegentlich finden sich umschriebene erosive oder ulcerierende Läsionen an Haut oder Schleimhäuten. Diese sind schmerzhaft, kontaktvulnerabel und zeigen kaum spontane Heilungstendenz. Sie manifestieren sich an der Haut, an Lippen,

Zunge und Mundschleimhaut sowie genital und perianal (☞ Abb. 2.2 a+b und Abb. 2.3 a+b). Häufig zeigen die Patienten weitere Allgemeinsymptome wie Fieber und Allgemeinzustandsverschlechterung.

Die Diagnose kann histologisch und durch Virusisolierung gesichert werden. Häufig ist CMV Teil einer Mischinfektion v.a. mit Herpes simplex-Viren oder Varizella zoster-Virus. Differentialdiagnostisch müssen eine Herpes simplex-Infektion, eine Lues I (Ulcus durum), eine Impetigo und (HPV-assoziierte) Plattenepithelcarcinome abgegrenzt werden.

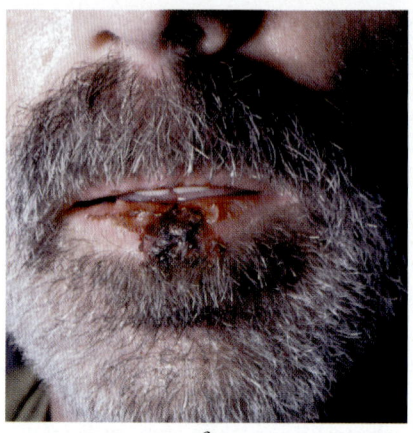

a

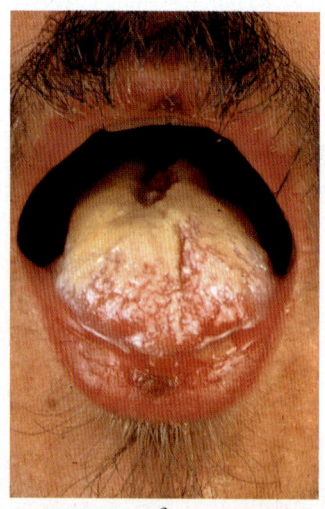

a

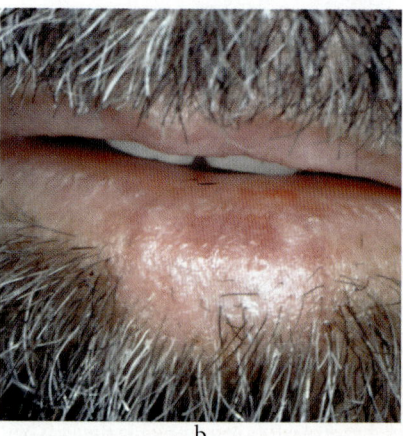

b

Abb. 2.3 a+b: a: CMV-Ulcus der Unterlippe. **b:** Abheilung des CMV-Ulcus unter i.v. Ganciclovir.

2.1.1.8. Disseminierte CMV-Infektion

Gelegentlich läßt sich ein primärer Focus einer CMV-Erkrankung nicht ausmachen. Die Patienten präsentieren sich mit Allgemeinzustandsverschlechterung, Krankheitsgefühl und Fieber. Durch den Nachweis von CMV-Antigen oder -DNA ist eine aktive CMV-Erkrankung wahrscheinlich, jedoch fehlen klinische Zeichen und diagnostische Kriterien einer lokalisierten Infektion. In diesen Fällen ist von einer disseminierten CMV-Infektion auszugehen. Die diagnostischen Mittel (Ophthalmoskopie, Endoskopie mit Biopsie, radiologische Bildgebung) zur Sicherung einer Organmanifestation sollten ausgeschöpft werden. Bleibt der Focus auch dann unklar, ist dennoch eine spezifische systemische Therapie indiziert.

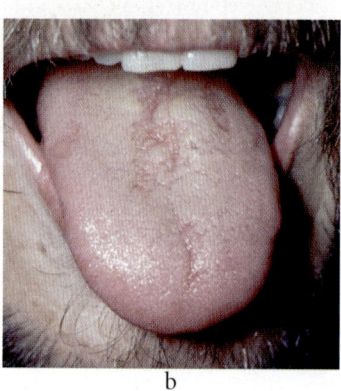

b

Abb. 2.2 a+b: a: CMV-Ulcus der Zunge, nebenbefundlich Soor der Zunge. **b**: Abheilung des CMV-Ulcus unter oralem Ganciclovir.

2.1.1.9. Diagnostik der CMV-Erkrankung

Die Diagnose der **CMV-Retinitis** wird **ophthalmoskopisch** gestellt und sollte bei klinischem Verdacht unverzüglich angestrebt werden. Am Augenhintergrund finden sich dabei typischerweise unilateral scharf begrenzte, weiße Exsudate, häufig in Nachbarschaft zu Retinagefäßen, nicht selten mit Hämorrhagien, die in späteren Stadien in blaß-atrophe Retinanarben übergehen (☞ Abb. 2.4). Daneben sollten mikrobiologische Aktivitätsparameter (☞ unten) erhoben werden.

Differentialdiagnostisch ist die Abgrenzung von benignen "cotton wool"-Exsudaten wichtig, die bei kleinen Läsionen gelegentlich nur im ophthalmoskopischen Verlauf gelingt. Dagegen gelingt die Abgrenzung von anderen opportunistischen Manifestationen, wie der Toxoplasmose oder der Cryptococcose eher leicht.

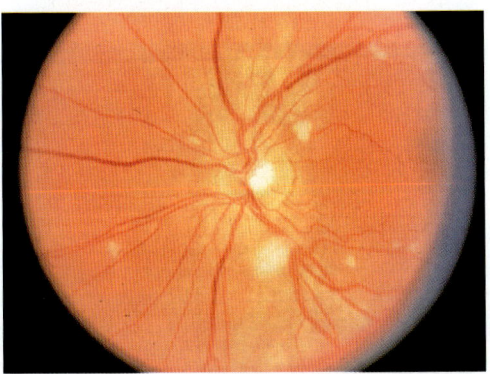

Abb. 2.4: Cotton Wool-Exsudate der Retina bei CMV-Retinitis.

Die Klinik einer **enteralen CMV-Manifestation** ist unspezifisch (☞ Abb. 2.5). Bei Bestehen einer Odyno- und/oder Dysphagie kann zunächst ein Therapieversuch mit Imidazolen unternommen werden, da zunächst eine Soorösophagitis als wahrscheinlichste Ursache vermutet werden darf. Persistieren die Beschwerden nach einer Woche oder besteht Fieber, sollte eine Ösophagogastroduodenoskopie mit Biopsie verdächtiger Läsionen erfolgen. Gelingt bei anhaltenden Diarrhoen mikrobiologisch und parasitologisch ein Erregernachweis nicht, sollte eine Coloskopie ebenfalls mit Histologiegewinnung erfolgen. Endoskopisch finden sich typischerweise multiple Schleimhauterosionen und -ulcerationen sowie submucöse Hämorrhagien (☞ Abb. 2.6).

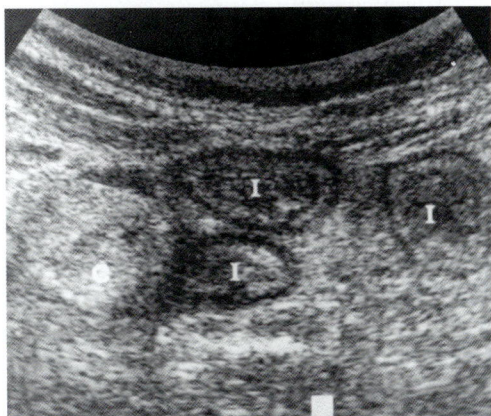

Abb. 2.5: CMV-Ileocolitis. Sonographische Darstellung verdickter Darmschlinge des dist. Ileums (I = Ileum, C = Colon).

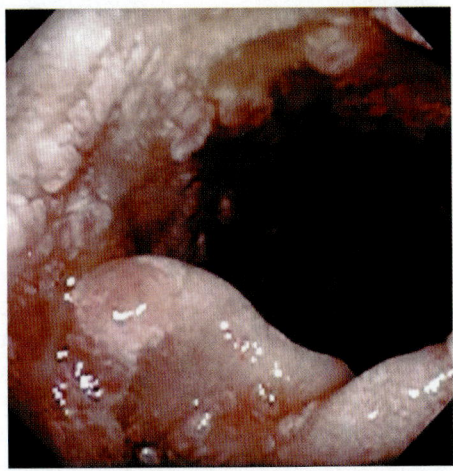

Abb. 2.6: Endoskopiebefund bei CMV-Duodenitis..

Histopathologisch lassen sich neben entzündlichen Mucosainfiltraten umschriebene Nekrosen nachweisen, die typischerweise Gefäßendothelien miterfassen. Charakteristisch sind die namensgebenden Riesenzellen (Eulenaugenzellen), großleibige Zellen mit einem großen Zellkern und eosinophilen intranukleären sowie basophilen intracytoplasmatischen Einschlußkörperchen. Die Serologie sowie der Direktnachweis des Erregers mittels CMV-PCR oder der CMV-Antigennachweis sind zur Bestimmung der Akuität sinnvoll aber nicht allein wegweisend, ebenso der kulturelle Erregernachweis aus Biopsiematerial. Im Falle einer primär intestinalen Manifestation sollte eine gleichzeitige CMV-Retinitis durch eine augenärztliche Untersuchung ausgeschlossen werden.

Die **CMV-Pneumonie** ist radiologisch (**Röntgen Thorax, CT Thorax**) nicht von anderen interstitiellen Pneumonien zu unterscheiden. Es findet sich in der Regel eine retikulonoduläre Zeichnungsvermehrung i.S. eines interstitiellen Infiltrates (☞ Abb. 2.7).

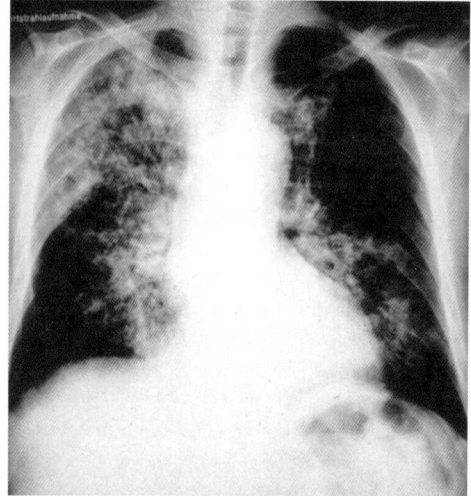

Abb. 2.7: CMV-Pneumonie im Röntgen-Thorax p.a..

Serologie und Erregerdirektnachweisverfahren aus Blut sind zum Nachweis einer Krankheitsaktivität sinnvoll aber nicht richtungsweisend. Aus **bronchoalveolärer Lavage** (BAL) und bronchoskopischer **Biopsie** ist ein mikrobiologischer und histologischer Erregernachweis möglich. Der kulturelle Nachweis ist möglich, jedoch langwierig. Rascher gelingt der CMV-Antigennachweis aus der BAL. Histologisch finden sich Veränderungen analog zur intestinalen Manifestation.

Bei den **neurologischen CMV-Manifestationen** ist neben der unspezifischen Klinik die radiologische Bildgebung häufig nicht richtungsweisend. Magnetresonanztomographie (**MRT**) von Hirn und Rückenmark und craniales Computertomogramm (**cCT**) sind meist unauffällig oder die Befunde nicht spezifisch. Selten findet sich eine Ventrikulitis mit Kontrastmittelanreicherung im periventrikulären Marklager. Entzündliche Verände-

rungen mit raumfordernder Wirkung sind ebenfalls beschrieben (☞ Abb. 2.8 a+b).

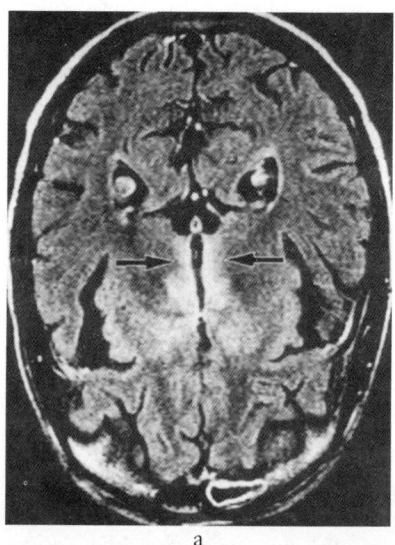

a

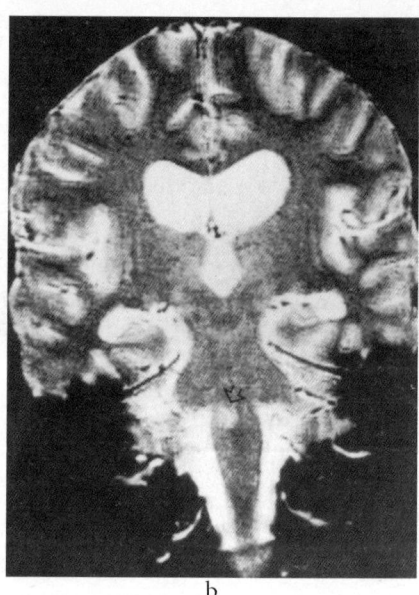

b

Abb. 2.8 a+b: CMV-Encephalitis. **a**: MRT Schädel, T2 gewichtet, periventrikul. Signalintensivierung (Pfeile); **b**: MRT Schädel, T2 gewichtet, Erweiterung der inneren Liquorräume, signalintensive Struktur rechts paramedial der Medulla oblongata (Pfeil).

Die Abgrenzung von anderen opportunistischen Erkrankungen des ZNS ist schwierig, insbesondere die Differenzierung von PML oder HIV-assoziierter Encephalopathie. Mikrobiologische Aktivitätsparameter im Blut bzw. Serum können die Differentialdiagnose erleichtern. Unbedingt sollte der Erregernachweis aus Liquor bevorzugt mittels CMV-PCR angestrebt werden, daneben sind Nachweis von CMV-Antigen bzw. autochthoner Produktion CMV-spezifischer Antikörper möglich.

2.1.1.10. Mikrobiologische Diagnostik

Zur mikrobiologischen Diagnostik stehen unterschiedliche Nachweisverfahren zur Verfügung.

Jeder Patient mit neu diagnostizierter HIV-Infektion sollte auf seinen CMV-Serostatus untersucht werden. Hierzu stehen Komplementbindungsreaktion (**KBR**) und **ELISA** zur Verfügung. Der Nachweis von CMV-IgG zeigt zunächst lediglich einen stattgehabten Kontakt an, er ist nicht beweisend für eine aktive CMV-Erkrankung, diese ist aber bei fehlendem Nachweis sehr unwahrscheinlich. Der Nachweis von IgM-Antikörpern spricht für Akuität. Ein Titeranstieg in der KBR um 2-3 Titerstufen weist ebenso auf eine CMV-Reaktivierung hin.

Eine aktive CMV-Erkrankung ist beim Nachweis von "**CMV early antigen**" wahrscheinlich. Dieses entspricht dem pp65 Matrixprotein, das bei viraler Replikation nachweisbar wird. Es wird mittels monoklonaler Antikörper in Leukocyten nachgewiesen.

Ein Virusdirektnachweis kann auch mittels der CMV-PCR durchgeführt werden. Der qualitative Nachweis von **CMV-DNA** spricht für eine aktive CMV-Erkrankung; mit der quantitativen PCR kann der Krankheitsverlauf unter Therapie verfolgt werden oder eine sich anbahnende Reaktivierung früh detektiert werden.

Des weiteren ist ein Virusdirektnachweis durch Anzüchtung in der Zellkultur aus Blut, Abstrichen, der Lavage oder Biopsien möglich. Die **Virusisolierung** ist jedoch ein langwieriges Verfahren, das der Akutdiagnostik nicht dienlich ist.

Histopathologisch läßt sich in Biopsien der cytopathische Effekt des Cytomegalievirus nachweisen mit charakteristischen Riesenzellen, auch "Eulenaugenzelle", großleibige Zellen mit einem großen Zellkern und eosinophilen intranukleären sowie basophilen intracytoplasmatischen Einschluß-Körperchen. Daneben kann **immunhistoche**-

misch das pp65-Antigen nachgewiesen werden (☞ Abb. 2.9).

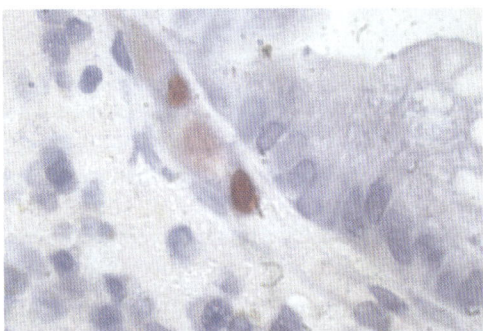

Abb. 2.9: Immunhistochemie (pp65-Antigen) mit Nachweis von Eulenaugenzellen.

2.1.1.11. Behandlung der CMV-Erkrankung

Eine CMV-Manifestation ist immer Ausdruck einer schlechten Immunfunktion. Die dauerhafte Kontrolle einer Infektion ist nur durch Immunrekonstitution zu erreichen. Eine Schlüsselrolle der Behandlung der CMV-Erkrankung kommt deshalb einer funktionierenden **HAART** zu. Beim antiretroviral unbehandelten Patienten sollte deshalb eine HAART eingeleitet werden. Eine laufende antiretrovirale Therapie sollte auf ihre Wirksamkeit überprüft und ggf. optimiert werden.

Zur spezifischen Therapie der CMV-Erkrankung stehen derzeit verschiedene Substanzen zur Verfügung. Deren Auswahl muß für den individuellen Patienten nach Gesichtspunkten der Tolerabilität auch hinsichtlich möglicher Begleiterkrankungen, der Toxizität v.a. auch im Hinblick auf Begleitmedikation und möglicher Vorbehandlungen erfolgen.

Therapie der ersten Wahl einer CMV-Erkrankung war bisher Ganciclovir i.v.. Auf eine zwei- bis dreiwöchige Induktionstherapie folgt eine i.v. Erhaltungstherapie an fünf Tagen der Woche. Hierfür mußte die Implantation eines venösen Portsystems erwogen werden, um die venentoxische Wirkung zu minimieren und dem Patienten eine ambulante Heilbehandlung zu ermöglichen. Alternativ kam in der Erhaltungstherapie orales Ganciclovir in Frage. Die orale Bioverfügbarkeit von reinem Ganciclovir war jedoch schlecht und sollte durch die Einnahme zu einer Mahlzeit erhöht werden (ca. 6 %).

Valganciclovir, ein Ganciclovir-Prodrug mit deutlich verbesserter Bioverfügbarkeit von ca. 60 % bei empfohlener Einnahme mit einer Mahlzeit, erscheint zur Induktions- und Erhaltungstherapie der CMV-Erkrankung besser geeignet.

Bei Kontraindikationen gegen Ganciclovir oder nach dem Versagen einer Ganciclovir-Therapie ist der Einsatz von Foscarnet i.v. oder Cidofovir indiziert, die wegen ihrer ungünstigen Toxizitätsprofile nicht Mittel der ersten Wahl sind. Auch Kombinationen von Ganciclovir und Foscarnet kommen in der Salvage-Therapie zum Einsatz.

Eine Primärprophylaxe der CMV-Erkrankung kann nicht empfohlen werden.

Eine Sekundärprophylaxe der CMV-Erkrankung ist in der Regel langfristig notwendig. Eine Ausnahme stellen hierbei einzelne CMV-Ulcera und die erstmalige intestinale CMV-Erkrankung dar. Hier wird keine CMV-Prophylaxe empfohlen. Im Falle eines intestinalen CMV-Rezidivs sollte nach nochmaliger Induktions- jedoch auch eine Erhaltungstherapie erwogen werden. In neuerer Zeit weisen mehrere Publikationen darauf hin, daß die Erhaltungstherapie nach einer CMV-Manifestation bei guter Immunrekonstitution ausgesetzt werden kann. Klare Richtlinien, ab welcher Helferzellzahl dies gefahrlos möglich ist, lassen sich derzeit noch nicht ableiten. Nach den Empfehlungen der "Centers for Disease Control" sollte aber mindestens eine CD4-Zellzahl von 100-150/µl erreicht sein und die HI-Virämie möglichst vollständig durch eine HAART supprimiert sein. Dies sollte in drei aufeinanderfolgenden Messungen im Abstand von mindestens 8-12 Wochen dokumentiert sein. Regelmäßige ophthalmoskopische und mikrobiologische Verlaufskontrollen sind jedoch auch weiter dringend erforderlich.

Ganciclovir (Cymeven®) wird in der **Induktionstherapie** mit 5 mg/kg KG 12 stündlich über 21 Tage i.v. appliziert (☞ Tab. 2.1).

Ganciclovir ist v.a. **myelotoxisch** und führt häufig zu Neutropenie und Thrombocytopenie, was regelmäßige Blutbildkontrollen unerläßlich macht. Die Blutbildveränderungen sind in der Regel reversibel. Bei schwerer Neutropenie (< 1000/µl) oder Thrombopenie (< 25000/µl) ist Ganciclovir kontraindiziert. Blutbildveränderungen unter laufender Behandlung erfordern eine eventuelle Dosisanpassung, alternativ kann auch G-CSF einge-

setzt werden. Die Ganciclovir-Dosis muß an eine eingeschränkte Kreatinin-Clearance angepaßt werden. Seltener treten gastrointestinale und zentralnervöse Nebenwirkungen auf, häufiger eine Phlebitis an der Infusionsstelle.

In der **Erhaltungstherapie** wird Ganciclovir i.v. mit 6 mg/kg KG einmal täglich an fünf Tagen der Woche gegeben, **orales Ganciclovir** mit 3 mal 1000 mg täglich.

Valganciclovir (Valcyte®) wird in der Induktionsphase mit 900 mg zweimal täglich zur Mahlzeit über 21 Tage eingenommen (☞ Tab. 2.1). Eine Erhaltungstherapie erfordert einmal täglich 900 mg zur Mahlzeit. Das Nebenwirkungsspektrum von Valganciclovir gleicht dem von Ganciclovir. Zu beachten ist, daß der myelosuppressive Effekt durch andere knochenmarkstoxische Substanzen, wie z.B. Azidothymidin (Retrovir®) verstärkt werden kann. Bei Patienten, die entsprechende Komedikation erhalten, müssen engmaschige Blutbildkontrollen erfolgen. Des weiteren sind Wechselwirkungen von Ganciclovir mit Didanosin bekannt. Entsprechend müssen diese Patienten engmaschig bezüglich Didanosin-Nebenwirkungen überwacht werden. Eine Dosisanpassung von Valganciclovir ist bei eingeschränkter Nierenfunktion notwendig. Seltenere Nebenwirkungen von Ganciclovir sind Übelkeit, Diarrhoe, abd. Schmerzen, Fieber, Schlafstörungen, periphere Neuropathien.

	Ganciclovir i.v.	Ganciclovir p.o.	Valganciclovir p.o.
Induktionstherapie	5 mg/kg 2x täglich Dauer: 21 Tage		900 mg 2x täglich Dauer: 21 Tage
Erhaltungstherapie	6 mg/kg, 1x täglich 5 x/Woche	1000 mg 3x täglich	900 mg 1x täglich

Tab. 2.1: Ganciclovir in der Behandlung der CMV-Erkrankung.

Foscarnet (Foscavir®) wird in der Initialtherapie mit 90 mg/kg KG 12-stündlich über 3 Wochen i.v. appliziert. Anschließend erfolgt eine Erhaltungstherapie mit 90-120 mg/kg KG 1 mal täglich an sieben Tagen der Woche i.v. Zu diesem Zwecke sollte auch hierbei ein venöses Portsystem implantiert werden.

Foscarnet ist nephrotoxisch. Die Nierenfunktion muß daher unter laufender Behandlung engmaschig überwacht werden. Eine eingeschränkte Kreatinin-Clearance erfordert eine Dosisanpassung. Bei eingeschränkter Nierenfunktion sollte Ganciclovir bevorzugt eingesetzt werden.

Cidofovir (Vistide®) ist zur Behandlung der CMV-Retinitis zugelassen, wenn Alternativpräparate ungeeignet erscheinen. Zur Initialtherapie werden 5 mg/kg KG einmal wöchentlich über eine Stunde in zwei aufeinanderfolgenden Wochen i.v. gegeben. Die Erhaltungstherapie wird in der gleichen Dosierung alle zwei Wochen appliziert.

Cidofovir ist nephrotoxisch. Eine Niereninsuffizienz stellt eine Kontraindikation zur Behandlung mit Cidofovir dar. Vor jeder Gabe müssen ein Kreatininanstieg und eine evtl. Proteinurie ausgeschlossen sein. Zur Verringerung der Nephrotoxizität sollen parallel Probenecid sowie mindestens ein Liter isotonische Kochsalzlösung gegeben werden. Bei mit Foscarnet oder Ganciclovir vorbehandelten Patienten ist die Toxizität von Cidofovir erhöht.

Zur Initial- und Erhaltungstherapie der CMV-Retinitis kommt außerdem die Implantation eines **Ganciclovir-pellets** in Frage, das 4,5 mg Ganciclovir über ca. acht Monate kontinuierlich abgibt und anschließend ausgewechselt werden muß. Hierdurch werden hohe intravitreale Konzentrationen erreicht, eine systemische Behandlung erfolgt hierdurch jedoch nicht.

2.1.2. Herpes-Infektionen

2.1.2.1. Ätiologie und Pathogenese

Die Herpes simplex Viren I (HSV I) und II (HSV II) sind wie die übrigen humanpathogenen Vertreter der Familie der Herpesviridae doppelsträngige DNA-Viren.

HSV I ruft üblicherweise Haut- und Schleimhautläsionen an Kopf und Rumpf hervor, während sich HSV II vorwiegend genital und perigenital manifestiert. Die Übertragung erfolgt über Tröpfchen- und Schmierinfektion.

Die typische Primäreffloreszenz einer Herpes simplex-Manifestation ist das mit seröser Flüssigkeit gefüllte Vesikel. Die Bläschen stehen häufig gruppiert und können konfluieren. Nicht selten sind bereits früh Sekundäreffloreszenzen wie Erosio-

nen und Krusten zu beobachten. Die Vesikel können auch hämorrhagisch umgewandelt sein. Durch bakterielle Superinfektion können Erosionen schmierig oder mit putriden Krusten belegt sein.

Die Primärinfektion mit Herpes simplex-Viren verläuft in der Regel unbemerkt. Anschließend persistiert das Virus in Spinalganglienzellen, von wo es später zu immer neuen Bläscheneruptionen kommen kann. Hierfür können unterschiedlichste Trigger ursächlich sein. Für HSV I-Manifestationen sind z.B. physikalische Faktoren wie Kälte, UV-Licht, Zahnarztbehandlungen, aber auch endogene Faktoren wie Infekte, Fieber, hormonelle Veränderungen u.v.a. bekannt. Meist kann jedoch ein eindeutiger Auslöser nicht benannt werden. HSV II-Rezidive werden nicht selten im Rahmen hormoneller Umstellungen cyclusabhängig beobachtet. Daneben kann ein rezidivierender Verlauf Ausdruck einer Immundefizienz sein.

2.1.2.2. Epidemiologie

Die Durchseuchung der Gesamtbevölkerung mit HSV I liegt bei 80-90 %, sie ist unter HIV-Infizierten nicht signifikant höher. Die Erstinfektion mit HSV I verläuft meist bereits im Kindesalter und unbemerkt.

Die HSV II-Seroprävalenz ist stark abhängig von der Risikogruppe. Die Erstinfektion findet im Vergleich zu der mit HSV I in der Regel später, im sexuell aktiven Alter statt. Während die Seroprävalenz in der Gesamtbevölkerung mit 13 % angegeben wird, liegt sie bei HIV-Infizierten bei etwa 45-60 %. Besondere epidemiologische Bedeutung kommt den Läsionen eines Herpes genitalis auch deshalb zu, da sie ein besonderes Risiko für die Übertragung anderer sexuell übertragbarer Infektionen, auch von HIV darstellen. Die Ausscheidung von HSV ohne das Vorliegen klinisch apparenter Läsionen spielt eine bedeutende Rolle bei der Übertragung von HIV und tritt in Abhängigkeit von der Schwere des Immundefektes und der Höhe der HI-Virämie häufiger auf.

2.1.2.3. Klinische Manifestationen

Die **Erstinfektion mit HSV I** verläuft meist unbemerkt. Seltener kommt es im Rahmen der Primärinfektion zu schwereren Haut- oder Schleimhautmanifestationen, wie der mit zum Teil ausgeprägten Allgemeinsymptomen einhergehenden Gingivostomatitis herpetica. Ausgehend von der **latent persistierenden Infektion** kann es immer wieder zu neuen Bläscheneruptionen - einem **Herpes simplex recidivans** - kommen v.a. im Bereich der Lippen, aber auch der Nasenostien oder der umgebenden Haut. Eine besondere, schwerwiegende Entität ist das **Eczema herpeticatum**, bei dem es meist im Gesicht auf einem vorbestehenden, in der Regel atopischen Ekzem zu ausgedehnter Bläschenbildung mit stark konfluierenden Läsionen und häufiger sekundärer Impetiginisierung kommt. Eine weitere Komplikation des Herpes simplex stellt der Befall des Auges dar. Die **Herpes-Keratitis** manifestiert sich in der Regel einseitig mit Schmerzen und starker konjunktivaler Begleitreaktion sowie Visuseinschränkung. Sie kann zu einem kompletten Visusverlust führen. Seltener treten eine Herpes-Chorioretinitis oder eine nekrotisierende Retinitis auf. Die **Herpes simplex-Encephalitis** stellt eine schwere Komplikation einer HSV-Primärinfektion oder - Reaktivierung im Sinne einer neural fortgeleiteten oder hämatogen disseminierenden Infektion dar. Nach unspezifischen Prodromi entwickelt sich eine hämorrhagisch-nekrotisierende Temporallappenencephalitis meist ausgehend von Strukturen des limbischen Systems mit milden neurologischen Herdsymptomen, wie einer Aphasie oder Halbseitenlähmung, fokalen oder generalisierten epileptischen Anfällen und führenden neuropsychologischen Herdsymptomen, wie Bewußtseinstrübung und Wesensveränderung. Unbehandelt verläuft die HSV-Encephalitis rasch progredient und in 70 % letal.

Auch die **Primärinfektion mit HSV II** verläuft häufig unbemerkt und es kommt zu einer latent persistierenden Infektion. Hiervon ausgehend kann es später zu Bläscheneruptionen genital oder perigenital an Schleimhäuten oder umgebender Haut kommen (☞ Abb. 2.10).

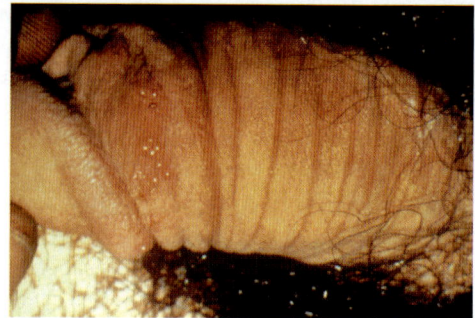

Abb. 2.10: Genitaler Herpes simplex II.

Fortgeleitete Infektionen von Urethra, Endometrium, Adnexen sowie Prostata sind mögliche Komplikationen. Eine Herpes-Proktitis macht sich durch schmerzhafte intraanale Erosionen und Ulcerationen zum Teil mit reflektorischer Obstipation und Ausfluß bemerkbar (☞ Abb. 2.11).

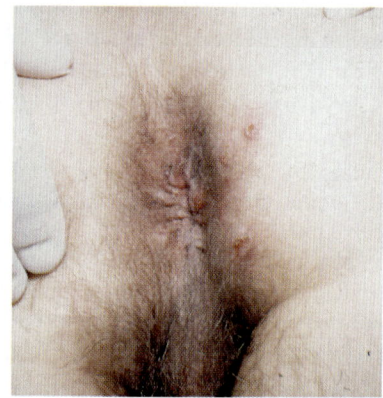

Abb. 2.11: Perianaler Herpes simplex II.

Die erneute Bläscheneruption eines Herpes simplex ist häufig von einem "Kribbelgefühl" bis hin zu brennenden Schmerzen begleitet. Allgemeinsymptome fehlen, können aber den komplizierten Verlauf anzeigen.

Superinfektionen mit sekundärer Impetigenisierung sind nicht selten zu beobachten. Während die Herpes simplex-Läsionen in der Regel nicht narbig abheilen, führt eine bakterielle Superinfektion häufig zu Narbenbildungen.

2.1.2.4. AIDS-definierende HSV-Manifestationen

Nicht jede Manifestation eines Herpes simplex gilt als eine AIDS-definierende Erkrankung. AIDS-definierend und prognostisch schlechte Faktoren sind chronische ulzerierende Verläufe sowie die

Herpes-Ösophagitis, -Bronchitis und -Pneumonie.

■ Chronisch persistierender ulcerierender Herpes simplex

Von einem chronischen Verlauf darf man bei Persistenz der Effloreszenzen über einen Monat sprechen. Allgemeinsymptome wie Abgeschlagenheit, subfebrile bis febrile Temperaturen und regionale Lymphknotenschwellungen sind nicht selten. Typische Lokalisationen sind fazial, genital und perigenital sowie anal. Tief ulcerierende Läsionen, wie sie bei fortgeschrittener Immundefizienz beobachtet werden, sind schmerzhaft, nicht selten bakteriell superinfiziert. Allgemeinsymptome wie Abgeschlagenheit, Fieber und regionäre Lymphknotenschwellungen sind häufig.

■ Herpes-Ösophagitis

Die Herpes-Ösophagitis zeigt einen schweren Immundefekt an. Sie entsteht per continuitatem von orofacialen Läsionen oder als Reaktivierung im Versorgungsgebiet des N. vagus. Sie macht sich bemerkbar durch Dys- und Odynophagie, retrosternale Schmerzen und Allgemeinsymptome wie Fieber, allgemeine Abgeschlagenheit und Gewichtsverlust.

Endoskopisch lassen sich multiple ovaläre Erosionen bis Ulcerationen nachweisen. Histopathologisch finden sich hierin Riesenzellen und Einschlußkörperchen. Die eindeutige Abgrenzung zur CMV- oder VZV-Ösophagitis gelingt nur immunhistochemisch durch Nachweis von HSV I-Antigen.

■ Herpes-Tracheitis, -Bronchitis und -Pneumonie

Tracheo-broncho-pulmonale Herpes simplex-Manifestationen sind selten. Sie sind Ausdruck eines schweren Immundefektes. Sie entstehen meist per continuitatem von oro-fazialen Läsionen, häufig als Superinfektion einer anderen schweren bronchopulmonalen Grunderkrankung wie z.B. einer Pneumocystis carinii-Pneumonie. Eine wichtige pathogenetische Rolle spielen dabei invasive diagnostische oder therapeutische Maßnahmen wie Bronchoskopien, Intubation und Beatmung. Seltener ist die Herpes-Pneumonie Folge einer hämatogen disseminierenden Infektion.

Klinik und radiologische Bildgebung sind nicht allein richtungsweisend. Der Verdacht einer Herpes-Superinfektion ergibt sich bei protrahiert pneumonischen Verläufen bzw. einer erneuten Zustandsverschlechterung nach initialem Therapieansprechen. Bronchoskopisch imponieren bei tracheobronchialem Befall multiple, leicht blutende Erosionen bis Ulcerationen. Die eindeutige Artdiagnose gelingt erst histopathologisch und v.a. immunhistochemisch durch den Nachweis von Riesenzellen, Einschlußkörperchen und v.a. des HSV I-Antigens.

2.1.2.5. Diagnostik

Die Diagnose der **mucocutanen** Herpes simplex-Infektion bereitet in der Regel anhand der sichtbaren typischen Effloreszenzen keine Schwierigkeiten. Aus Bläschenabstrich kann ein Virusschnellnachweis mittels Immunfluoreszenztechnik durchgeführt werden. Desweiteren ist ein Nachweis in Zellkulturen anhand des cytopathischen Effekts der Herpesviren möglich (☞ Abb. 2.12 a+b).

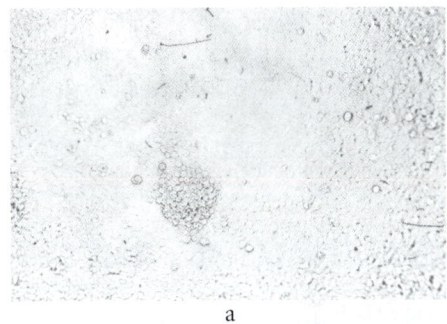

a

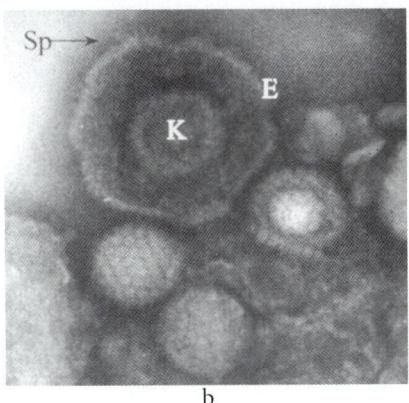

b

Abb. 2.12 a+b: **a:** Herpesviren in Zellkultur mit cytopathischem Effekt. **b:** Elektronenmikroskopische Darstellung des Herpes simplex Virus (K Kapsid, E Envelope, Sp Spikes).

Die Klinik eines **ösophagealen** Befalls ist nicht charakteristisch. Bei Dys- und Odynophagie kann zunächst empirisch eine Behandlung mit Imidazolen durchgeführt werden, da eine Candidaösophagitis die häufigste ursächliche Diagnose in diesem Patientenkollektiv darstellt. Führt diese Behandlung nicht zu einer Besserung der Beschwerden, ist eine Ösophagogastroduodenoskopie angezeigt. Bei der Herpes-Ösophagitis finden sich hierbei erosivulcerierende Läsionen, wie sie aber auch mit einer CMV-Ösophagitis vereinbar wären. Histopathologisch sind für die Herpesinfektion Riesenzellen mit Einschlußkörperchen, nicht aber die für die CMV-Infektion pathognomonischen Eulenaugenzellen. Immunhistochemisch kann das HSV-Antigen direkt nachgewiesen werden (☞ Abb. 2.13).

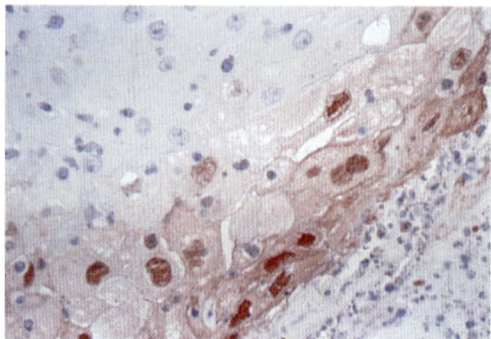

Abb. 2.13: Herpes simplex-Ösophagitis. Immunhistochemischer Nachweis von HSV I-Antigen, Vergrößerung 60 fach.

Analog kann der Erregernachweis mikrobiologisch und histopathologisch aus der bronchoskopisch gewonnenen Cytologie und Histologie im Falle einer **tracheo-broncho-pulmonalen** HSV-Infektion geführt werden.

Im Falle einer Herpes-**Meningoencephalitis** kann der Erregernachweis mittels PCR aus Liquor geführt werden. Der Liquor zeigt eine initial granulocytäre, später lymphocytäre Pleocytose und Eiweißvermehrung.

Serologische Untersuchungen sind in der Regel nicht richtungsweisend und für den klinisch-diagnostischen Alltag nicht geeignet.

2.1.2.6. Therapie

Die Behandlung erfolgt stadiengerecht.

Ein lokalisierter, unkomplizierter Herpes simplex I wird lokal austrocknend und antiseptisch z.B. mit Lotio zincii oder Clioquinol-Lotio, nach Krustenbildung pflegend, z.B. mit Unguentum emulsificans aquosum behandelt. Aciclovir-Creme kann das Abheilen von Läsionen begünstigen und die Ausdehnung von Läsionen begrenzen.

Ein ausgedehnterer Lokalbefund und der Herpes genitalis werden neben der abtrocknenden Lokaltherapie systemisch mit Aciclovir 5 x 400-800 mg (5 x 3,5 mg/kg KG) oder Famciclovir 3 x 250 mg über 7-10 Tage per os behandelt.

Bei kompliziertem Verlauf, d.h. schwerem ulcerierenden oder hämorrhagischen Lokalbefund mit Allgemeinsymptomen, einem Augenbefall, einem viszeralen Befall ist die i.v.-Therapie mit Aciclovir 3 x 10 mg/kg KG über 7-10 Tage indiziert.

Bei Aciclovir-Resistenz ist Foscarnet 90 mg/kg KG 12 stündlich i.v. Therapie der Wahl.

Bei chronisch rezidivierendem Verlauf mit mehr als zwei Episoden im Jahr ist eine Suppressionstherapie mit Aciclovir 600 mg/Tag in zwei Einzeldosen oder Famciclovir 2 x 500 mg/Tag zur Verringerung der Rezidivhäufigkeit aber auch der asymptomatischen Erregerausscheidung möglich.

2.1.3. Varizella zoster Virus-Infektionen

2.1.3.1. Ätiologie und Pathogenese

Das Varizella zoster-Virus (VZV) ist ein weiterer humanpathogener Vertreter der Familie der Herpesviridae.

Die Primärinfektion manifestiert sich mit hohem Kontagionsindex nach Tröpfchen- oder Schmierinfektion als Windpocken. Anschließend persistiert das Virus in Spinalganglienzellen und kann im Falle einer Immundefizienz zu erneuten, in der Regel auf einzelne oder wenige Dermatome beschränkten Eruptionen, dem Herpes zoster führen.

Herpes zoster-Infektionen bei HIV-Infizierten mit Befall mehrerer Dermatome oder Rezidive werden nicht zu den AIDS-definierenden Erkrankungen gezählt, sondern gelten nach der CDC-Klassifikation als Erkrankungen, die auf eine Störung der zellulären Abwehr hinweisen und damit einem CDC-Stadium B zuzuordnen sind.

2.1.3.2. Klinische Manifestationen

Die Primärinfektion mit dem Varizella zoster Virus findet in der Regel im Kindesalter statt. Sie manifestiert sich als Windpocken. Nach einem unspezifischen Prodromalstadium entwickelt sich schubweise ein generalisiertes pruriginöses Exanthem, bei dem makulopapulöse Hautveränderung neben Vesikeln in allen Stadien nebeneinander bestehen (Heubnerscher Sternenhimmel). Die Effloreszenzen heilen in der Regel folgenlos ab. Im Falle einer bakteriellen Superinfektion kann es jedoch zur Narbenbildung kommen. Komplizierte Verläufe mit Organbeteiligung wie Pneumonie oder Meningoencephalitis sind selten und finden sich häufiger bei immunsupprimierten Kindern. Die Primärinfektion im Erwachsenenalter verläuft häufig schwerer und nicht selten mit Organbeteiligung und höherer Letalität.

Nach der Primärinfektion persistiert VZV in Spinalganglienzellen. Eine Reaktivierung manifestiert sich als Herpes zoster (Gürtelrose). Davon sind in der Regel ältere Menschen oder Patienten mit einem Immundefekt betroffen. Der Herpes zoster manifestiert sich als ein unilateral auf ein Dermatom begrenztes papulovesikulöses Exanthem. Meist sind die Dermatome Th3 bis L3 betroffen (☞ Abb. 2.14).

Ausbreitung in Versorgungsgebieten weiterer lumbaler oder cervicaler Nerven sind aber ebenso möglich. Der Befall des N. ophthalmicus des N. trigeminus (N. V1) kann zum Zoster ophthalmicus führen, bei dem es zu einer Beteiligung von Konjunktiva, Cornea und Retina und schweren narbigen, zu einem Visusverlust führenden Schädigungen kommen kann. Schmerzen im Bereich des betroffenen Dermatoms können den Hautveränderungen einige Tage vorausgehen, gelegentlich sind sie die einzige Manifestation. Nach dem Rückgang der Vesikel können Neuralgien Monate bis Jahre als postzosterische Neuralgien persistieren.

Komplizierte Verläufe sind glücklicherweise selten. Hierbei kann es zu einem generalisierten Exanthem (Zoster generalisatus), zu hämorrhagischer und evtl. nekrotischer Umwandlung der Bläschen (Zoster haemorrhagicus, Zoster gangraenosus) kommen.

Die Häufigkeit von Infektionen und Rezidiven ist bei HIV-Infizierten bis zu 10-fach erhöht. Bei Patienten mit einer fortgeschrittenen HIV-Infektion liegt die Inzidenz bei 5-10 % pro Jahr. Bei diesen Patienten ist ein Befall mehrerer Dermatome ebenso möglich wie ein disseminierter Befall mit atypisch erscheinenden Effloreszenzen glücklicherweise aber dennoch selten. Nach einem ophthalmologischen Zosterbefall ist bei HIV-Patienten das Auftreten einer progressiven äußeren Retinanekrose (PORN) möglich (☞ Abb. 2.15 a+b).

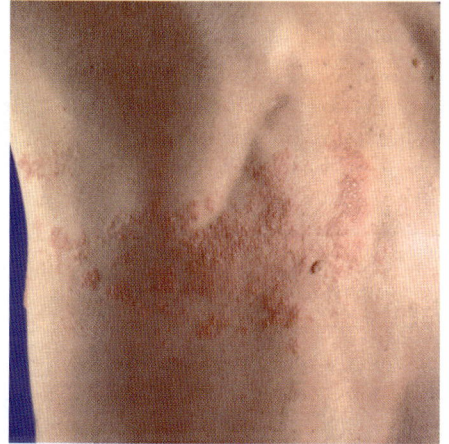

Abb. 2.14: Typischer Herpes zoster im Dermatom Th4 bei Pat. mit HIV-Infektion.

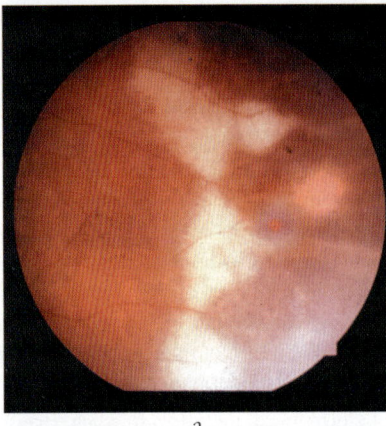

a

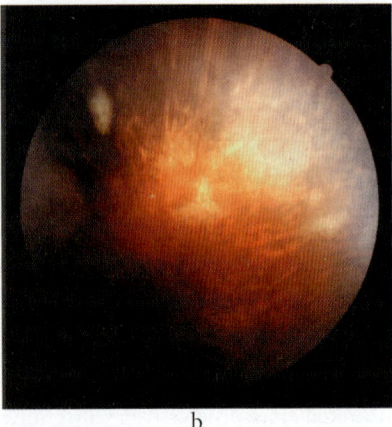

b

Abb. 2.15a+b: **a**: Progressive äußere Retinanekrose bei Pat. mit HIV-Infektion. **b**: Retinanarben der vormaligen Retinanekrose nach Cidofovir-Therapie bei Aciclovir-Resistenz.

2.1.3.3. Diagnostik

Wie bei der Herpes-simplex Infektion ist der klinische Befund wegweisend. Selten ist eine Virusisolierung in Kultur sinnvoll (atypischer Verlauf, fragliche Resistenz). Im Falle einer Primärinfektion lassen sich spezifische IgM-Antikörper nachweisen. Im Rahmen eines Herpes zoster treten diese gelegentlich erneut auf und es finden sich spezifische IgA-Antikörper. Desweiteren kann ein Titeranstieg der KBR-Antikörper auftreten.

2.1.3.4. Therapie

Therapie der ersten Wahl bei einem unkomplizierten Herpes zoster beim immunsupprimierten Patienten ist Famciclovir (Famvir Zoster®) in einer Dosierung von 500 mg tid über 7 Tage. Famciclo-

vir wird gut resorbiert und intestinal sowie hepatisch zum wirksamen Agens Penciclovir metabolisiert. Die bisherige Standardtherapie mit der oralen Gabe von 800 mg Aciclovir (z.B. Zovirax®) fünfmal täglich über 7 Tage ist damit dem Famciclovir in Einnahmefreundlichkeit und Bioverfügbarkeit unterlegen. Im Falle eines komplizierten Herpes zoster, also eines generalisierten und/oder hämorrhagischen Verlaufs, eines okulären Befalls sollte eine i.v. Behandlung mit Aciclovir 10 mg pro Kilogramm Körpergewicht dreimal täglich, jeweils in 0,5 l physiologischer Kochsalzlösung, über 10 Tage erfolgen. Bei Aciclovir-Resistenz steht wie bei Herpes simplex-Infekten Foscavir und möglicherweise Cidofovir zur Verfügung.

Alternativ zum Famciclovir können bei milden Manifestationen auch Brivudin (z.B. Helpin® 4 x 125 mg/Tag) oder Valaciclovir (z.B. Valtrex®, 3 x 1000 mg/Tag) zum Einsatz kommen.

Die Lokaltherapie ist stadienabhängig. Das Bläschenstadium wird abtrocknend mit Schüttelmixtur behandelt. Das Krustenstadium aufweichend und pflegend.

Ein Problem stellt die Behandlung der Zoster-Neuralgie dar. Die antivirale Behandlung bildet dabei die Grundlage. Darüberhinaus sollten potente Analgetika, wie Tramadol oder Tilidin/Naloxon zum Einsatz kommen. Antikonvulsiva wie das Carbamazepin haben sich ebenfalls bewährt. Genauso wirksam und gut verträglich erscheint Gabapentin, das darüberhinaus nicht mit einer möglichen HAART interagiert. Lokal analgetisch wirkt Lidocain 2,5-5 % als Gel oder "patch".

2.1.3.5. Prophylaxe

Aufgrund des möglichen schweren Verlaufes einer Primärinfektion bei immunsupprimierten Patienten sollte nach einer Exposition bei negativer VZV-Serologie innerhalb von 72 bis 96 Stunden eine passive Immunisierung mit Varizella-Zoster-Immunglobulinen erfolgen (z.B. Varicellon® 0,2 ml/kg KG).

2.1.4. Progressive Multifokale Leukenzephalopathie

2.1.4.1. Ätiologie und Pathogenese

Die progressive multifokale Leukoenzephalopathie (PML) ist eine Erkrankung, die durch Entmarkungen der weißen Hirnsubstanz charakterisiert ist. Es ist die einzige demyelinisierende Erkrankung des menschlichen Gehirns, deren ätiologisches Agens bisher identifiziert und umfassend untersucht werden konnte. Es handelt sich dabei um das zur Gruppe der Papovaviren gehörende JC-Virus (JCV). Dieses Virus wurde 1971 isoliert und nach den Initialen des ersten Patienten benannt (nicht zu verwechseln mit der Creutzfeld-Jakob-Erkrankung (CJD), einer durch Prionen hervorgerufenen Krankheit).

JCV gehört mit dem aus menschlichem Nierengewebe isolierten BK-Virus und dem Affenvirus Simian Virus 40 (SV40) zur Unterfamilie der Polyomaviridae in der Familie der Papovaviridae. Es besitzt ein doppelsträngiges, kovalent geschlossenes, zirkuläres Genom aus Desoxy-Ribonukleinsäure (DNA). Die DNA wird von einem Kapsid, bestehend aus drei Strukturproteinen umgeben (☞ Abb. 2.16).

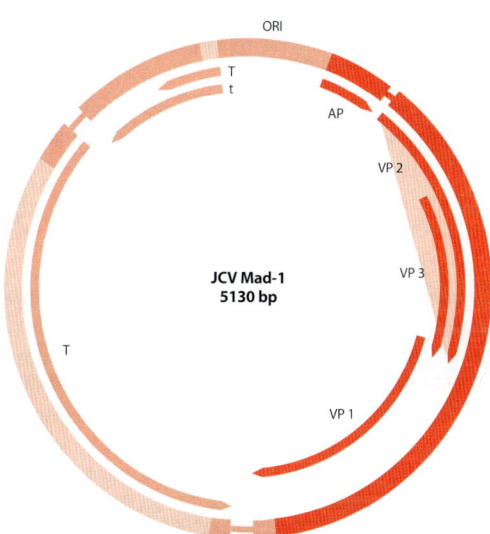

Abb. 2.16: In der zirkulären Genkarte von JCV Mad-1 sind die Transkriptionsprodukte der frühen Gene T und t durch Pfeile auf der linken Seite, die der späten Gene AP und VP1-3 durch Pfeile auf der rechten Seite gekennzeichnet. Innerhalb der nicht regulatorischen Region sind nicht kodierende Sequenzen als schmalere Streifen dargestellt. **ORI** = Origin of replication, Replikationsursprung, **T** = großes T-Antigen, **t** = kleines t-Antigen, **VP1-3** = Virusprotein 1-3, **AP** = Agnoprotein.

Die Infektion mit JCV erfolgt im Kindesalter, ohne daß ein eigenes Krankheitsbild bekannt wäre. Die Durchseuchung im Erwachsenenalter liegt bei

etwa 90 %. Nach den gegenwärtigen Vorstellungen zur Pathogenese der PML handelt es sich um eine persistierende Infektion, die im Rahmen einer Abschwächung der zellulären Immunität reaktiviert wird. Bei der HIV-Infektion oder aufgrund einer anders bedingten Immundefizienz gehen JCV-spezifische T-Helferzellklone zu Grunde, und es kommt zu einer Reaktivierung des JCV. Das Virus persistiert vermutlich in der Niere, im Knochenmark und in Lymphozyten. Es wird angenommen, daß JCV über infizierte Lymphozyten in das Zentralnervensystem gelangt und dort eine produktive Infektion von Oligodendrozyten hervorruft. Es ist allerdings auch möglich, daß JCV im ZNS selbst persistiert und reaktiviert wird.

Das charakteristische pathologisch-anatomische Korrelat der PML ist der Untergang von Oligodendrozyten mit konsekutiver Demyelinisierung der weißen Hirnsubstanz. Diese zunächst mikroskopisch kleinen, asymmetrisch angeordneten Läsionen breiten sich aus und konfluieren (☞ Abb. 2.17). Im Zentrum der Läsionen lassen sich nur noch zerstörte, lysierte Oligodendrozyten nachweisen, in der Peripherie befinden sich Ansammlungen noch intakter Oligodendrozyten. Die Entmarkungen finden sich vor allem in der weißen Substanz der Hemisphären, ebenso im Hirnstamm und Kleinhirn, gelegentlich im Rückenmark. JCV-spezifische DNA kann auch in Oligodendrozyten der Groß- und Kleinhirnhemisphären nachgewiesen werden, die morphologisch unauffällig erscheinen.

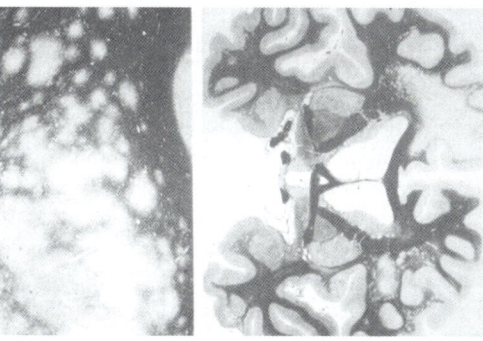

Abb. 2.17: Myelinfärbung eines sagittalen Hirnschnittes bei PML. Auf der Abbildung werden die zahlreichen, stecknadelkopfgroßen bis 1 cm durchmessenden Entmarkungsherde, die teilweise zu größeren Herden konfluieren, sichtbar.

Der Oligodendrozyt ist nicht die einzige Zielzelle von JCV. Auch hypertrophische, bizarre Astrozyten werden in 80 % der Fälle in den Demyelinisierungszonen gefunden. Eine reaktive Astrozytose, wie man sie bei vielen Erkrankungen des Zentralnervensystems findet, kann ebenfalls bei der PML beobachtet werden.

Eine Affektion der grauen Hirnsubstanz ist wahrscheinlich durch die Infektion mit HIV verursacht, kann aber auch Folge der Lyse von Oligodendrozyten sein. Der Nachweis JCV-infizierter Neurone ist bis heute nur in wenigen Fällen erbracht worden.

2.1.4.2. Epidemiologie

Vor der Ära des Acquired-immunodeficiency-syndrome trat die PML überwiegend bei lympho-proliferativen Erkrankungen wie einem Morbus Hodgkin oder einem Non-Hodgkin-Lymphom auf. Erste Fallbeobachtungen stammen aus dem Ende der 1950er Jahre. In einigen Fällen wurde die PML bei therapeutisch induzierten Immundefizienzen wie z.B. Steroidtherapie nach Nierentransplantationen beobachtet, selten lag eine allgemeine konsumierende Erkrankung wie etwa eine Sarkoidose oder Tuberkulose vor. Eine PML im Zusammenhang mit AIDS wurde erstmalig 1982 beschrieben. Heute beträgt die Inzidenz bei AIDS-Kranken bis zu 5 %. Auch nach Einführung der hochaktiven antiretroviralen Therapie hat sich die Inzidenz nicht wesentlich verändert. Einige wenige Fälle einer Erstmanifestation der HIV-Infektion durch die PML sind beschrieben worden. Die PML zählt zu den charakteristischen opportunistischen Infektionen der HIV-Infektion. Eine PML ohne HIV-Infektion ist heutzutage eine Seltenheit.

2.1.4.3. Klinische Symptome und Verlauf

Entsprechend der multifokalen Verteilung der Entmarkungsherde ist die klinische Manifestation des Krankheitsbildes sehr vielfältig und in seiner Ausprägung variabel. Drei Gruppen von Kardinalsymptomen können herausgehoben werden, die bei der Mehrzahl der Patienten mit PML auftreten: Visuelle Defizite, motorische Ausfälle und kognitive Veränderungen. Eine kurze Übersicht ist in Tab. 2.2 gegeben.

Die neuro-ophthalmologischen Störungen manifestieren sich zumeist als homonyme Hemianopsie oder seltener als kortikale Amaurose. Zum Zeitpunkt der Diagnosestellung zeigen fast alle Patienten eine Hemiparese. Es können aber auch Monoparesen, Tetraparesen, zerebelläre Affektionen und Störungen der extrapyramidalen Motorik auftreten. Auch das Spektrum der kognitiven Störungen ist breit. Es sind hier Verhaltensstörungen und Persönlichkeitsveränderungen, Konzentrationsschwäche, Gedächtnis- und Sprachstörungen zu beobachten.

Andere Symptome der PML können Sensibilitätsstörungen, Kopfschmerzen, Schwindel und epileptische Anfälle sein. Die Häufigkeit der einzelnen Symptome hat sich heute im Vergleich zur Zeit vor der HIV-Pandemie nicht verändert.

Symptome der PML
• Visuell: Hemianopsie, Amaurosis
• Motorisch: Hemiparese
• Kognitiv: Wesensänderung, Demenz
• Andere: Kopfschmerzen, Schwindel, Anfälle

Tab. 2.2: Symptome der PML.

Ein klinische Abgrenzung gegenüber anderen opportunistischen Infektionen des ZNS wie einer Toxoplasmoseenzephalitis, Cytomegalievirusenzephalitis oder einem intrazerebralen Lymphom ist aufgrund der Vielfalt der neurologischen Befunde und Symptome nicht immer möglich.

Die PML nimmt unabhängig von der bestehenden Grunderkrankung einen progredienten Verlauf. Innerhalb des ersten Jahres nach Diagnosestellung versterben über 80 % der Patienten, die mittlere Überlebenszeit beträgt nur vier Monate. Längere Überlebenszeiten von bis zu acht Jahren sind Raritäten.

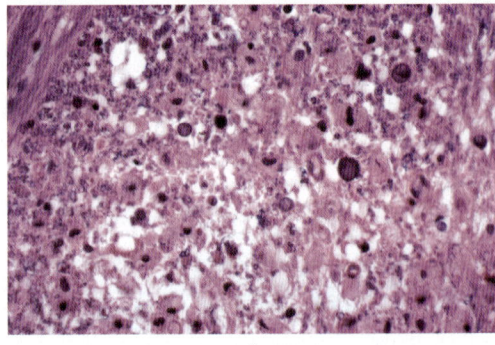

a

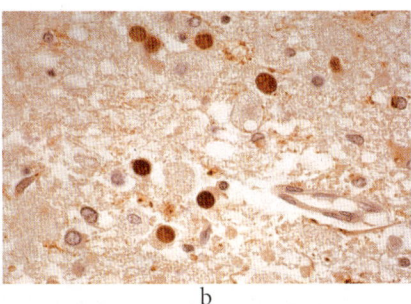

b

Abb. 2.18a+b: Histologie/Immunhistochemie. **a**: Im Zentrum einer Läsion (untere Bildhälfte) befinden sich nur noch zerstörte, lysierte Oligodendrozyten, am Rand (obere Bildhälfte) befinden sich noch intakte Oligodentrozyten mit Kernen, die deutlich größer, stark basophil sind und intranukleäre Einschlußkörperchen enthalten. Daneben zeigt sich eine reaktive Astrozytose. **b**: Mit Antikörpern gegen das große T-Antigen des JC-Virus werden die infizierten Oligodendrozyten identifiziert. Auf diese Weise kann JC-Virus auch in Oligodendrozyten der Groß- und Kleinhirnhemisphären nachgewiesen werden, die morphologisch unauffällig erscheinen.

2.1.4.4. Diagnostik

Die wichtigsten diagnostischen Verfahren der PML sind in Tab. 2.3 zusammengefaßt. Bei klinischem Verdacht kann die Diagnose einer PML anhand der bildgebenden Verfahren vermutet, mit dem Direktnachweis von JCV-spezifischer DNA im Liquor bewiesen werden. Der Antikörpernachweis gegen JCV im Serum ist diagnostisch ohne Relevanz, da die Durchseuchung der erwachsenen Bevölkerung mit JCV sehr hoch ist. Aus dem gleichen Grunde ist der Nachweis von JCV-DNA im Urin diagnostisch wertlos.

Die Methode größter Reliabilität in der Diagnostik der PML ist die Hirnbiopsie. Die Diagnosestellung erfolgt anhand der typischen histopathologischen Merkmale und durch den Direktnachweis von JCV-spezifischer DNA im bioptischen Material (☞ Abb. 2.18 a+b). Wegen der fehlenden therapeutischen Konsequenzen sollte eine Biopsie aber nur dann erfolgen, wenn andere, behandelbare Krankheiten nicht mit Sicherheit ausgeschlossen werden können.

- Computer-/Magnetresonanztomographie
- Liquordiagnostik (virusspez. PCR)
- Hirnbiopsie

Tab. 2.3: Übersicht über die diagnostischen Möglichkeiten.

2.1.4.4.1. Bildgebende Verfahren

Bildgebende Verfahren haben sich für die Diagnose der PML als wichtiges Hilfsmittel erwiesen. In der Computertomographie (CT) stellen sich die Entmarkungsherde als hypodense Areale im Bereich der weißen Substanz dar, die die Rinden-Mark-Grenze nicht überschreiten, keinen Gefäßaufzweigungen folgen und kein Kontrastmittel anreichern. Die selten beschriebene Kontrastmittelanreicherung in den Randbezirken der Herde wird als Dilatation der um die Läsion gelegenen kleinen Arterien und Venen interpretiert. Nur in Ausnahmefällen zeigen die Entmarkungsherde ein verdrängendes Wachstum.

Ein noch sensitiveres Verfahren zum Nachweis der Entmarkungsherde stellt die Magnetresonanztomographie dar (☞ Abb. 2.19).

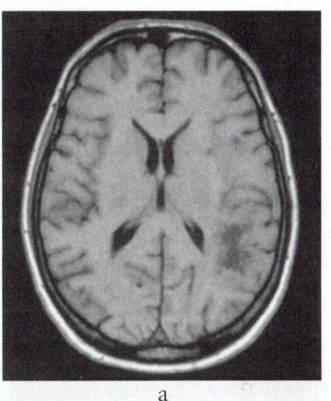

a

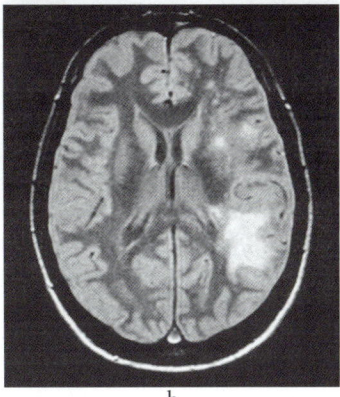

b

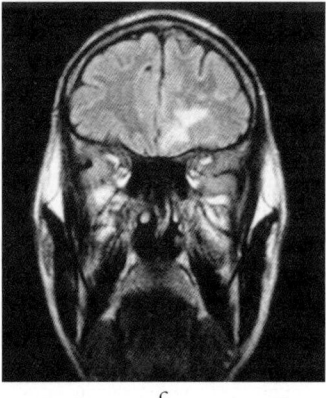

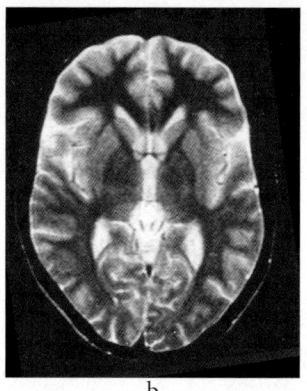

c

b

Abb 2.19a-c: MR-Tomogramm bei PML. **a**: In der T1-Wichtung (TR 542, TE 13) hypointense, **b**: in der T2-Wichtung (TR 2506, TE 1/2 20) hyperintense Läsionen, die über die gesamte linke Hemisphäre verteilt sind. Eine Kontrastmittelanreicherung ist nicht zu beobachten. **c**: Sagittalschnitt im Bereich der frontal gelegenen Läsionen (Flair: TR 4747, TE 120, TI 167).

Die Läsionen erscheinen in der T1-Wichtung signalarm, in der T2-Wichtung signalreich. Gelegentlich werden mit der Magnetresonanztomographie Läsionen entdeckt, die mittels einer CT nicht nachweisbar sind. Äußerst selten reichern die Entmarkungsherde Gadolinium an. Nach den Hemisphären sind Hirnstamm und Kleinhirn die häufigsten Lokalisationen der Demyelinisierungsherde (☞ Abb. 2.20 a-d).

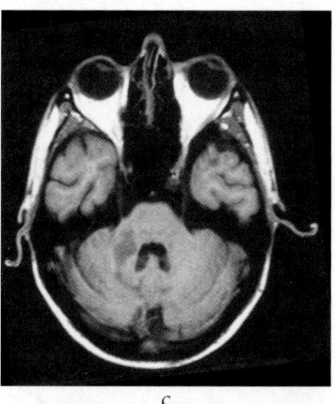

c

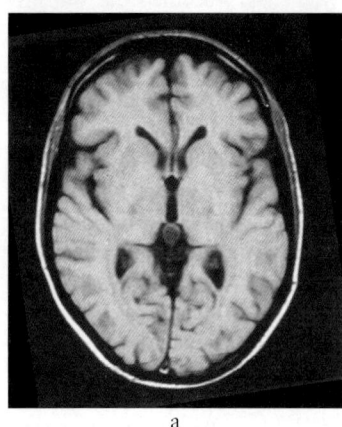

a

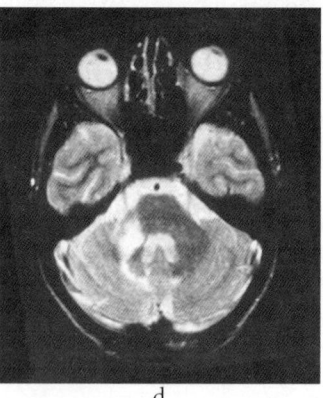

d

Abb. 2.20a-d: Läsionen in Hirnstamm und Kleinhirn bei PML. Nach den Hemisphären sind Hirnstamm (**a**: T1, **b**: T2) und Kleinhirn (**c**: T1; **d**: T2) die häufigsten Lokalisationen der Demyelisinisierungsherde (T1: TR 674, TE 17; T2: TR 2335, TE 2/2 90).

Die morphologischen Veränderungen sind jedoch nicht pathognomonisch, und die Abgrenzung gegen andere demyelinisierende Erkrankungen oder andere opportunistische Koinfektionen des ZNS kann unmöglich sein (vgl. Kap. 2.42 und 4.2). Der Schweregrad der morphologischen Veränderungen hat keinen prognostischen Wert für den weiteren Verlauf der Erkrankung. Die PML weist typischerweise eine rasche Progression auf, ohne daß Verdrängungseffekte auftauchen (☞ Abb. 2.21 a+b).

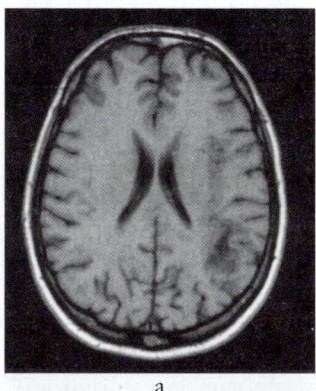

a

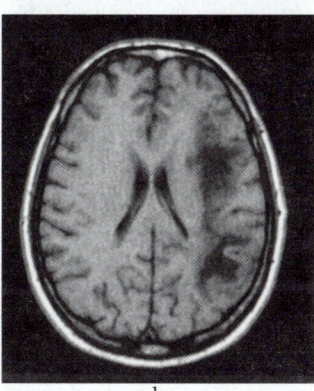

b

Abb. 2.21a+b: Verlauf einer PML. Die MR-Tomographie **b** wurde vier Wochen nach der Aufnahme **a** angefertigt. Sie zeigt die rasche Progredienz der Erkrankung. Es wird deutlich, daß trotz der ausgeprägten Ausdehnung kein Verdrängungseffekt auftritt (**a**: TR 550, TE 14; **b**: TR 514, TE 12).

2.1.4.4.2. Liquordiagnostik

In den letzten Jahren hat die Liquordiagnostik bei der PML zunehmend an Bedeutung gewonnen. Untersuchungen des Liquor cerebrospinalis bezüglich Veränderungen der Zellzahl und Zellmorphologie sowie des Proteingehaltes ergeben keine spezifischen diagnostischen Hinweise auf eine PML. Methode der Wahl ist daher die Polymerase-Ketten-Reaktion, mit der JCV-spezifische DNA

nachgewiesen wird. Alternativ können Antikörper gegen ein JCV-Protein mit Hilfe eines Enzyme-Linked-Immunosorbent-Assay (ELISA) nachgewiesen werden. Beide Methoden gehören allerdings nicht zu Routineuntersuchungen und bleiben Speziallabors vorbehalten. Unter Umständen wird es möglich sein, den Verlauf der Erkrankung durch Quantifizierung der JCV-DNA im Liquor zu überwachen und daraus prognostische Folgerungen abzuleiten.

Im Vergleich zur Hirnbiopsie stellt die Liquordiagnostik ein wenig invasives und daher für den Patienten wenig belastendes Verfahren dar.

2.1.4.4.3. Neurophysiologische Untersuchungen

Die Elektroenzephalographie (EEG) kann als unspezifisches und wenig sensitives Verfahren nur ergänzend bei der Diagnostik der PML herangezogen werden. Auch die bei anderen Entmarkungserkrankungen sehr sensitiven visuell evozierten Potentiale tragen zur Diagnosefindung selten bei. Es kann jedoch einmal vorkommen, daß mittels dieser Methode kleine Herde ausgemacht werden können, die in der CT-Untersuchung noch nicht sichtbar sind.

2.1.4.5. Therapie

Eine spezifische Therapie der PML gibt es bis heute nicht. Es konnte aber gezeigt werden, daß durch eine Verbesserung der zellulären Immunantwort durch die hochaktive antiretrovirale Therapie (unter Einschluß eines Proteasehemmers!) Remissionen der Erkrankung möglich sind. Waren zu Beginn der HAART-Ära die Daten widersprüchlich und beschränkten sich auf Einzelfallberichte, wurde mit der zunehmenden Zahl von behandelten Patienten deutlich, daß sich die Prognose durch HAART signifikant verbessert. Vor Einführung von HAART betrug die mittlere Überlebenszeit eines an PML-Erkrankten HIV-Patienten wie erwähnt nur vier Monate. Mit einer effektiven antiretroviralen Therapie sind Überlebenszeiten von etwa 2 Jahren beschrieben worden. Die Einleitung oder Verbesserung einer antiretroviralen Therapie muß daher als Therapie der Wahl gelten.

Als virustatisch wirksame Substanz wurde Cidofovir in Einzelfällen erfolgreich eingesetzt. Die Ergebnisse mit Cidofovir sind widersprüchlich, der Einsatz von Cidofovir in der Praxis durch die ausgeprägte Nephrotoxizität, seine lange Halbwertszeit und aufwendige Applikation limitiert. Cidofovir kann nicht als Standard in der Behandlung der PML gelten. In Einzelfällen kann es jedoch als ultima ratio eingesetzt werden.

Alle weiteren bislang angewandten Therapieansätze sind über das Stadium des Experimentellen nicht hinausgekommen (Topoisomerase-Inhibitoren) oder waren nicht wirksam (Interferon, Cytarabin, Heparin-Sulfat, weitere Virustatika).

> Keine spezifische Therapie möglich.
>
> Therapie der Wahl:
>
> • HAART
>
> Als ultima ratio in Einzelfällen:
>
> • Cidofovir

Tab. 2.4: Übersicht über die Therapieansätze bei PML.

2.1.4.6. Zusammenfassung

Die progressive multifokale Leukoenzephalopathie (PML) ist eine Entmarkungserkrankung des ZNS, die durch eine Reaktivierung des JC-Virus hervorgerufen wird und bei etwa 5 % aller Patienten mit AIDS auftritt. Die Diagnose wird durch das klinische Bild, Bildgebung des Gehirns und Virusnachweis im Liquor gestellt. Als Therapie der Wahl muß die Einleitung einer hochaktiven antiretroviralen Therapie gelten.

2.2. Bakterielle Infektionen

2.2.1. Bakterielle Pneumonien

2.2.1.1. Epidemiologie

Durch die Einführung der HAART konnte die Anzahl bakterieller Pneumonien und insbesondere lebensbedrohlicher Verläufe deutlich vermindert werden. Gleichzeitig jedoch wurde durch die wirksamen Prophylaxen gegen opportunistische Erreger wie z. B. Pneumocystis carinii und Toxoplasma gondii die relative Bedeutung der bakteriellen Pneumonien im Verlauf der HIV-Infektion immer wichtiger.

> Bakterien stellen heute die häufigste Ursache für Pneumonien bei HIV-infizierten dar.

Die Erkrankungshäufigkeit bei HIV-infizierten ist um das sechs- bis zehnfache höher als bei HIV-

negativen Altersgruppen in der Bevölkerung. Bakterielle Pneumonien treten vielfach in frühen Stadien der HIV-Infektion bereits vor anderen opportunistischen Erkrankungen auf. Insbesondere HIV-infizierte Drogenabhängige sind durch bakterielle Pneumonien gefährdet.

Bei intravenös Drogenabhängigen treten bakterielle Pneumonien doppelt so häufig auf wie bei Patienten, die aus einem anderen Grund mit HIV infiziert sind. Häufige Keiminokulationen und der unterdrückte Hustenreiz durch Opiate werden als ursächlich erachtet.

Gleichzeitig steigt die Rate der Pneumonien mit abfallender CD4-Zellzahl signifikant an, so daß Patienten mit verminderter Helferzellzahl/µl ein besonders hohes Risiko für die Entwicklung einer bakteriellen Pneumonie aufweisen. Etwa drei Viertel der Pneumonien treten bei einer Helferzellzahl unter 200 Helferzellen/µl und etwa die Hälfte unter 50 Helferzellen/µl auf.

Rezidivierende ambulant erworbene bakterielle Pneumonien sind ein Marker für eine fortgeschrittene Immundefizienz. Zwei oder mehr Episoden innerhalb eines Jahres gelten als AIDS-definierendes Ereignis.Ursächlich für das vermehrte Auftreten bakterieller Pneumonien bei HIV-infizierten Patienten sind Störungen der humoralen und zellulären Infektabwehr:

• eine polyklonale **Aktivierung und eine Dysfunktion der B-Zellen**

• eine **gestörte Immunantwort auf T-Zell unabhängige Antigene** wie beispielsweise die bakteriellen Polysaccharide sowie

• eine **gestörte Funktion der Monozyten und der neutrophilen Granulozyten**

2.2.1.2. Erregerreservoir

Das Erregerspektrum unterscheidet sich bei HIV-infizierten Patienten nicht wesentlich von dem anderer Patientenkollektive. Die Mehrzahl der ambulant erworbenen Pneumonien wird durch Streptococcus pneumoniae oder Haemophilus influenzae verursacht. Massiv progredient jedoch zeigt sich in den letzten Jahren insbesondere bei geringer T-Helferzellzahl die Anzahl an Pseudomonas aeruginosa Pneumonien (☞ Tab. 2.5). Häufig treten mehrere Erreger (v.a. Streptococcus pneumoniae plus Haemophilus influenzae) kombiniert auf.

Erreger	Häufigkeiten in %
Streptococcus pneumoniae	38-50
Haemophilus influenzae	13-24
Pseudomonas aeruginosa	7-18
Staphylococcus aureus	7-14

Tab. 2.5: Erreger ambulant erworbener bakterieller Pneumonien bei HIV-infizierten Patienten.

Bei den nosokomial erworbenen Pneumonien weicht das Erregerprofil leicht ab (☞ Tab. 2.6).

Erreger	Häufigkeiten in %
Pseudomonas aeruginosa	21-34
Staphylococcus aureus	17-22
Acinetobacter antitratus	9-18
Klebsiella pneumoniae	5-11

Tab. 2.6: Erreger stationär erworbener bakterieller Pneumonien bei HIV-infizierten Patienten.

Weitere seltenere Erreger der bakteriellen Pneumonie sind *Legionella pneumophila*, *Mycoplasma pneumoniae*, *Escherichia coli*, *Klebsiella pneumoniae*, *Streptococcus spp.*, *Enterobacter cloacae*, *Acinetobacter spp.*, *Fusobacterium nucleatum*, *Corynebacterium spp.* und *Moraxella catarrhalis*. Auch *Rhodococcus equi* und *Nocardia spp.* sollten differentialdiagnostisch immer berücksichtigt werden.

2.2.1.3. Klinik

Das klinische Bild einer bakteriellen Pneumonie bei HIV-infizierten Patienten entspricht weitgehend dem Bild immunkompetenter Individuen. Die Pneumonie manifestiert sich charakteristischerweise mit einem akuten Krankheitsbeginn.

Die klinischen Leitsymptome sind

• Fieber >38°C (3/4 der Fälle)

• Husten (2/3 der Fälle)

• Auswurf (2/3 der Fälle)

Weiterhin können **Schüttelfrost**, **Dyspnoe** und **pleuritische Schmerzen**, evtl. mit Fortleitung in den rechten Oberbauch hinweisende Symptome sein.

Bei der physikalischen Untersuchung finden sich typischerweise:

• Lokalisierte Infiltrationszeichen mit Bronchialatmung

• Klingende Rasselgeräusche

• Positive Bronchophonie, positiver Stimmfremitus

In einem Viertel der Fälle ist die klinische Präsentation jedoch atypisch mit einem eher schleichenden grippeähnlichen Krankheitsbeginn, nur leichtem Fieber, trockenem Reizhusten und geringem Auskultationsbefund. In diesen Fällen kontrastiert das klinische Bild erheblich mit dem radiologischen Befund.

> Ein negativer Untersuchungsbefund bei der körperlichen Untersuchung schließt eine Pneumonie nicht aus.

2.2.1.4. Komplikationen

Ein Drittel bis die Hälfte der HIV-infizierten Patienten mit einer bakteriellen Pneumonie entwickelt eine Bakteriämie. Insbesondere bei Patienten mit niedriger CD4-Zellzahl, i.v. Drogenabusus und intravenösen Verweilkathetern ist das Risiko einer Bakteriämie deutlich erhöht.

Häufig nachgewiesene Erreger in diesen Fällen sind *S. aureus*, *P. aeruginosa*, *E coli*, *S. pneumoniae* und *H. influenzae*. Während bei hoher Helferzellzahl der Anteil an Bakteriämien durch *S. aureus* und *S. pneumoniae* vorherrscht, wird bei niedriger Helferzellzahl vermehrt *P. aeruginosa* nachgewiesen.

Der Verlauf der bakteriellen Pneumonien ist oft protrahierter und schwerer als bei immunkompetenten Individuen. Besonders in fortgeschrittenen Stadien der HIV-Infektion wurden fulminante Verläufe mit septischem Krankheitsbild und fatalem Ausgang beschrieben.

Überwiegend bei i.v. Drogenabhängigen kann es zu abszedierenden Streptokokken- oder Staphylokokken-Pneumonien kommen, die von den Patienten nicht oder erst verspätet bemerkt werden.

2.2.1.5. Diagnostik

Wichtigstes diagnostisches Mittel zur Abklärung einer Pneumonie ist neben dem klinischen Bild die Röntgenaufnahme des Thorax in zwei Ebenen.

Charakteristischerweise zeigt sich im Röntgenbild des Thorax (☞ Abb. 2.22a-d) ein

• segmentales oder lobäres Infiltrat

Häufig treten zudem auf:

• diffuse retikulo-interstitielle Infiltrate

• multilobuläre Infiltrate

• Pleuraergüsse

Gelegentlich kann es auch zu einschmelzenden Prozessen kommen, die sich als **Abszeß** im Röntgen-Thorax darstellen (☞ Abb. 2.24a+b).

Etwa ein Sechstel der bakteriellen Pneumonien kann jedoch in der Röntgenaufnahme des Thorax in zwei Ebenen nicht nachgewiesen werden.

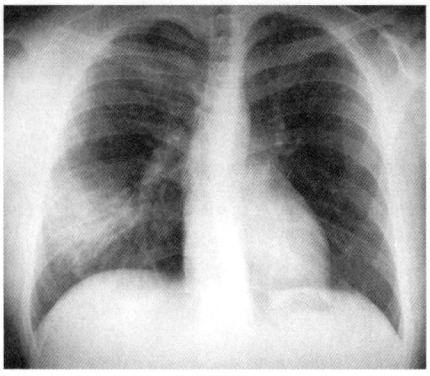

c

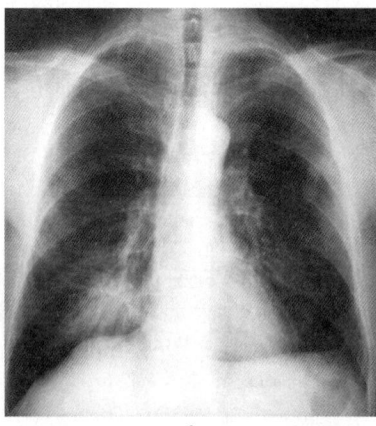

a

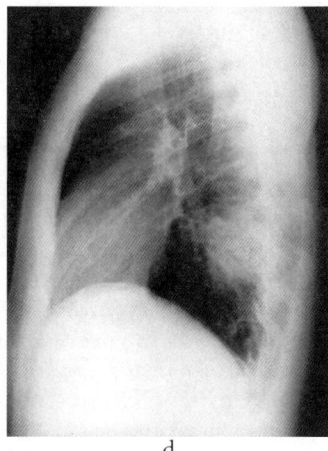

d

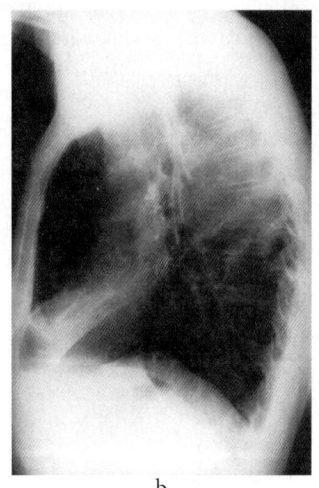

b

Abb. 2.22a-d: Röntgen-Thorax von zwei typischen rechtsseitigen bakteriellen Lobärpneumonien. **a**: a.p.-Aufnahme, **b**: Seitenbild, **c**: a.p.-Aufnahme, **d**: Seitenbild.

Gerade in fortgeschrittenen Stadien der HIV-Infektion sind die Klinik und das Röntgenbild alleine häufig nicht ausreichend, die bakterielle Pneumonie von anderen pulmonalen Erkrankungen abzugrenzen, da die Befunde unspezifisch oder überlappend sind. So finden sich pulmonale Infiltrate auch bei der PCP, der CMV-Infektion, der MAI-Infektion, der Tuberkulose oder bei pulmonalen Tumoren. Andererseits kann es auch bei der bakteriellen Pneumonie (v.a. bei der Hämophilus-Infektion) zu atypischen Verläufen mit interstitiellen Infiltraten der Lunge kommen (☞ Abb. 2.23a+b).

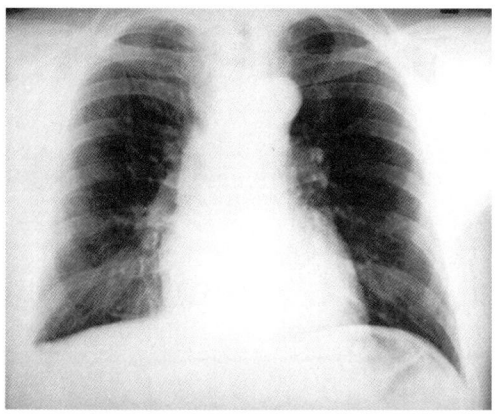

a

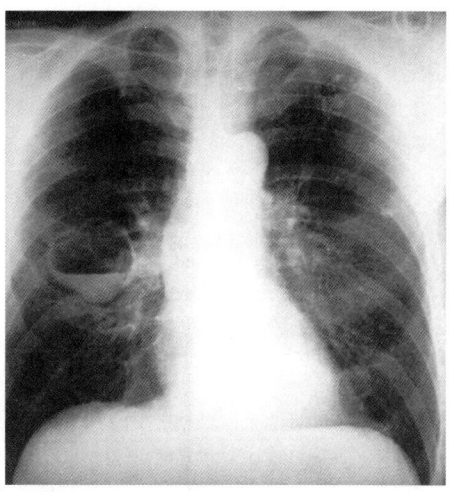

a

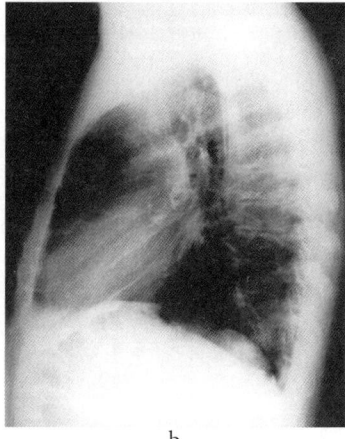

b

Abb. 2.23a+b: Röntgen-Thorax einer atypischen bakteriellen Pneumonie, **a**: a.p.-Aufnahme, **b**: Seitenbild.

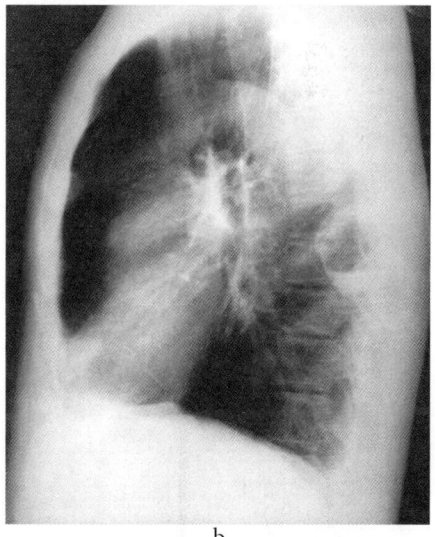

b

Abb. 2.24a+b: Röntgen-Thorax eines bakteriellen Lungenabszesses, **a**: a.p.-Aufnahme, **b**: Seitenbild.

In diesen Fällen, wie auch bei einem unauffälligen Röntgenbild des Thorax, kann eine Computertomographie der Lunge zusätzliche Informationen liefern, vor allem bei der Bestätigung einer PCP oder auch eines Kaposi-Sarkoms (☞ Abb. 2.25, 2.26a+b, 2.27a+b).

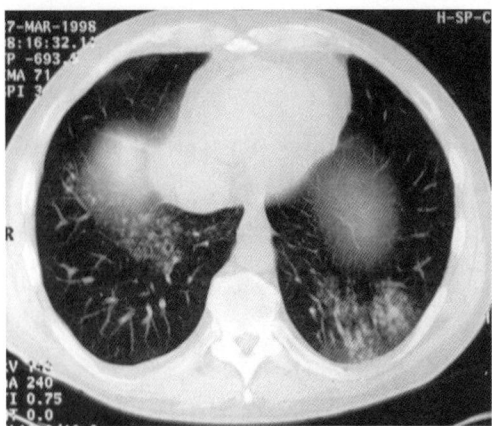

Abb. 2.25: CT-Thorax bei einer atypischen bakteriellen Pneumonie (gleicher Patient wie aus Abb. 2.24a+b).

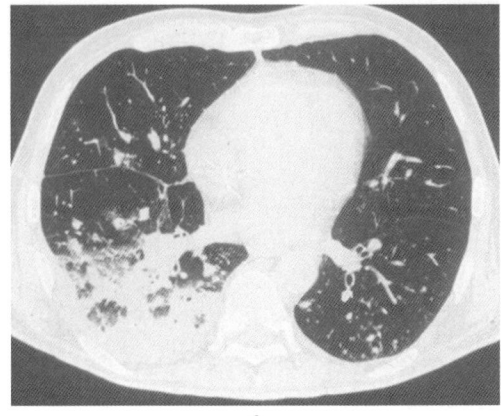

a

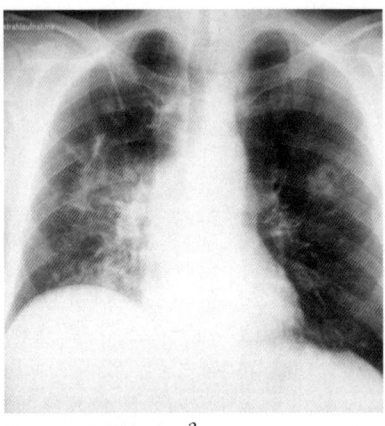

a

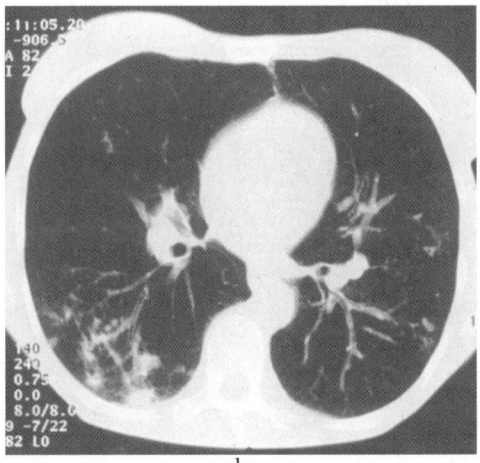

b

Abb. 2.27a+b: CT-Thorax einer Pneumonie mit segmentalen und interstitiellen Anteilen (gleicher Patient wie aus Abb. 2.26a+b).

Die Sauerstoffsättigung im Blut ist bei der bakteriellen Pneumonie häufig nicht oder nur geringgradig erniedrigt. Sie hilft bei der Klärung der Ätiologie der Lungenerkrankung wenig. Das gleiche gilt für die Leukozytenzahl, welche zumeist zwischen 1000 und 8000 Zellen/µl liegt. Auch das CRP und die BSG, welche fast immer deutlich erhöht bzw. beschleunigt sind, geben keine Auskunft über die Herkunft der Pneumonie.

Da bakterielle Pneumonien auch in frühen Stadien der HIV-Infektion auftreten, ist die Bestimmung der CD4-Zellzahl nicht wegweisend. Bei niedriger CD4-Zellzahl müssen jedoch besonders atypische Verläufe einer bakteriellen Pneumonie oder andere opportunistische Erreger wie P. carinii, CMV, MAI oder Kaposi-Sarkom in die differentialdia-

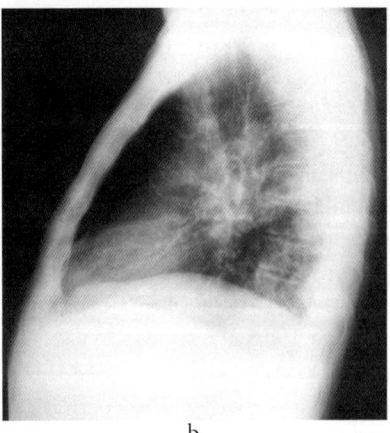

b

Abb. 2.26a+b: Röntgen-Thorax einer Pneumonie mit segmentalen und interstitiellen Anteilen, **a**: a.p.-Aufnahme, **b**: Seitenbild.

gnostischen Überlegungen eingeschlossen werden.

Entscheidend für die ätiologische Zuordnung der Lungenerkrankung ist der Erregernachweis. Dieser kann durch den Nachweis von Bakterien in der Blutkultur, in der Bronchoalveolären Lavage (BAL), im Sputum oder im Punktat eines Pleuraergusses erfolgen.

Die Sputum-Kultur ist aufgrund der Kontamination mit oropharyngealer Bakterienflora vorwiegend beim Nachweis obligat pathogener Keime hilfreich. Sie sollte jedoch in jedem Fall vor Beginn der Antibiose angelegt werden. Zudem spricht das Vorkommen von vielen polymorphen Leukozyten im Sputum für eine bakterielle Genese und gegen eine PCP.

Erfolgreicher ist der Erregernachweis aus Blutkulturen, da es im Rahmen einer bakteriellen Pneumonie bei HIV-infizierten Patienten häufig zu einer Bakteriämie kommt. Die Blutkultur sollte bei fiebernden Patienten ebenfalls grundsätzlich vor der antibiotischen Behandlung angelegt und bei erneutem Auffiebern wiederholt werden.

Die kulturelle Anzüchtung des Erregers aus der BAL zeichnet sich durch eine sehr hohe Spezifität sowie Sensitivität von bis zu 70 % aus. Durch eine antibiotische Therapie wird die Sensitivität jedoch auf etwa 20 % gesenkt. Da das Erregerspektrum einer Pneumonie bei HIV-infizierten Patienten sehr groß ist, sollte die Indikation zur Bronchoskopie mit BAL sehr großzügig gestellt werden.

Die Tab. 2.7 faßt noch einmal die wichtigsten diagnostischen Maßnahmen zur Diagnosestellung der bakteriellen Pneumonie zusammen.

Diagnose der bakteriellen Pneumonie
• Klinisches Bild
• Röntgenbild des Thorax in zwei Ebenen
• Erregernachweis
- BAL
- Blutkulturen
- provoziertes Sputum
- Pleuraerguß
• Labor (CD4-Zellzahl, Leukozytenzahl, Sauerstoffsättigung, BSG)

Tab. 2.7: Diagnose der bakteriellen Pneumonie.

2.2.1.6. Therapie

Die Behandlung von HIV-infizierten Patienten mit einer bakteriellen Pneumonie sollte immer den Versuch beinhalten, eine spezifische Diagnose mit Erregernachweis zu erstellen.

Dies ist durch die Kultivierung des Erregers aus Sputum, Blut und BAL möglich, so daß vor Therapiebeginn eine entsprechende Probengewinnung bei jedem Patienten mit Pneumonie durchgeführt werden muß. Daraufhin wird mit einer antibiotischen Therapie begonnen, die sich gegen das zu erwartende Erregerspektrum richtet und in Abhängigkeit von der Klinik und dem Röntgenbefund ausgewählt wird. Ein Erregernachweis ist vor Therapiebeginn nicht abzuwarten; die initial begonnene Antibiotikatherapie kann nach Erregersicherung gegebenenfalls umgestellt werden.

Obwohl bakterielle Pneumonien bei HIV-infizierten Patienten schwerer verlaufen können als in der Normalbevölkerung, sprechen sie im allgemeinen gut auf eine frühzeitig begonnene und adäquate Antibiotikatherapie an. Bei lebensbedrohlich verlaufenden Pneumonien ohne Erregernachweis muß die initiale Antibiotikawahl von den Kenntnissen der aktuellen epidemiologischen Daten abhängig gemacht werden.

Eine ambulante Therapie ist nur bei Patienten mit gutem Immunstatus und leichten Verläufen der Pneumonie zu erwägen. In allen anderen Fällen sollte die Therapie unter stationären Bedingungen begonnen werden. Die Dauer der Therapie ist von dem klinischen Verlauf abhängig zu machen. Bei unkompliziertem Verlauf sollte sie 2 bis 3 Wochen betragen. Schwerer verlaufende Pneumonien mit septischem Krankheitsbild sowie Pneumonien mit nosokomialen Erregern (z.B. *Pseudomonas aeruginosa*) erfordern eine entsprechend längere Therapie.

Die Tab. 2.8 gibt einen Überblick über die Therapieoptionen bei der Behandlung der bakteriellen Pneumonie ohne Erregernachweis.

Gelingt der Erregernachweis, so ist eine gezielte Therapie der Infektion möglich. Einen Überblick über die Therapieoptionen gibt die Tab. 2.9.

Stadium	Therapie	Orale Dosierung	Intravenöse Dosierung
CD4>200/μl	Cefuroxim **oder** Cefotaxim **oder** Ceftriaxon **plus** Clarithromycin	2 x 250-500 mg 2 x 250-500 mg	3 x 0,5-1,5 g 2-3 x 1-2 g 1 x 1-2 g
Alternativ	Levofloxacin	1-2 x 500 mg	1-2 x 0,5 g
CD4<200/μl	Cotrimoxazol	100 mg/kg KG in 4 ED	100 mg/kg KG in 4 ED
Nosokomial	Imipenem **plus** Gentamycin	(Nierenfunktion!!)	3-4 x 0,5-1 g Alle 8 h 1-2 mg/kg

Tab. 2.8: Therapieoptionen bei der Behandlung der bakteriellen Pneumonie ohne Erregernachweis.

2.2.1.7. Prophylaxe

Die Richtlinien des Centers for Disease Control (CDC) sowie die Empfehlungen der ständigen Impfkommission (STIKO) umfassen eine Pneumokokkenimpfung mit polyvalentem Pneumokokkenimpfstoff (Pneumovax 23) bei allen HIV-positiven Patienten, die älter als 2 Jahre sind. Die Impfung erfolgt in einer Einmaldosierung von 0.5 ml der 23-valenten Vakzine. Eine Auffrischimpfung ist in der Regel alle 3 bis 5 Jahre notwendig. Ca. 85-90 % der Pneumokokkenserotypen, die bei HIV-Patienten für eine Pneumonie verantwortlich sind, sind in diesem 23-valenten Impfstoff enthalten. Die Nutzen- und Kosteneffektivität der Impfung ist im fortgeschrittenen Krankheitsstadium umstritten. Trotzdem liegt die Ansprechquote in einigen Studien auch für Patienten mit weniger als 100 CD4-Zellen/μl bei etwa 75 %. Auch klinisch scheinen diese Patienten von einer Impfung gegen Pneumokokken zu profitieren.

> Eine Impfung gegen Pneumokokken sollte daher grundsätzlich empfohlen werden.

Bei Kindern unter 5 Jahren mit einer HIV-Infektion wird eine Impfung gegen *Haemophilus influenzae Typ b* empfohlen. Bei älteren HIV-Patienten erscheint diese nicht mehr sinnvoll, da eine Pneumonie bei Erwachsenen nur sehr selten durch *H. influenzae Typ b* hervorgerufen wird.

Eine Infektionsprophylaxe mit Antibiotika ist eine weitere Möglichkeit, das Risiko einer bakteriellen Pneumonie zu vermindern. Die Prophylaxe der PCP mit Cotrimoxazol hat ihre Wirksamkeit bewiesen. Zudem hat sich gezeigt, daß diese Prophylaxe eine Reduzierung der Inzidenz von bakteriellen Pneumonien zur Folge hat. So wird unter Co-trimoxazol im Vergleich zur inhalativen Pentamidinprophylaxe signifikant die Anzahl klinisch und mikrobiologisch gesicherter bakterieller Pneumonien bei HIV-Patienten reduziert.

Allerdings zeigt die ansteigende Inzidenz für Pneumonien, die durch resistente Keime hervorgerufen werden, daß die Antibiotikaprophylaxe der bakteriellen Pneumonien langfristig nur von untergeordneter Bedeutung ist und zudem die Gefahr der Entstehung multiresistenter Keime birgt.

Die wöchentliche intravenöse Gabe von Immunglobulinen hat bei HIV-infizierten Kindern eine Reduktion der Inzidenz sowohl leichter als auch schwerer bakterieller Infektionen zur Folge. Die Bedeutung einer solchen Infektionsprophylaxe für die bakterielle Pneumonie bei HIV-infizierten Erwachsenen ist noch nicht abschließend geklärt.

2.2.2. Salmonellen-Septikämie

2.2.2.1. Epidemiologie

Salmonellen sind weltweit verbreitet und zeichnen sich durch einen sehr großen Arten- bzw. Serovarreichtum aus. Nach klinischen Gesichtspunkten unterscheidet man die Erreger von Typhus (S. typhi) und Paratyphus (S. paratyphi), die in die Gruppen A, B, C unterteilt werden, von den nicht-typhösen oder auch enteritischen Salmonellosen. Die wichtigsten sind

- Salmonella typhimurium
- Salmonella enterides

Die übrigen Enteritis-Salmonellen werden aufgrund ihrer Oberflächenantigene (O-Gruppen) und ihrer Geißelantigene (H-Gruppen) in über 2000 Serovare nach dem **Kauffmann-White-Schema** eingeteilt.

Erreger	Orale Therapie		Intravenöse Therapie	
	1. Wahl	Alternative	1. Wahl	Alternative
Enterobakterien	Levofloxacin (1-2x 0,5g)		Cefotaxim (2-3 x 1-2 g) **plus** Gentamycin (1-2 mg/kg alle 8 h)	Imipenem (3-4 x 0,5-1 g) Levofloxacin (1-2 x 0,5 g)
Hämophilus spp	Doxycyclin (1.d 1 x 200 mg, ab 2.d 1 x 100 mg) plus Ampicillin (3 x 0,5-1 g)	Cefixim (1 x 400 mg)	Cefuroxim (3x 0,5-1,5g)	
Legionella spp	Clarithromycin (2 x 500 mg)	Roxythromycin (1 x 300 mg)	Erythromycin (3-4x 0,5 g) **plus** Rifampicin (1x10mg/kg KG)	
Mykoplasmen und Chlamydien	Doxycyclin (1.d 1 x 200m g, ab 2.d 1 x 100 mg)	Levofloxacin (1-2 x 0,5 g)	Doxycyclin (1.d 1 x 200 mg, ab 2.d 1 x 100 mg)	
Nocardien	Cotrimoxazol (1-2 x 960 mg)	Sulfalen (1x 30 mg/kg KG/ Woche)	Imipenem (3-4 x 0,5-1g)	Cotrimoxazol (1-2 x 960 mg)
Pneumokokken	Amoxicillin (3x 1-2 g)	Erythromycin (3-4 x 0,5 g) Levofloxacin (1-2 x 0,5 g)	Penicillin G (4 x 5 Mega)	Erythromycin (3-4 x 0,5 g) Levofloxacin (1-2 x 0,5 g)
Pseudomonas spp	Ciprofloxacin (2 x 750 mg)		Azlocillin (3-4 x 2-5 g) **plus** Tobramycin (3-6 mg/kg KG in 2-3 ED)	Ceftazidim (2 x 1-2 g) **oder** Cefepim (2 x 2 g) **plus** Ciprofloxacin (2-3x 200-400mg)
Rhodococcus equi			Ciprofloxacin (2-3x 200-400mg) **plus** Vancomycin (2 x1 g)	Imipenem (3-4 x 0,5-1 g)
Staphylokokken	Clindamycin (4 x 150-450 mg)	Loracarbef (1-2x 400mg) **plus** Rifampicin (1 x 10mg/kg KG)	Imipenem (3-4 x 0,5-1 g), Clindamycin (4 x 300-600 mg)	Vancomycin (2 x 1 g) Teicoplanin (1.d 1-2 x 400 mg; 2.d 1-2 x 200 mg)
Streptokokken	Penicillin V (3-4 x 0,5-1,5 Mio. IE)	Roxythromycin (1 x 300 mg)	Penicillin G (4 x 5 Mega)	Cefazolin (3-4 x 1,5-2 g) Erythromycin (3-4 x 0, 5 g)

Tab. 2.9: Therapieoptionen bei der bakteriellen Pneumonie mit Erregernachweis.

Bakterielle Infektionen sind bei HIV-Patienten generell häufiger als bei nicht immunsupprimierten Patienten. Mit zu dem häufigsten Erreger zählen

• Salmonella enteritidis-Stämme

Nach Schätzungen aktueller Untersuchungen sind Salmonellosen für bis zu 60 % aller septikämisch verlaufenden Darmtraktinfektionen bei HIV-infizierten Patienten verantwortlich.

Obwohl S. typhimurium und S. enteridis zu den häufigsten und klinisch bedeutsamsten Erregern nicht-typhöser Salmonellosen gehören, können noch circa 120 andere Serovare zu einer lokalen Infektion des Dünndarmes oder des oberen Dickdarmes und zu einer Enteritis führen. Die Klinik ist vor allem durch

• abdominelle Schmerzen
• Diarrhoe
• gelegentlich Erbrechen

bestimmt; Fieber muß nicht auftreten.

2.2.2.2. Erregerreservoir

Bei den Erregern handelt es sich um Salmonellen-Arten, die bei Gesunden üblicherweise nur eine Enteritis hervorrufen. Erregerquellen sind Urin und Fäzes von erkrankten Personen oder asymptomatischen Dauerausscheidern, wobei die Ansteckung über die Aufnahme kontaminierter Speisen und Trinkwasser, im Einzelfall aber auch über eine Schmierinfektion erfolgt. Weltweites Erregerreservoir stellen Geflügelarten, wie Hühner und Enten sowie deren Produkte - also Eier und Eierspeisen - dar. Darüber hinaus können durch Kontamination auch andere Fleischsorten oder Wasser als Infektionsquellen dienen. Die häufigsten isolierten Keime bei Immunsupprimierten sind S. typhimurium (ca. 40 %) und S. enteritidis (ca. 10 %).

2.2.2.3. Klinisches Bild

Salmonellen-Septikämien bei HIV-Infektion wurden erstmals 1983 beschrieben. Sie sind bei immunkompetenten Patienten eine Rarität und unterscheiden sich im Falle eines Auftretens nicht vom Verlauf und Bild einer gramnegativen Sepsis.

HIV-Patienten hingegen bilden eine Ausnahme, denn bei ihnen verlaufen die Salmonellen-Septikämien - wie die Sepsis generell - weniger heftig, bisweilen sogar relativ blande.

Für eine Erkrankung müssen im Normalfall etwa 10^6-10^9 vermehrungsfähige Keime aufgenommen werden. Der saure Magensaft hat hierbei bakterizide Wirkungen, so daß ältere Personen, Patienten mit Achlorhydrie oder Kinder besonders gefährdet sind. Bei HIV-Patienten hingegen beträgt die Infektionsdosis nur etwa 10^2-10^3 vermehrungsfähige Erreger.

In erster Linie treten Salmonellen-Septikämien dann auf, wenn bei HIV-Infizierten die CD4-Zellen auf weniger als 200/µl abgefallen sind. Für eine Salmonellen-Septikämie typisch sind hohes Fieber mit Schüttelfrost und Kopfschmerzen ohne begleitende Enterokolitis. Allerdings kann in seltenen Fällen eine akute Darminfektion begleitend auftreten.

Bei schwereren Fällen können die Patienten auch exsikkotisch werden und eintrüben. Eine Splenomegalie wird in etwa 10-15 % der Fälle beobachtet.

Mögliche Komplikationen sind vielfältig: Es wurden Salmonellen-Absiedelungen oder Abszesse an

• Endokard
• Gelenken
• Knochen
• Meningen
• Pleura

beschrieben. Allerdings wurden für die Endokarditis bis 1996 nur 5 Fälle beschrieben. Wichtig hierbei ist festzuhalten, daß alle fünf Betroffenen eine zugrundeliegende Schädigung des Klappenapparates aufwiesen und daß vier der fünf Patienten älter als 45 Jahre waren.

Insgesamt sind fokale Komplikationen einer nicht-typhösen Salmonellose selten; jedoch wurde 1996 berichtet, daß immerhin 26,3 % der Patienten mit nicht-typhöser Salmonellose fokale eitrige oder abszedierende Komplikationen, nach Häufigkeit:

• Urosepsis
• Pneumonien
• Abszedierungen
• Endokarditiden und
• Meningitiden

entwickelten. Die Mortalität hierbei betrug circa 50 Prozent. In unserem Zentrum trat bei einem Hämophiliepatienten mit HIV-Infektion und ausgedehntem Pseudotumor des Beckens (Flüssig-keitsretention und organisiertes Hämatom nach Blutung) eine therapieresistente Salmonellenin-fektion des Pseudotumors auf, die nur nach chir-urgischer Resektion des Pseudotumors geheilt werden konnte (☞ Abb. 2.28). Die Aspiration aus dem Pseudotumor ergab den Nachweis von Sal-monellen (☞ Abb. 2.29).

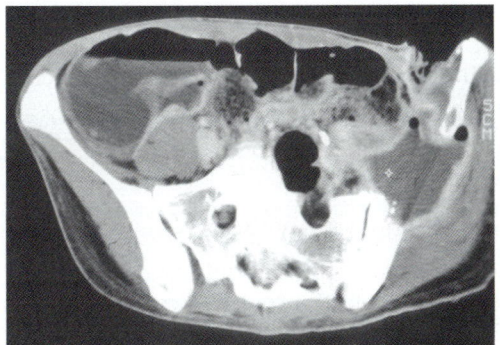

Abb. 2.28: Kontrastmittelverstärktes Computerto-mogramm des Beckens. 10 mm Schichtdicke. Knö-cherne Destruktion des Os ileum durch einen Pseudo-tumor.

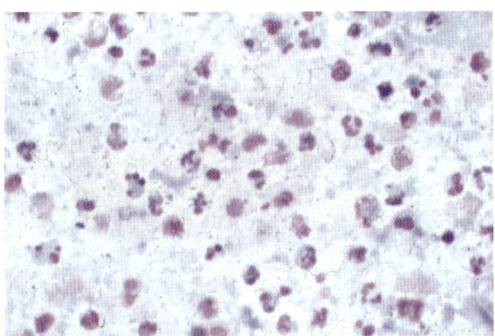

Abb. 2.29: Zytologie des Aspirats aus dem Pseudo-tumor. Nachweis von vermehrten Granulocyten ver-einbar mit bakterieller Infektion.

Bis 1998 sind insgesamt nur 5 Fälle einer Meningi-tis durch Salmonellosen sowie ein Fall eines cere-bralen Abszesses berichtet worden, so daß diese Komplikationen als extrem selten betrachtet wer-den können. Die Anamnese ist oft wenig ergiebig, da die Infektion oder eine nur kurzdauernde Ente-ritis Wochen oder Monate zurückliegen kann. Auch nach erfolgreicher Behandlung wurden Re-zidive noch nach Wochen bis Monaten beobach-tet.

Differentialdiagnostisch müssen andere fieberhaf-te Erkrankungen wie eine Tuberkulose, eine My-kobakterium avium intracellulare (MAI)- oder Cytomegalievirus (CMV)-Infektion ausgeschlos-sen werden. Das Symptom Cephalgie läßt insbe-sondere bei Patienten im Stadium AIDS differen-tialdiagnostisch auch an eine Kryptokokkose den-ken.

Sollte der Patient eintrüben, ist zwingend eine eng-maschige Kontrolle des neurologischen Status und gegebenenfalls auch eine Liquorpunktion durch-zuführen, um eine Meningitis auszuschließen und eine adäquate Therapie einleiten zu können.

Zusammenfassend sollte beim Auftreten der **Sym-ptomentrias Kopfschmerzen, Fieber und Schüt-telfrost** insbesondere bei Patienten mit weniger als 100 Helferzellen pro Mikroliter auch an schwer-wiegende Komplikationen einer nicht-typhösen Salmonellose gedacht werden.

2.2.2.4. Diagnostik

Die Diagnose einer Salmonellen-Septikämie wird durch den Nachweis der Erreger in der Blutkultur gestellt. Sollten gleichzeitig auch Diarrhoen beste-hen, sind auch mikroskopische und kulturelle Stuhluntersuchungen nötig.

2.2.2.5. Therapie

Wenngleich von einzelnen Untersuchern auch an-dere Antibiotika propagiert werden, so ist der der-zeitige **therapeutische Standard eine 14-tägige Be-handlung mit Ciprofloxacin,** denn es hat den Vor-teil, daß es im Darm durch Sekretionsprozesse an-gereichert wird (☞ Tab. 2.10). Ciprofloxacin wird je nach klinischem Bild in einer Dosierung von täg-lich 2 x 400 mg intravenös oder 2 x 500 mg peroral appliziert. Bei Patienten mit einem Körpergewicht von größer als 70 kg sollte die Dosierung auf 2 x 750 mg pro Tag erhöht werden. Bei Niereninsuffizienz mit einer Kreatininclearance < 20 ml/min sollte die normale Einzeldosis von 500 bzw. 750 mg einmal täglich gegeben werden.

Als Alternativmedikamente stehen Ofloxacin oder Cotrimoxazol in einer Dosierung von 2 x 960 mg pro Tag zur Verfügung. Reservemedikamente stel-len Ceftriaxon, Cefotaxim und Chloramphenicol dar. Da in jüngerer Zeit insbesondere gegenüber den Chinolonen Resistenzen beschrieben wurden, sollte ein Antibiogramm erstellt werden. Darüber hinaus empfiehlt sich bei Patienten mit weniger als

Generic	Handelsname	Applikationsform	Dosierung p.o.	Dosierung i.v.
Ciprofloxacin	Ciprobay®	Filmtablette, Infusionslösung	2 x 500 mg - 2 x 750 mg	2 x 400 mg
Ofloxacin	Tarivid®	Filmtablette, Infusionslösung	2 x 400 mg	2 x 400 mg
Fleroxacin	Quinodis®	Filmtablette, Infusionslösung	1 x 400 mg	1 x 400 mg
Levofloxacin	Tavanic®	Filmtablette, Injektionslösung	1 x 500 mg	2 x 500 mg
Cotrimoxazol	Bactrim® Eusaprim® Supracombin®	Tabletten, Infusionslösung, Saft	2 x 960 mg	2 x 960 mg

Tab. 2.10: Behandlung der Salmonellenseptikämie.

100 Helferzellen pro Mikroliter eine lebenslange Sekundärprophylaxe mit niedrig dosiertem Ciprofloxacin, um die sonst häufig auftretenden Rezidive zu verhindern.

Rezidive sind insgesamt selten, kommen jedoch immer wieder vor, so daß bei entsprechendem Beschwerdebild daran gedacht werden sollte. Ein wesentlicher Punkt hierbei ist die Zusammenarbeit mit dem Patienten, der über mögliche Symptome gut aufgeklärt sein sollte.

Eine Primärprophylaxe ist nicht zwingend nötig, da die Salmonellen-Septikämie durch Ciprofloxacin gut zu behandeln ist. Andererseits sollte bei Patienten mit fortgeschrittenem Immundefekt und Zustand nach Salmonellenseptikämie eine lebenslange Antibiotikaprophylaxe in niedriger Dosierung durchgeführt werden, z.B. nach dem ersten Rezidiv mit Ciprofloxacin 2 x 250 mg/d oder 500 mg 1 x täglich.

Hinsichtlich einer Expositionsprophylaxe ist insbesondere auf generelle Hygienemaßnahmen zu achten, da bei immunsupprimierten Patienten auch Schmierinfektionen beschrieben wurden. Darüber hinaus sind Roheiprodukte (vor allem Mayonnaise) und Geflügel, das nicht durchgebraten oder nur unzureichend gekocht ist, sowie rohes Hackfleisch zu meiden.

2.2.3. Tuberkulose

Erreger

Mycobacterium tuberculosis, seltener M. bovis und M. africanum.

2.2.3.1. Epidemiologie

In der Bundesrepublik Deutschland werden derzeit etwa 10000 Tuberkuloseerkrankungen jährlich registriert (d.h. ca. 12/100000 Einwohner). Davon sind ca. 8000 Erkrankungen offene Tuberkulosen, d.h. potentiell infitiös für Kontaktpersonen. Diese günstige lokale Situation in Deutschland kontrastiert zur globalen Bedeutung der Tuberkulose. Es sind ca. ein Drittel der Weltbevölkerung an Tuberkulose erkrankt, und etwa 3 Mio. Menschen sterben jedes Jahr an den Folgen einer Tuberkulose. Jährlich werden weltweit ca. 8 Mio. Neuerkrankungen festgestellt, vor allem in Südostasien, Afrika südlich der Sahara und Osteuropa einschließlich der Folgestaaten der ehemaligen Sowjetunion. Weltweit ist eine Zunahme der Tuberkuloseerkrankungen bei HIV-Infizierten zu beobachten. Diese Zunahme bezieht sich auch auf die westlichen Industrienationen. Es wird geschätzt, daß global der Anteil HIV-positiver Patienten mindestens 15 % der Tuberkulosepatienten ausmacht. Besondere Risikofaktoren für das Auftreten einer klinisch manifesten Tuberkuloseerkrankung stellen neben der HIV-Infektion Armut, schlechter sozialer Status und Unterernährung dar. Weitere vor allem für Europa relevante Risikofaktoren sind Alkohol- und Drogengebrauch, Silikose, Diabetes mellitus, maligne Erkrankungen sowie andere Formen der Immunsuppression wie z. B. Steroide. Da es sich bei Mycobacterium tuberculosis um einen obligat menschenpathogenen Erreger handelt, ist die Tuberkulose bei HIV-infizierten Patienten nur bedingt als eine opportunistische Infektion anzusehen. Dennoch stellt das

Auftreten einer manifesten Tuberkulose bei einem HIV-positiven Patienten eine AIDS-definierende Erkrankung nach den Fallkriterien der Centers for Disease Control (CDC) dar. Bis zur Revision der Definition AIDS-manifestierender Ereignisse 1992 galten nur extrapulmonale Tuberkuloseerkrankungen als AIDS-definierend. Seither wird auch die Lungentuberkulose ohne extrapulmonale Manifestation als AIDS-definierend bezeichnet. Meist handelt es sich um die Reaktivierung einer latenten Infektion, welche bereits vor der HIV-Infektion akquiriert wurde.

> Bei HIV-Infizierten ist die Tuberkulose eine Infektion, die auch bei besserer zellulärer Immunität (CD4-Helferzellen ca. 300-500/µl) auftreten kann.

Das Risiko nach Exposition eine manifeste Tuberkuloseerkrankung zu entwickeln, ist bei HIV-positiven Personen dramatisch erhöht. So ist bei immunkompetenten Personen mit Tuberkuloseexposition nur innerhalb der nächsten zwei Jahre bei ca. 10 % mit dem Ausbruch einer manifesten Tuberkulose zu rechnen, während bei ähnlicher Exposition bereits nach 4 Monaten bis zu 40 % HIV-positiver Patienten eine manifeste Tuberkulose entwickeln. Durch eine präventive Therapie nach Exposition lassen sich ca. 85 % dieser Tuberkuloseerkrankungen vermeiden.

Klinisch unterscheidet sich die Tuberkulose bei HIV-positiven Patienten von den bei immunkompetenten Personen bekannten Verläufen durch häufigeres Auftreten atypischer Manifestationen, die z.B. mit einer Pneumocystis carinii Infektion verwechselt werden können, einer häufigeren Erregerdissemination mit extrapulmonaler Tuberkulose sowie häufiger vorbestehenden Resistenzen gegen die Haupttuberkulostatika sowie einem gehäuften Auftreten paradoxer Reaktionen unter Therapie. Der Ausbruch einer Tuberkuloseerkrankung beschleunigt auch signifikant das Fortschreiten der HIV-Infektion zu AIDS. In Afrika wurde eine etwa dreifach höhere AIDS-Rate und Mortalität bei Personen mit gleichzeitiger Tuberkulose als in der übrigen HIV-positiven Bevölkerung beobachtet.

Die Erkrankung ist in Deutschland meldepflichtig nach Bundesseuchengesetz und unterliegt dem Infektionsschutzgesetz.

Die behandelnden Ärzte sind jetzt verpflichtet zur Meldung "einer Erkrankung und des Todes an Tuberkulose, auch wenn ein bakteriologischer Nachweis nicht vorliegt." Nach dem Infektionsschutzgesetz sind jetzt meldepflichtig der Nachweis säurefester Stäbchen im Sputum, der kulturelle und gentechnische Nachweis von Bakterien des Mycobakterium tuberculosis Komplexes sowie die Ergebnisse der Typendifferenzierung und der Resistenzbestimmung.

2.2.3.2. Pathogenese

Das HI-Virus und Mykobakterium tuberculosis sind beides intrazelluläre Pathogene, die auch auf zellulärer Ebene miteinander in Wechselwirkung treten. Frühe epidemiologische Studien belegen, daß die HIV-Infektion durch den begleitenden Immundefekt eine Tuberkulose in ihrem Ausbruch und Verlauf begünstigt. Während HIV-infizierte Patienten mit Helferzellen über 500 absolut/µl weitestgehend noch als immunkompetent anzusehen sind, kommt es unter dem allmählichen Abfall der Helferzellen mit fortschreitendem Immundefekt zu einem zunehmenden Verlust der Lymphozyten, aber auch der Makrophagenfunktionen, die zur Abwehr einer Tuberkulose benötigt werden. HIV-infizierte Patienten mit eingeschränkter Immunkompetenz weisen typischerweise eine reduzierte Antwort auf die sogenannten "Recall-Antigene" auf, zu denen auch die Hautreaktion gegen Tuberkulin gehört. Deshalb weisen HIV-infizierte Patienten mit einer manifesten Tuberkulose häufig einen negativen Tuberkulin-Hauttest auf.

Das häufigere Auftreten einer manifesten Tuberkulose auch bei HIV-infizierten Individuen mit noch relativ normalen CD4-Werten und erhaltener Tuberkulinreaktion legt nahe, daß eine vollständige, zellvermittelte Immunantwort vorhanden sein muß, um einen effektiven Schutz gegen den Ausbruch einer Tuberkulose zu haben. Möglicherweise spielen subtile Veränderungen im Zytokingleichgewicht eine Rolle, die bei HIV-Infektion zu einer Abnahme der sogenannten Typ 1-Zytokine (Interleukin 2, Interferon-gamma u.a.) bei gleichzeitiger Stimulation von Typ 2 Zytokinen (Interleukin 4, Interleukin 10) führen. Derartige Veränderungen können einem Abfall der T Helferzellen vorausgehen. Es sind deshalb auch bereits experimentelle Therapieansätze erfolgreich er-

probt worden, bei denen zusätzlich zur tuberkulostatischen Therapie Interferon-gamma eingesetzt
wurde.

Mit effektiver antiretroviraler Therapie kommt es
bei vielen Patienten zur Erholung der CD4+ Zahl
und der Immunfunktionen. Dies betrifft auch die
Immunreaktionen gegen Tuberkulose-Antigene.
Dadurch kann es zur Exazerbation der Tuberkulo-
se-spezifischen Entzündungsreaktion mit entsprechenden klinischen Symptomen kommen. Derartige "paradoxe Reaktionen" auf die Therapie sind
selten für immunkompetente Patienten beschrieben worden. Bei HIV-positiven Patienten mit
gleichzeitiger HAART und Tuberkulosetherapie
sind aber paradoxe Reaktionen in bis zu 35 % der
Fälle beobachtet worden und stellen ein nennens-
wertes klinisches Problem dar. Ihr Auftreten
scheint eng mit der Immunrekonstitution unter
HAART und weniger mit der Wirkung der tuberkulostatischen Therapie korreliert zu sein.

Die Rolle der gestörten Immunfunktion für den
Ausbruch einer Tuberkulose wird weiter durch die
Beobachtung unterstützt, daß bei 50 % der HIV-
infizierten Patienten 6-9 Monate vor Ausbruch der
Tuberkulose ein anderes AIDS-definierendes Ereignis beobachtet werden kann. Die CD4-Zellzahl
bei Diagnosestellung der Tuberkulose beträgt im
Durchschnitt um die 200 Zellen/µl. Etwa 20 bis
30 % der HIV-positiven Patienten versterben trotz
Therapie innerhalb des ersten Jahres nach Diagnose einer Tuberkulose. Diese hohe Mortalität beruht nicht nur auf der Tuberkulose selbst sondern
umfaßt auch andere HIV-typische opportunistische Erkrankungen als Ausdruck der gestörten
Immunkompetenz. Es zeigt sich dabei kein wesentlicher Unterschied zwischen Patienten aus in-
dustrialisierten Ländern oder Entwicklungsländern.

Auch bei primär immunkompetenten Personen
induziert die manifeste Tuberkuloseerkrankung
einen Abfall der Helferzellen und einen sekundären Immundefekt. Darüber hinaus gibt es inzwischen klare Hinweise, daß die Tuberkulose die
HIV-Replikation steigert und damit den natürlichen Verlauf der HIV-Infektion hin zu AIDS beschleunigt. Die initiale Auseinandersetzung zwischen dem Immunsystem des Patienten und Mykobakterium tuberculosis findet im Alveolarmakrophagen statt, der Tuberkuloseantigene anti-

genspezifischen CD4+ T-Helferzellen präsentiert.
Diese T-Lymphozyten setzen Interferon gamma
frei, daß die Makrophagen aktiviert und sie unterstützt, die Tuberkuloseinfektion einzudämmen.
Aktivierte Makrophagen setzen ihrerseits entzündliche Zytokine wie Tumor Nekrose Faktor
oder Interleukin 1 frei, die in vitro die HIV-Replikation in Monozyten-Zellinien stimulieren. Die
Mykobakterien und ihre Produkte steigern die Replikation von HIV auch, indem sie den Transkrip-
tionsfaktor NF-kappa-B induzieren, der auch an
die Promoter-Strukturen von HIV bindet. Diese
wechselseitigen Zusammenhänge unterstreichen
die Notwendigkeit, bei Patienten die gleichzeitig
mit HIV und Mykobakterium tuberculosis infiziert sind, eine konsequente Therapie einzuleiten,
die gegen beide Erreger gerichtet ist.

Die wechselseitig ungünstigen Interaktionen zwischen HIV-Infektion und manifester Tuberkulose
begründen pathophysiologisch die Notwendigkeit, möglichst rasch nach Diagnosestellung eine
Therapie gegen beide Infektionen zu beginnen!

2.2.3.3. Klinik

Im Unterschied zu anderen opportunistischen Infektionen kann die Tuberkulose bei HIV-
infizierten Patienten schon bei anscheinend relativ
guter Immunfunktion auftreten. Sie stellt bei Patienten mit >250 Helferzellen/µl in ca. 70 % der
Fälle die erste AIDS-definierende Erkrankung dar.

2.2.3.3.1. Pulmonale Tuberkulose

Bei mehr als 400 CD4-Helferzellen/µl überwiegt
bei pulmonaler Tuberkulose das klassische Bild
mit

- Fieber
- Husten
- Nachtschweiß
- Gewichtsabnahme
- Infiltraten in den Lungenoberlappen mit oder
  ohne Kavernenbildung

Seltener kommen auch Hämoptysen hinzu.

Bei immundefizienten Personen kann die Diagnose dadurch erschwert sein, daß ein atypisches klinisches Bild vorliegt, typische Symptome fehlen oder
nur geringe radiologische Veränderungen vorliegen. Die Kombination mit extrapulmonalen Formen der Tuberkulose ist häufig. Radiologisch zeigen bei bis zu 60 % der Patienten hiläre Lymph-

knotenvergrößerungen. Ca. 30 % weisen basale Infiltrate auf, 18 % diffuse Infiltrate, und 33 % haben
keine in der Thorax-Übersichtsaufnahme faßba-
ren radiologischen Veränderungen. Kavernenbil-
dungen sind eine Ausnahme. Abb. 2.30 zeigt das
Thorax-Röntgenbild eines HIV-infizierten Patienten mit ca. 300 T4-Helferzellen/μl. Es zeigen
sich bihilär diffus interstitielle Infiltrate, die mitunter auch mit einer Pneumocystis carinii-
Pneumonie oder einer atypischen Mykobakteriose
verwechselt werden können.

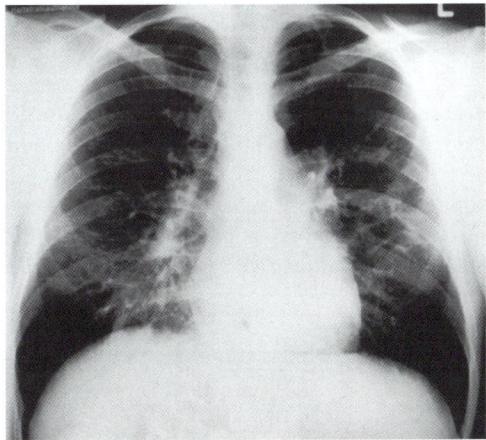

Abb. 2.30: Lungentuberkulose. Röntgenthorax-
Übersichtsaufnahme eines 32-jährigen HIV-positiven
Patienten (Helferzellen 250/μl). Bihiläre feinnodulär-
interstitielle bzw. miliare Aussaat bei Lungentuberkulose.

Bei fortschreitender Immundefizienz (T4-Helfer-
zellwerte <100, vor allem aber <50/μl) treten häufig Bakteriämien auf, die im Röntgenbild zusätzlich zu miliaren oder auch konfluierenden Ver-
schattungen führen können.

2.2.3.3.2. Extrapulmonale Tuberkulosen

Bereits bei der Primärinfektion eines Immunkompetenten, häufiger jedoch bei fortschreitender Immundefizienz mit T4-Helferzellwerten <100/μl
findet eine Erregerdissemination statt, und es
kommt zum Auftreten von extrapulmonalen, klinisch imponierenden Manifestationen. Betroffen
sind häufig

- Lymphknoten (☞ Abb. 2.31)
- Milz (☞ Abb. 2.32+33)
- Leber (☞ Abb. 2.34)

- Knochenmark
- Urogenitaltrakt oder das
- Zentralnervensystem

Patienten, die an diesen Formen einer Tuberkulose
erkrankt sind, müssen nur isoliert werden, falls
Tuberkuloseerreger nach außen abgeben werden.

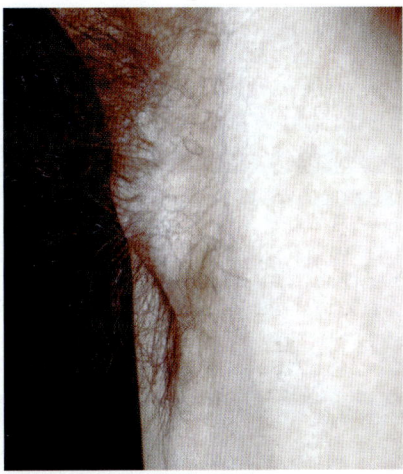

Abb. 2.31: Lymphknotentuberkulose. Aufnahme eines geschwollenen axillären Lymphknotens bei einem
26-jährigen HIV-positiven Patienten mit Helferzellen
<50/μl. Tuberkulöse Beteiligung von Lymphknoten,
Milz (☞ Abb. 2.32) und Urogenitaltrakt.

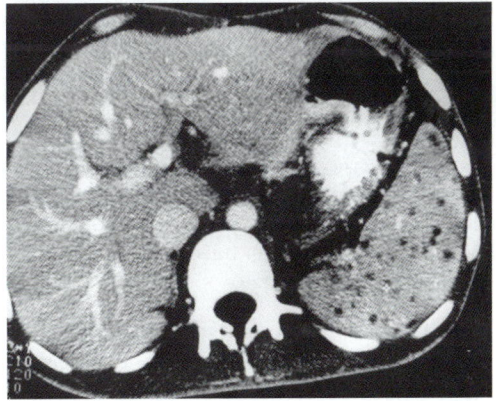

Abb. 2.32: Tuberkulöse Abszesse der Milz. Patient
wie in Abb. 2.31: Im CT-Abdomen sichtbare Milzbeteiligung bei Tuberkulose.

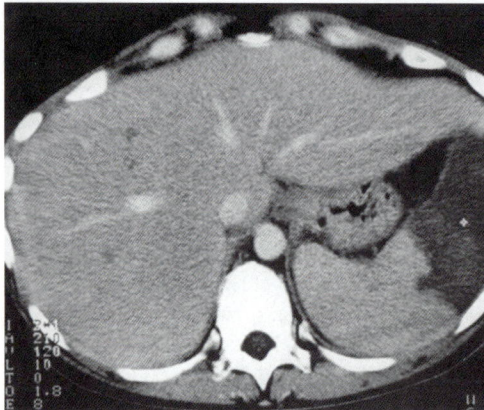

Abb. 2.33: Komplikation der Tuberkulose bei Milzbeteiligung. CT-Abdomen einer 33-jährigen HIV-positiven Patientin (Helferzellen < 50/µl) mit Tuberkulose der Lunge (radiologisch unauffällig), Leber (☞ Abb. 2.34) und Milz: Massiver Milzinfarkt bei Mitbeteiligung der Milz.

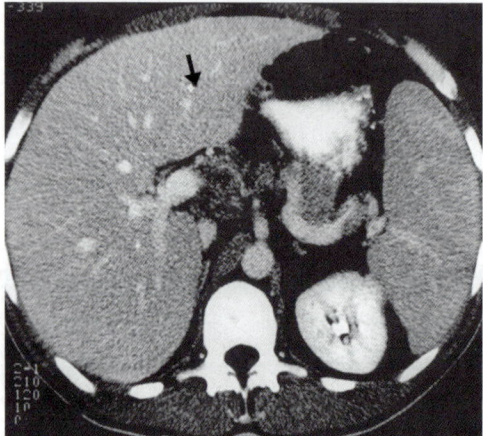

Abb. 2.34: Hepatische Mitbeteiligung bei Tuberkulose (Patientin wie in Abb. 2.33). CT-Abdomen: kleiner Leberinfarkt (Pfeil) als Ausdruck einer hepatischen Mitbeteiligung bei der Tuberkulose.

Nicht selten sind auch mehrere Organsysteme betroffen, besonders bei Verzögerung der Diagnosestellung. Bei extrapulmonaler Manifestation zeigen sich klinisch neben den allgemeinen Symptomen häufig organspezifische Bilder, wie

- Lymphknotenschwellungen bei Lymphknotentuberkulose
- abdominelle Schmerzen bei
  - Leber-
  - Pankreas- oder

- Urogenital-Tbc sowie bei
- tuberkulöser Peritonitis

Bei Befall der Leber oder des Pankreas zeigen sich häufig organspezifische Laborveränderungen wie Anstieg der Cholestase-anzeigenden Enzyme oder der Transaminasen bzw. Anstieg von Amylase bzw. Lipase. Bei Milzbeteiligung zeigen sich multiple echoarme bzw. hypodense Raumforderungen (☞ Abb. 2.32), die klinisch stumm verlaufen können; bei verzögerter Diagnosestellung jedoch können sich daraus komplizierende größere Milzinfarkte (☞ Abb. 2.33) entwickeln. Diese sind begleitet von starken linksseitigen Flankenschmerzen, evtl. ausstrahlend in die linke Schulter sowie einer Leukozytose.

Bei tuberkulöser Peritonitis oder Tuberkulose der Lymphknoten in Nachbarschaft zu Intestinum oder Kolon bzw. auch bei einer Darmtuberkulose können ileusartige Erscheinungsbilder mit entsprechenden Laborveränderungen (Laktaterhöhung, Erhöhung von CRP, Leukozytose) dominieren (☞ Abb. 2.35-2.37).

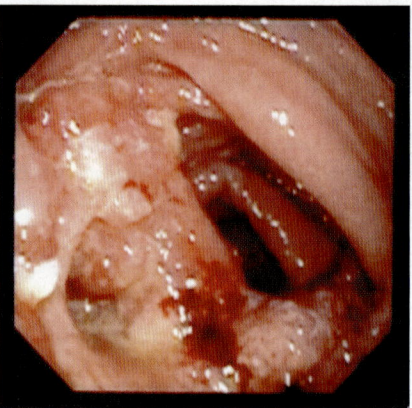

Abb. 2.35: Tuberkulose des Kolons. Endoskopisches Bild bei einer Koloskopie eines 38-jährigen HIV-positiven Patienten mit Fieber und Symptomen eines Subileus (Helferzellen <50/µl): Blumenkohlartig wachsender Tumor, bedingt durch Mykobakterium tuberculosis im Colon ascendens.

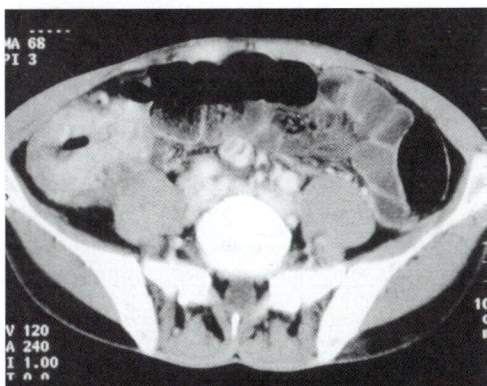

Abb. 2.36: Tuberkulose des Kolons. Patient wie Abb. 2.35: CT-Abdomen mit entzündlich verändertem Bild des Kolon ascendens bei Tbc.

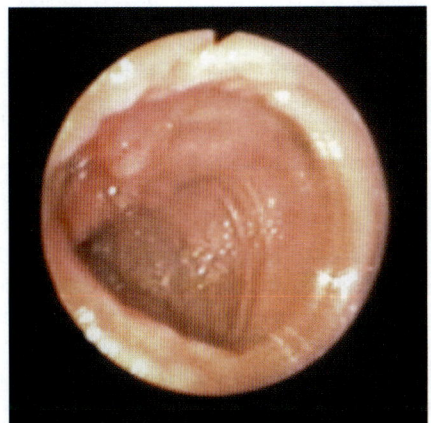

Abb. 2.37: Tuberkulose des Kolons. Patient wie Abb. 2.35+36: Endoskopische Kontrolle nach 6-wöchiger Therapie zeigt einen Rückgang der pathologischen Veränderungen.

Bei weit fortgeschrittener Immundefizienz zeigt sich mitunter ein septisches Erscheinungsbild (Landouzy-Sepsis).

2.2.3.3.3. Komplikationen

Bei Mitbeteiligung von serösen Häuten bei einer Tuberkulose (Pleura, Perikard, Meningen, Peritoneum) sind Schmerzen häufig die führenden Symptome.

- Durch fibrotische Umbauvorgänge verlieren diese Häute ihre Elastizität

- Im Peritoneum kommt es häufig zu Verwachsungen

- Bei Befall des Perikards ist die Perikarditis konstriktiva eine gefürchtete Komplikation

Bei fibrotischen Umbauvorgängen der Pleura oder auch im Lungengewebe ist mit einem deutlichen Rückgang der Vitalkapazität des Patienten und damit seiner Leistungsfähigkeit zu rechnen.

Die tuberkulöse Pleuritis und Perikarditis sowie die tuberkulöse Meningitis sind derzeit die einzigen Manifestationen der Tuberkulose, die eine initiale Kortikoidtherapie zur Reduktion der entzündlichen Umbauvorgänge und damit der Reduktion des Risikos einer Fibrosebildung rechtfertigen. Kavernenbildung im Rahmen einer Tuberkulose bei HIV-infizierten Patienten tritt nur bei noch besserer zellulärer Immunität (T4-Helferzellwerte 300-500/µl oder höher) auf. Bei fortgeschrittener Immundefizienz ist das Auftreten von Kavernen im Rahmen einer Tuberkulose eine äußerste Seltenheit. Liegt eine Kavernenbildung bei Patienten vor, so ist es zur Superinfektion mit anderen mikrobiellen Erregern als einer gefürchteten Komplikation gekommen (hier besonders Aspergillusarten und andere Pilze), da die mikrobiellen Erreger, die eine Kaverne besiedeln, äußerst schwierig durch antibakterielle oder antimykotische Substanzen erreicht werden können.

2.2.3.4. Diagnostik

Die nachfolgenden diagnostische Schritte werden meist gelenkt durch die Anamnese, die allgemeine körperliche Untersuchung und ein Röntgenbild des Thorax sowie einer Sonographie des Abdomens. Spezifische Untersuchungen umfassen:

▪ Tuberkulin-Hauttest

Der Tuberkulin-Hauttest ist bei aktiver Tuberkulose und weniger als 100-150 T4-Helferzellen/µl meist negativ. Ist er jedoch positiv, so hilft er diagnostisch weiter und sollte aus diesen Gründen immer durchgeführt werden.Der Hauttest sollte jedoch nicht als Tine-Test (Stempeltest) durchgeführt werden, da hier die applizierten Tuberkulineinheiten nicht exakt bestimmbar sind. Es sollte immer der Intrakutantest nach Mendel-Mantoux eingesetzt werden. Bei diesem Verfahren sind 0,1 ml einer Tuberkulinlösung (GT-1 entsprechend 1 I.E: oder GT-10 entsprechend 10 I.E.) intrakutan injiziert. Nach drei Tagen ist der Test ablesbar. Sollte sich keine Hautreaktion zeigen, so wird die Injektion mit der entsprechend höheren Tuberkulinkonzentration (10 I.E., 100 I.E. und bei weiterhin fehlender Reaktion 1000 I.E.) wiederholt.

Als positives Ergebnis ist eine Induration von 5 mm Durchmesser nach 48-72 Stunden zu werten.

■ Bildgebende Diagnostik

Die Durchführung einer Röntgenaufnahme des Thorax ist bei begründetem Verdacht auch bei schwangeren Frauen im ersten Trimenon (bei entsprechender Abdeckung der Beckenregion) und Kindern unter 5 Jahren gerechtfertigt. Bei pulmonaler Beteiligung zeigen sich im Röntgenbild der Lunge in mehr als 80 % der Fälle typische diagnoseweisende Befunde (Oberlappeninfiltration, miliare Infiltration, hiläre oder mediastinale Lymphadenopathie). Bei ausgeprägter Immundefizienz ist der Nachweis radiologischer Befunde weniger typisch. Die HIV-bedingte Immuninsuffizienz reduziert die pulmonale Entzündungsreaktion und damit den Röntgenbefund. Gleichzeitig findet sich eine Kavernenbildung seltener.

Bei abdominellem Organ- oder Lymphknotenbefall zeigt die Sonographie mitunter erste Veränderungen. Weitergehende bildgebende Verfahren wie Computertomographie (CT) oder Magnetresonanztomographie (MRT) können zur genauen Lokalisation und zur ersten Abgrenzung gegenüber anderen Krankheitsbildern dienen. Bei Leber- oder Milzbefall zeigen sich manchmal in der Sonographie echoarme Rundherde, die sich in der Computertomographie hypodens darstellen (☞ Abb. 2.32+34). Bei verzögerter Diagnosestellung oder längerem Verlauf der Erkrankung kann es mitunter zum Auftreten von Organinfarkten (z.B. in der Milz, ☞ Abb. 2.33) kommen.

■ Bioptische Diagnostik und Erregernachweis

Bei Befall von Hohlorganen wie Ösophagus, Magen, Intestinum oder häufiger Kolon ist bei typischer Klinik der frühzeitige Einsatz endoskopischer Verfahren zur optischen Beurteilung der Veränderungen (☞ Abb. 2.35) sowie zur Biopsie- und Sekretgewinnung notwendig. Nach erfolgter Therapie läßt sich in der endoskopischen Kontrolle eine deutliche Befundbesserung dokumentieren (☞ Abb. 2.37). In der Computertomographie zeigen sich hier entzündliche Veränderungen des befallenen Darmabschnitts (☞ Abb. 2.36), die sich mitunter schwierig von anderen Erkrankungen unterscheiden und immer einer endoskopischen

Biopsie- und Sekretgewinnung zugeführt werden müssen.

Bei septischem Verlauf (Landouzy-Sepsis) kann mitunter auch schon in Blutkulturen (Heparinblut) ein Erregernachweis erfolgen. Es muß immer eine Diagnosesicherung mittels Erregernachweis aus Körperflüssigkeiten (Sputum, Magennüchternsaft, Stuhl, Urin, Blut oder Liquor) oder Punktaten (evtl. sonographisch oder computertomographisch oder endoskopisch gesteuert) erfolgen (☞ Abb. 2.38). Bei geringer Erregerdichte müssen diese Untersuchungen, besonders die Gewinnung der Körpersekrete, oft mehrfach durchgeführt werden.

2.2.3.4.1. Versand der Proben

Blut sollte als Heparinblut versandt werden, da hier der Erregernachweis besser gelingt als mit anderen Zusätzen, wie z.B. EDTA. Körperflüssigkeiten können nativ verschickt werden; hier ist ein Zusatz nicht notwendig, mit Ausnahme von Magennüchternsaft. Dieser sollte mit Phosphatpuffer abgepuffert werden, um bei längerem Transport ein Absterben der Erreger zu verhindern. Punktate, die vor Austrocknung zu schützen sind, sollten mit 1 ml physiologischer Kochsalzlösung versehen werden. Hier ist darauf zu achten, daß nicht zuviel Flüssigkeit hinzugefügt wird, um die Erregerdichte nicht iatrogen herabzusetzen. Dies würde die Diagnosesicherung wiederum erschweren.

Mykobakterien sind im Vergleich zu anderen Bakterien sehr widerstandsfähige Keime, so daß die Lagerung und der Transport bei Raumtemperatur erfolgen kann.

2.2.3.4.2. Mikrobiologische Diagnostik

Die mikrobiologische Untersuchung auf Mykobakterien gliedert sich in Mikroskopie, Kultur sowie ggf. Identifizierung und Bestimmung der Antibiotika-Empfindlichkeit angezüchteter Bakterien. Darüber hinaus können - zusätzlich zur kulturellen Untersuchung - auch molekularbiologische Methoden zum Mykobakteriennachweis bzw. zur Identifizierung angezüchteter Bakterien verwandt werden. Als erstes wird von dem gewonnenen Material ein lichtmikroskopischer Direktnachweis erstellt. Auf Grund der niedrigen Sensitivität der mikroskopischen Untersuchung von 35 % sollte aber stets auch eine kulturelle Untersuchung auf entsprechende Erreger erfolgen. Mit der Lichtmikroskopie lassen sich säurefeste Stäbchen diagnostizieren. Wegen der Möglichkeit einer Kontamination mit ubiquitären apathogen Mykobakterien, ist dieser Befund jedoch nicht in jedem Fall beweisend für eine M. tuberculosis Infektion. Hierfür ist eine weitergehende mikrobiologische Diagnostik unbedingt erforderlich. Um der wechselnden Erregerausscheidung Rechnung zu tragen, sollte mindestens an drei aufeinanderfolgenden Tagen Material zur mikrobiologischen Untersuchung gewonnen werden. Wegen der Erregeranreicherung in der Nacht empfiehlt sich insbesondere bei Patienten mit geringer Keimausscheidung auch die Untersuchung von Nüchternmagensaft am frühen Morgen.

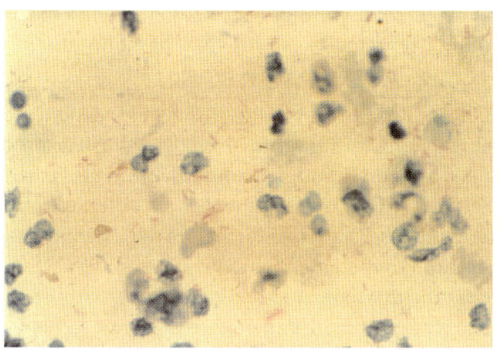

Abb. 2.38: Nachweis von säurefesten Stäbchen (Mycobacterium tuberculosis, rot) aus dem Sputum mit Hilfe der Ziehl-Neelsen-Färbung.

Erfolgt der Nachweis von säurefesten Stäbchen aus Sputum, Magennüchternsaft oder bronchoalveolärer Lavageflüssigkeit des Patienten, so ist der Patient als infektiös einzustufen und zunächst zu isolieren.

Zur genauen Klassifikation bzw. Einstufung der Infektiösität des Patienten gilt die bei lichtmikroskopischem Direktnachweis anwendbare Klassifikation nach Gaffky. Patienten, deren Sputum, Magennüchternsaft oder bronchoalveoläre Lavageflüssigkeit Gaffky-III positiv sind (☞ Tab. 2.11), sind als äußerst infektiös einzustufen.

Die Probengewinnung muß so umfangreich sein, daß das Material ausreicht, um Kulturen anzulegen. In der Tuberkulosediagnostik gibt es zwei verwendete Kulturverfahren. Zum einen die herkömmlichen Löwenstein-Jensen-Festnährböden, wo die kulturelle Anzucht von Mycobakterium tu-

berculosis ca. 30 Tage dauert. In den meisten Labors sind bereits die radiometrischen Blutkulturen (BACTEC) verfügbar, die auf einem flüssigen Kulturverfahren basieren und wesentlich rascher (ca. 12 Tage) die Diagnose sichern können. Diese radiometrischen Blutkulturen (BACTEC) entsprechen dem heutigen Standard, und das mit dem mikrobiologischen Nachweis beauftragte Labor sollte immer über diese Kulturverfahren verfügen. Die bei positivem Nachweis von Mykobakterien sich anschließende Resistenztestung sollte aus denselben Gründen ebenfalls mit radiometrischen Blutkulturen erfolgen.

Um bei positivem Nachweis von Mykobakterien eine schnellere Differenzierung der typischen (Mycobakterium tuberculosis-Komplex) von den atypischen Mykobakterien gewährleisten zu können oder bei akuten, unklaren Krankheitsbildern erste Aussagen über eine mögliche Tuberkuloseinfektion gewinnen zu können, werden in der Mykobakteriendiagnostik DNA-Gensonden zur Kulturbestätigung von Mycobakterium tuberculosis-Komplex durch Nachweis artspezifischer Zielsequenzen mykobakterieller RNA eingesetzt. Dieses Verfahren ist sowohl bei Fest- als auch bei Flüssigkultur einsetzbar.

Klassifikation nach Gaffky	
Gaffky-I	1-3 säurefeste Stäbchen pro Gesichtsfeld
Gaffky-II	4-10 säurefeste Stäbchen pro Gesichtsfeld
Gaffky-III	11-100 säurefeste Stäbchen pro Gesichtsfeld
Gaffky-IV	> 100 säurefeste Stäbchen pro Gesichtsfeld

Tab. 2.11: Klassifikation nach Gaffky zur Einstufung der Erregerdichte bei der Lichtmikroskopie (Objektvergrößerung von 100x).

2.2.3.4.3. Ergänzende Diagnostik vor Therapieeinleitung

Vor dem Einsatz von Ethambutol sollte unbedingt die Sehschärfe sowie die Rot-Grün-Wahrnehmung durch eine augenärztliche Untersuchung überprüft werden. Analog ist eine audiometrische Untersuchung vor der Verordnung von Aminoglykosiden (Streptomycin, Amikacin, Kanamycin) oder von Capreomycin zur tuberkulostatischen Therapie nötig.

2.2.3.4.4. Zusammenfassung der Diagnostik

Tab. 2.12 faßt die wichtigsten Richtlinien für diagnostische Vorgehen bei Verdacht auf Vorliegen einer Tuberkulose zusammen.

Diagnostisches Vorgehen bei Verdacht auf eine Tuberkulose
Ausführliche Anamnese und Untersuchung, ggf. Intrakutantest nach Mendel-Mantoux
↓
Bildgebende Verfahren zur genauen Organlokalisation
↓
Mehrfache Gewinnung von Körpersekreten (Sputum, Magennüchternsaft, Urin, Stuhl, Blut)
↓
Gezielte Punktion oder endoskopische Gewinnung von Material aus veränderten auffälligen Organstrukturen und fachgerechter Versand zum weiterverarbeitenden Labor
↓
Mikroskopische und kulturelle (Flüssigkultur!) Untersuchung aller gewonnenen Proben
↓
Ggf. mittels Gensonde raschere Differenzierung der nachgewiesenen Mykobakterien
↓
Resistenztestung mittels Flüssigkultur

Tab. 2.12: Richtlinien für das diagnostische Vorgehen bei Verdacht auf eine Tuberkulose.

Die Diagnose einer Tuberkulose verlangt den Nachweis von Mycobacterium tuberculosis Komplex entweder mittels lichtmikroskopischem Direktnachweis und nachfolgende mikrobiologische Differenzierung der säurefesten Stäbchen als M. tuberculosis oder mittels Kulturverfahren. Wegen der Möglichkeit einer Kontamination kann der Nachweis von Mycobacterium tuberculosis DNA in der Polymerasekettenreaktion (PCR) nur in Verbindung mit weiteren Befunden wie z.B. einem typischen Thoraxröntgenbild zur Diagnose einer

Tuberkulose herangezogen werden. Dieses hochsensitive Verfahren kann jedoch häufig erste richtungsweisende Befunde liefern. Diese molekularbiologischen Methoden sind allerdings recht verläßlich, wenn es sich bei dem Untersuchungsmaterial um steril gewonnene Proben (Liquor, Punktate) handelt.

2.2.3.5. Therapie

Die Therapie der Tuberkulose bei HIV-infizierten Patienten folgt den allgemeinen Therapie-Richtlinien einer Kombinationstherapie der Tuberkulose. Darüber hinaus stellt sich bei bis dahin nicht antiretroviral behandelten Patienten in der Regel die Indikation zur gleichzeitigen Einleitung einer antiretroviralen Therapie. Wegen der besseren Compliance kann die antiretrovirale Therapie aber durchaus zeitlich versetzt z.B. nach Vollendung der ersten zwei Monate tuberkulostatischer Therapie begonnen werden.

Die wichtigsten tuberkulostatischen Medikamente sind in Tab. 2.13 zusammengefaßt. Mit Ausnahme der Gabe von Rifampicin und Rifabutin bei gleichzeitiger HAART unterscheiden sich die Substanzen und ihreTagesdosis nicht von der Therapie bei immunkompetenten Patienten. Das in den U.S.A. erhältliche Medikament Rifapentin (Priftin®) ist bei HIV-positiven Patienten bisher nur ungenügend evaluiert und kann daher zur Zeit noch nicht allgemein empfohlen werden.

Es ist ratsam, bei HIV-positiven Personen wegen der zu erwartenden höheren Mykobakterien-Last und der größeren Wahrscheinlichkeit einer vorbestehenden Resistenz zu Beginn mit einer Vierfachtherapie (zum Beispiel INH, Rifabutin, Ethambutol und Pyrazinamid) zu behandeln. Bei unkompliziertem Verlauf ist in der Regel nach zwei Monaten eine Umstellung auf eine Zweifach-Kombinationstherapie möglich.

▶ *Mittel der ersten Wahl* sind

- **Rifampicin** (RMP) 10 mg/kg KG/d (bei gleichzeitiger HAART mit PI oder NNRTI häufig kontraindiziert)
- **Isoniazid** (INH) 5 mg/kg KG/d (wegen der Toxizität immer in Kombination mit Vitamin B6)
- **Ethambutol** (EMB) 20 mg/kg KG/d (wird wegen möglicher Nebenwirkungen auf den Visus und das Farbensehen meist nach drei Monaten abgesetzt)

Medikament	Handelsname	Tagesdosis	Applikationsform	Wirkung
Mittel der 1. Wahl				
Isoniazid (INH)	Isozid®, Tebesium®	5 mg/kg KG/d	oral oder i.v.	tuberkulostatisch in niedriger Dosis tuberkulozid in höherer Dosis
Rifampicin (RMP)	Eremfat®, Rifa®, Rimactan®	10 mg/kg KG/d	oral oder i.v.	tuberkulozid
Ethambutol (EMB)	EMB®, Myambutol®	20 mg/kg KG/d	oral oder i.v.	tuberkulostatisch
Pyrazinamid (PZA)	Pyrafa®, Pyrazinamid®	25 mg/kg KG/d	oral	tuberkulozid
Streptomycin (SM)	Strepto-Fatol®, Streptomycin®	1 g/d (kumulative Gesamtdosis max. 30 g)	i.v.	tuberkulozid
Rifabutin (RBT)	Mycobutin®	300-450 mg/d (Dosis-Anpassung bei gleichzeitiger HAART)	oral	tuberkulozid
Mittel der 2. Wahl				
Amikacin, Capreomycin Prothionamid (PTH)	Ektebin®, Peteha®	15-20 mg/kg KG/d 20 mg/kg KG/d 10 mg/kg KG/d	i.v. i.v. oral	tuberkulozid tuberkulozid in therapeutischen Dosen tuberkulostatisch
Ofloxacin (OFL)	Tarivid®	2 x 400 mg/d	oral	tuberkulozid
Ciprofloxacin (CFL)	Ciprobay®	2 x 750 mg/d	oral	tuberkulozid
D-Cycloserin (CS; bzw. Terizidon = Prodrug des Cycloserins)	Terizidon®	15 mg/kg KG/d	oral	tuberkulostatisch

Tab. 2.13: Medikamentenübersicht zur Therapie der Tuberkulose.

- **Pyrazinamid** (PZA) 25 mg/kg KG/d
- **Rifabutin** (RBT) 300-450 mg/d (Reduktion bei gleichzeitiger Therapie mit Proteaseinhibitoren) und
- **Streptomycin** (SM) 1 g/d i.v.
  Bei Streptomycin liegt die therapeutische Maximaldosis bei 30 g, bei höheren Dosen ist verstärkt mit Auftreten von Nebenwirkungen zu rechnen. Streptomycin wird somit in der Regel nur einen Monat lang eingesetzt.

▶ Als *Mittel der zweiten Wahl* gelten

- **Prothionamid** (PTH) 10 mg/kg KG/d

- **Amikacin** (AM) 15-20 mg/kg KG/d (wegen Nebenwirkungen nur Reservemittel)
- **Capreomycin** (CPM) 20 mg/kg KG/d (wegen Nebenwirkungen nur Reservemittel)
- **Prothionamid** (PTH) 10 mg/kg KG/d
- **Ofloxacin** (OFL) 600 mg/d
- **Ciprofloxacin** (CFL) 1500 mg/d und
- **D-Cycloserin** (CS) 15 mg/kg KG/d

Die Tuberkulose spricht bei HIV-positiven Patienten bei adäquater Therapie genauso schnell an wie bei immunkompetenten Personen, d.h. die Ansteckungsgefahr für Kontaktpersonen nimmt innerhalb von 2 bis 3 Wochen rasch ab. Eine Isolierung von HIV-positiven Patienten mit offener Tuberkulose ist daher in der Regel nur für diesen Zeitraum notwendig. Allgemein gilt aber:

> Für die Dauer, in der Tuberkulosebakterien im Sputum des Patienten nachweisbar sind, ist dieser zu isolieren.

Das zweite Therapieprinzip bei der Behandlung einer Tuberkulose ist die Behandlung über den Zeitpunkt der klinischen Besserung hinaus. Unklar ist, inwieweit sich das Rezidivrisiko von HIV-positiven Patienten und damit die Gesamtdauer einer Tuberkulosetherapie von dem immunkompetenter Personen unterscheidet. Bei der Behandlung einer unkomplizierten Lungentuberkulose mit einer initialen Vierfachtherapie, gefolgt von einer Zweifach-Kombinationstherapie scheint eine Behandlung über insgesamt 6 Monate ausreichend. Die komplizierte Lungentuberkulose (kultureller Nachweis von Mykobakterium tuberculosis auch nach 2 Monaten Therapie oder fehlendes klinisches Ansprechen innerhalb der ersten zwei Monate) sollte länger behandelt werden (mindestens 4 Monate über die vollständige Negativierung der Sputumkulturen hinaus). Kann aufgrund von Nebenwirkungen oder Medikamenten-Interaktionen kein Rifampicin oder Rifabutin eingesetzt werden, sollte unbedingt Streptomycin in der Frühphase der Behandlung eingesetzt werden. Ansonsten ist es sinnvoll, aufgrund einer erwiesenen höheren Rezidivrate HIV-infizierte Patienten, die mit einem nicht Streptomycin-haltigen Alternativprotokoll behandelt werden, auch im unkomplizierten Fall mindestens über eine Gesamtdauer von 9 Monaten zu behandeln. Die ausreichende Behandlung extrapulmonaler Manifestationen einer Tuberkulose ist bei HIV-infizierten Patienten nur mit einer längerfristigen Therapie zu erreichen und sollte sich an der Rückbildung der Symptome orientieren. Auch hier gilt, daß die Therapie mindestens 4 Monate über die vollständige Rückbildung hinaus weiterbehandelt werden sollten. Bei tuberkulöser Perikarditis, Pleuritis oder Meningitis muß initial zur Therapie, zur Verringerung der entzündlichen Aktivität sowie der folgenden Fibrosierung ein Kortikoid mit hinzugegeben werden. Bei der Therapie der **tuberkulösen Meningitis** müssen wegen guter Liquorgängigkeit **unbedingt die Tuberkulostatika Rifampicin und Isoniazid mit im Therapieregime enthalten**

sein. Außer diesen beiden Tuberkulostatika hat auch Cycloserin eine gute Liquorgängigkeit. Die Therapiedauer sollte bei einer Beteiligung des Zentralnervensystems nicht unter 12 Monaten liegen.

Auftretende Nebenwirkungen und Resistenzen (vor allem bei Patienten aus Endemiegebieten) machen unter Umständen ein Abweichen von diesen allgemeinen Therapieempfehlungen mit Umstellen der Therapie notwendig. Dazu ist es notwendig, daß die Patienten während der Behandlung gut überwacht werden (**d**irekt **o**bservierte **T**herapie, DOT).

> Der Erfolg einer Therapie wird anhand des klinischen Verlaufs (Verschwinden der Symptomatik), Rückbildung pathologischer Labor- und Organveränderungen und vor allem mittels Negativierung zuvor positiver Bakterienkulturen kontrolliert.

Lichtmikroskopische Direktpräparate können in den ersten Wochen nach Therapiebeginn durchaus positive Ergebnisse liefern. Hier handelt es sich zumeist um abgetötete Erreger.

> Ein positiver Nachweis von Mykobakterien in der Kultur sollte 14 Tage nach Therapiebeginn nicht mehr gelingen; anderenfalls ist an eine Medikamenten-Resistenz des Mycobacterium tuberculosis-Stammes zu denken.

2.2.3.5.1. Medikamentennebenwirkungen

Häufige und wichtige Nebenwirkungen, die unter der Therapie einer Tuberkulose auftreten können, sind in Tab. 2.14 zusammengefaßt.

Unter der Therapie einer Tuberkulose sind Nebenwirkungen häufig, so daß besonders zu Beginn einer Therapie ein engmaschiges ärztliches Monitoring wichtig ist. Zugleich sollte der Patient auf typische Symptome wie zum Beispiel Übelkeit, Erbrechen, Bauchschmerzen und Ikterus als Zeichen einer Medikamenten-induzierten Hepatitis aufgeklärt sein und wissen, daß er dann die Medikamente absetzen muß und sich unmittelbar bei einem Arzt vorstellen sollte. Hierdurch können mögliche Nebenwirkungen, früh erkannt, ggf. behandelt werden, was eine Verlängerung der Therapiemöglichkeiten gewährleisten kann. Die Patienten sollten aber über den ganzen Verlauf ihrer Tuberkulo-

Substanz	Nebenwirkung
Rifampicin	Gastrointestinale Symptome, erhöhte Leberenzymwerte, Erythem, Entstehung eines orangen Hautkolorits
Isoniazid	Hepatitis, bis hin zum Leberversagen, Neurotoxizität (immer in Kombination mit Vitamin B6 zu verabreichen), Hämatotoxizität
Ethambutol	Gastrointestinale Symptome, Neuritis nervi optici (sehr selten), Hyperurikämie (sehr häufig, erfordert stets den Einsatz von Allopurinol)
Streptomycin	Nephro- und Ototoxizität
Pyrazinamid	Gastrointestinale Symptome, Hyperurikämie, Thrombozytopenie, sideroblastische Anämie, Photosensibilisierung, Ikterus
Rifabutin	Gastrointestinale Symptome, Erythem, Neutropenie, Leberenzymerhöhungen, Arthralgien und Myalgien, Uveitis
Clarithromycin	Gastrointestinale Symptome wie Übelkeit, Meteorismus, Diarrhoen, Kopfschmerzen, Haarausfall
Azithromycin	Gastrointestinale Symptome, Kopfschmerzen, Haarausfall
Ciprofloxacin	Gastrointestinale Symptome, neurologische Symptome, psychische Veränderungen
Amikacin	Nephrotoxizität, Ototoxizität
Clofazimin	Langsam reversible Hautpigmentierungen, gastrointestinale Symptome, degenerative Retinaveränderungen
Prothionamid	Gastrointestinale Störungen, neurotoxische und psychische Störungen (Kopfschmerzen, Schwindel, Unruhe, periphere Neuritis, Optikusneuritis, Depressionen, Krämpfe bei Epileptikern), Akne und Pellagrasymptome, Photosensibilisierung, Leberenzymerhöhungen, Hypoglykämie, Hypothyreose, Eosinophilie, Neutropenie
Ofloxacin	Erhöhte Krampfbereitschaft, sehr selten Cholestase
D-Cycloserin	Zentralnervöse Störungen (häufig), Krampfanfälle (selten bis gelegentlich), gastrointestinale Störungen (selten bis gelegentlich)

Tab. 2.14: Medikamentennebenwirkungen von Tuberkulostatika.

setherapie ärztlich eng überwacht werden. Dies schließt auch regelmäßige Vorstellung zur Visuskontrolle, und bei Einsatz entsprechender Medikamente auch zur Audiometrie ein.

• Im Vordergrund der Nebenwirkungen steht die Lebertoxizität. Da fast alle Tuberkulostatika eine Enzyminduktion in der Leber verursachen, ist ein gewisses Ansteigen der γ-GT "physiologisch". Toleriert werden Werte bis 100 U/l. Ein Ansteigen über diesen Wert hinaus zwingt zum Absetzen des jeweiligen Medikaments (z.B. *Rifampicin* oder *Rifabutin*). Gefürchtet ist die Medikamenten-induzierte Hepatitis durch INH, bei der auch fatale klinische Verläufe möglich sind, wenn das Medikament nicht rechtzeitig abgesetzt wird. Nicht-kaukasoide Patienten wei-

sen eine erhöhte Vulnerabilität gegenüber INH auf. Unter der Therapie mit Isoniazid sind Transaminasenerhöhungen bis zu Werten von 100 U/l tolerabel. Werden diese Werte überschritten, so muß Isoniazid jedoch sofort abgesetzt werden.

• Bei *Isoniazid* stehen neurotoxische Nebenwirkungen im Vordergrund, was die direkte Kombination dieses Präparats mit Piridoxin (Vitamin B6) notwendig macht.

• Wichtige Nebenwirkungen unter der Therapie mit *Ethambutol* sind Farbsehstörungen und Schäden des Nervus opticus. Deshalb müssen zu Beginn der Therapie und monatlich bis zum Therapieende der Substanz augenärztliche Kontrollen erfolgen. Im weiteren kommt es unter dem Einsatz von Ethambutol ebenso wie unter *Pyrazinamid* zum Auftreten von Hyperurikämien. Aus diesem Grunde wird bei Einsatz dieser Substanzen parallel mit Allopurinol behandelt, um einer Arthritis urica entgegenzuwirken.

- Bei *Prothionamid* werden wie bei Isoniazid bei Ausbildung einer Hepatitis Transaminasenwerte bis 100 U/l toleriert, Werte darüber zwingen auch hier zum Absetzen dieses Medikaments.

- Bei Patienten, bei denen ein Krampfleiden bekannt ist, sollte der Einsatz der Gyrasehemmer *Ofloxacin* oder *Ciprofloxacin* zurückhaltend erfolgen.

Polyneuropathien infolge einer tuberkulostatischen Therapie werden bei HIV-positiven Patienten gehäuft beobachtet. Bei allen gegen die Tuberkulose eingesetzten Medikamenten kann es auch zur Ausbildung **allergischer Reaktionen** kommen, die sich überwiegend an der Haut manifestieren und bis zur Ausbildung eines Lyell-Syndroms führen können. Diese Hautmanifestationen stellen bei HIV-infizierten Patienten infolge der schwierigen Differentialdiagnose mitunter eine Herausforderung dar.

2.2.3.5.2. Medikamenteninteraktionen

▶ **Interaktionen zwischen Tuberkulostatika und einer hochaktiven antiretroviralen Therapie (HAART)**

Mit der Diagnose einer Tuberkulose bei einem HIV-infizierten Patienten stellt sich in der Regel auch die Indikation zu einer antiretroviralen Therapie. Wenn zwei so komplexe Therapieformen wie die tuberkulostatische Therapie und eine hochaktive antiretrovirale Therapie (HAART) gleichzeitig durchgeführt werden müssen, führt dies zu besonderen pharmakologischen Schwierigkeiten:

Rifampicin induziert das Cytochrom P450 System und führt dadurch zu erniedrigten Blutspiegeln anderer Medikamente, die über dieses Enzymsystem metabolisiert werden. Dies führt dazu, daß die Proteaseinhibitoren (PI), die alle über Cytochrom P450 abgebaut werden, bei gleichzeitiger Rifampicineinnahme ohne Dosismodifikation nur unzureichende Blutspiegel und damit antivirale Wirkung erreichen. Rifabutin induziert das Cytochrom P 450 System wesentlich schwächer als Rifampicin. Sein Abbau wird durch die gleichzeitige

Einnahme von Proteaseinhibitoren gehemmt, wobei hinsichtlich der Wirkpotenz der PI folgende Rangfolge besteht: Ritonavir > Amprenavir > Indinavir > Nelfinavir > Saquinavir. Von den drei zugelassenen nichtnukleosidischen Reverse Transkriptase Hemmern (NNRTI) induziert Nevirapin ebenfalls Cytochrom P 450 und Delavirdin hemmt dieses Enzymsystem. Efavirenz ist sowohl ein Induktor als auch ein Hemmer von Cytochrom P 450. Im Unterschied zu den PI und NNRTI treten die übrigen antiretroviralen Medikamente nicht mit den Tuberkulostatika in Wechselwirkung (Azidothymidin, Didanosin, Zalcitabin, Stavudin, Lamivudin, Abacavir). Rifampicin steigert zwar die Glukuronidierung von Azidothymidin. Dieser Effekt spielt aber klinisch keine Bedeutung. Ebensowenig bestehen Bedenken gegen eine Kombination der PI und NNRTI mit den übrigen Tuberkulostatika der ersten Wahl wie Isoniacid, Pyrazinamid, Ethambutol und Streptomycin.

Aufgrund dieser besonderen pharmakologischen Gegebenheiten gelten folgende Empfehlungen:

- Rifampicin sollte nicht mit Indinavir, Nelfinavir oder Amprenavir verordnet werden. Rifabutin gilt in diesen Situationen als gute Alternative, wenn seine Dosierung auf 150 mg täglich reduziert wird.

- Delavirdin sollte weder mit Rifampicin noch mit Rifabutin kombiniert werden.

- Bei der Kombination von Rifabutin mit Efavirenz muß die Rifabutindosierung erhöht werden (450 mg oder 600 mg täglich).

▶ **Andere wichtige Medikamenteninteraktionen**

- Bei Therapie mit *Clarithromycin* kommt es unter gleichzeitigem Einsatz von Rifabutin, Theophyllin und Carbamazepin zur Erhöhung der Serumspiegel dieser drei Substanzen. Kardiotoxizität ist beschrieben in Kombination von Clarithromycin mit Terfenadin und Astemizol. Die Resorption von Zidovudin wird durch Clarithromycin gehemmt. Erhöhte Clarithromycinspiegel werden auch hier in Kombination mit dem Proteasehemmer Ritonavir beobachtet.

- *Ofloxacin* und *Ciprofloxacin* führen zur Erhöhung der Theophyllinspiegel im Serum. Die Ofloxacin-/Ciprofloxacinabsorption wird gehemmt durch metallische Kationen, Antazida und Didanosin (ddI).

- Bei Einsatz des Medikamentes *Rifampicin* kommt es durch Induktion des Enzyms Cytochrom P450 zu Alterationen der Serumspiegel von
  - Proteaseinhibitoren
  - oralen Kontrazeptiva
  - Methadon
  - Cumarin
  - Zidovudin
  - Theophyllin
  - Digoxin
  - Levothyroxin
  - Chinidin
  - Propanolol
  - Dapsone
  - Azolen
  - Steroiden
  - Cyclosporin und von
  - Sulfonylharnstoffen

- *Clofazimin* reduziert in geringem Maße die Rifampicinresorption bei gleichzeitiger Therapie dieser beiden Präparate. Bei gleichzeitiger Gabe von *Isoniazid* ist mit einer erhöhten Krampfbereitschaft zu rechnen.

- *Streptomycin:* Die Nephro- und Ototoxizität kann durch gleichzeitige Gabe von z.B. *Amphotericin B, Cyclosporin* oder *Schleifendiuretika* verstärkt werden. Bei gleichzeitiger Therapie mit *Streptomycin* und *Halothan* oder *Curare-artigen* Muskelrelaxanzien wird die neuromuskuläre Blockade verstärkt.

2.2.3.5.3. Multiresistente Tuberkulose (MDR-Tuberkulose)

Multiresistente Stämme von Mycobakterium tuberkulosis entstehen durch Mutationen oder werden aus Wildstämmen durch eine inadäquate Therapie, ein insuffizientes Therapieschema oder fehlende Compliance des Patienten selektiert. Man versteht darunter Isolate, die eine gleichzeitige Resistenz gegen zwei oder mehr Tuberkulostatika der ersten Wahl aufweisen. In Ländern der Dritten Welt, hier besonders in Zentralafrika oder in Südostasien sowie in Schwellenländern (hier besonders GUS-Staaten) liegt der Prozentsatz multiresistenter Tuberkulosestämme bei bis zu ca. 20 %. Bei Patienten mit schlechterer Compliance wie z.B.

Häftlingen in den USA wiesen sogar über 30 % multiresistente Tuberkulosestämme vor. In Deutschland wird derzeit das Vorkommen multiresistenter Tuberkulosen auf ca. 1-2 % geschätzt. (Die vom nationalen Referenzzentrum berichteten Zahlen bis knapp 10 % dürften infolge des Selektionsbias zu hoch sein).

Dem Problem, multiresistente Tuberkulosestämme zu entwickeln, kann dadurch entgegengewirkt werden, daß die Patienten engmaschig und regelmäßig überwacht werden. Durch Einsatz von INH-Teststreifen (Patientenurin) kann die Einnahme von Isoniazid kontrolliert werden. Auftreten von Leberwertveränderungen bei der Initialphase der Tuberkulosetherapie unter stationären Bedingungen und deren vollständige Normalisierung nach Entlassung des Patienten aus stationären Bedingungen sind immer verdächtig auf das Vorliegen von Non-Compliance.

Um das Vorliegen einer bereits vor Beginn der Tuberkulosetherapie bestehenden Resistenz schnell entdecken zu können, ist es wichtig, aus dem primär gewonnenen Untersuchungsgut, immer auch eine Resistenztestung auf der Basis einer Flüssigkultur (BACTEC) anzulegen. Erhält man anhand des Antibiogramms Hinweise auf Resistenzentwicklung, so ist das Therapieregime entsprechend umzustellen.

Kommt der Patient aus Gebieten mit hoher Inzidenz an multiresistenten Tuberkulosestämmen, so ist besonders zu Beginn der Therapie - bis zum Erhalt des Antibiogramms -, eine Therapie mit mehr als drei Substanzen sinnvoll (4-fach oder 5-fach). Da am häufigsten Resistenzen gegenüber Isoniazid und Rifampicin bestehen, sollten diese Patienten immer auch mit Ethambutol und Pyrazinamid behandelt werden.

Bei Vorliegen von gesicherten Resistenzen sollte durch geschickte Wahl der tuberkulostatischen Therapie eine weitere Resistenzbildung verhindert werden. Bei Mono-Resistenz gegen INH empfiehlt sich die Tripletherapie mit Rifampicin (oder Rifabutin) mit Ethambutal und Pyrazinamid über 6 bis 9 Monate (mindestens 4 Monate über Konversion der Sputumkultur hinaus). Wenn nur eine schwache Resistenz gegen INH vorliegt (>1 % der Bakterien resistent gegen 0,2 µg/ml INH aber noch empfindlich gegen 1,0 µg/ml INH) kann es sinnvoll sein, die Therapie unter Einschluß von INH fort zu führen. Bei Resistenz auch gegenüber 1,0 µg/ml INH ist INH wirkungslos.

Bei Monoresistenz gegenüber Rifampicin sollte eine zweimonatige Initialtherapie mit INH, Streptomycin, Pyrazinamid und Ethambutol erfolgen. Danach sollte über weitere 7 Monate eine Tripletherapie (wenn möglich unter Einbezug von Streptomycin) folgen.

Die gleichzeitige Resistenz gegenüber INH und Rifampicin erfüllt das Kriterium der MDR Tuberkulose. Häufig sind diese Patienten auch noch gegen Ethambutol, Streptomycin oder Kanamycin resistent. Die Resistenzlage gegenüber Pyrazinamid ist variabel. Die Therapie muß auf Reservemedikamente zurückgreifen und beruht häufig auf Kombinationen mit Aminoglykosiden und Quinolonen. Bei in der Regel schlechterem Ansprechen einer multiresistenten Tuberkulose auf die Therapie sind längere Behandlungsdauern notwendig. Die Therapie sollte mindestens 24 Monate über die Konversion der TB-Kulturen hinaus fortgeführt werden. Danach werden regelmäßige Kontrollen in 4- monatlichem Abstand empfohlen, um etwaige Rezidive der MDR-Tuberkulose rasch erkennen zu können.

Faktoren, die ein Versagen der tuberkulostatischen Therapie bedingen, sind neben der fehlenden Patientencompliance auch unzureichende Dosierungen, eine initial hohe Last an Mykobakterien, ausgeprägte Kavernenbildung vor Therapiebeginn und eine gestörte Medikamentenresorption.

2.2.3.6. Paradoxe Reaktionen unter tuberkulostatischer Therapie

Exazerbationen von Tuberkulose-typischen Symptomen können selten unter einer Therapie auftreten. Sie werden der Erholung der T-zellvermittelten Immunität gegen Tuberkuloseantigene zugeschrieben. Mit erfolgreicher Immunrekonstitution unter gleichzeitiger antiretroviraler Therapie und Tuberkulose-spezifischer Therapie treten solche paradoxen Reaktionen gehäuft auf. Betroffene Patienten können schwere Fieberreaktionen, massive Anschwellungen der Lymphknoten, Verschlechterung des radiologischen Lungenbefundes (Neu-Auftreten von miliaren Läsionen oder von Pleuraergüssen) oder eine Verschlechterung extrapulmonaler Tuberkulosen erleben. Die wesentliche ärztliche Aufgabe in dieser Situation besteht

darin, andere mögliche Ursachen für diese Verschlechterungen auszuschließen. Paradoxe Reaktionen sind nicht mit einer geänderten Bakteriologie (z.B. Positivwerden der Kultur oder eines mikroskopischen Ausstrichs bei zuvor negativem Befund) assoziiert. Die tuberkulostatische oder antiretrovirale Therapie muß nur in Ausnahmefällen umgestellt werden. Bei ausgeprägten oder sogar lebensbedrohlichen Manifestationen können die Symptome durch die kurzfristige Gabe (maximal 6 Wochen) von Corticosteroiden (Beginn mit 1 mg/kg KG mit allmählicher Dosisreduktion nach 1 bis 2 Wochen) unter Fortsetzen der anti-tuberkulösen Therapie abgemildert werden.

2.2.3.7. Prophylaxe

Reaktivierungen latenter Infektionen mit Mycobakterium tuberculosis sind bei Patienten mit HIV-Infektion 100mal häufiger als bei HIV-negativen Personen. Es gilt inzwischen als gesichert, daß durch eine tuberkulostatische Prophylaxe HIV-infizierter Patienten mit frischer Tuberkulin-Konversion eine signifikante Reduktion manifester Tuberkuloseerkrankungen sowie eine Verlangsamung der HIV-Progression der Erkrankung erreicht werden kann. In Ländern mit hoher Tuberkuloseinzidenz oder für Risikogruppen mit hoher Tuberkuloseexposition (z.B. i.v.-Drogenabhängige in Spanien) wird eine Primärprophylaxe empfohlen. Dabei hat sich die tägliche Gabe von INH über einen Zeitraum von mindestens 9 Monaten bewährt. Neuere Untersuchungen deuten darauf hin, daß unter Umständen auch die Gabe von 15 mg/kg KG INH zweimal pro Woche zur Prophylaxe ausreicht. Eine zweimonatige Kombinationsbehandlung mit Rifampicin und Pyrazinamid scheint zur INH-Prophylaxe vergleichbar wirksam zu sein. Sie empfiehlt sich insbesondere bei Verdacht auf eine Exposition gegenüber INH-resistenten Erregern. Die Kombination von mehr als zwei Medikamenten wird wegen unvertretbarer Nebenwirkungen als Prophylaxe abgelehnt. Allerdings ist auch in Einzelfällen mit der Kombination aus Rifampicin und Pyrazinamid schwerwiegende Lebertoxizität beobachtet worden. Sie sollte daher bei Patienten mit gleichzeitig vorbestehender Lebererkrankung oder mit der Notwendigkeit, andere potentiell lebertoxische Medikamente einzunehmen, nicht zum Einsatz kommen (cave: Lebertoxizität infolge HAART!). Die Prophylaxe mit Rifampicin muß laborchemisch überwacht werden. Bei Anstieg der Transaminasen über das 5-fache der oberen Norm sollte die Kombinations-Prophylaxe abgesetzt werden. Patienten, bei denen der HIV-bedingte Immundefekt so weit fortgeschritten ist, daß Anergie gegenüber Tuberkulin besteht, profitieren nicht mehr von einer Prophylaxe. Manche Autoren empfehlen in dieser Situation bei eindeutiger Exposition bereits eine präemptive Therapie.

2.2.3.8. Zusammenfassung

Die Tuberkulose bei HIV-positiven Patienten tritt unabhängig von der Immunitätslage auf. Bei stark eingeschränkter zellulärer Immunität (Helferzellen < 100/µl) kommt es häufiger zur Erregerdissemination bis hin zum septischen Verlauf (Landouzy-Sepsis). Zur genauen Lokalisation sind bildgebende Verfahren (Röntgen, Sonographie und Computertomographie) notwendig. Eindeutige klinische Symptome gibt es nicht. Zur raschen Diagnosesicherung müssen mehrfach Proben diverser Körperflüssigkeiten (ggf. Punktate) untersucht werden. Mittels Flüssigkulturen (BACTEC) sollte eine Erregeranzucht einschließlich Resistenzbestimmung versucht werden. Die Therapie der Tuberkulose bei HIV-infizierten Patienten erfolgt als Kombinationstherapie und muß ausreichend lang über die bakterielle Konversion hinaus fortgeführt werden. In der Regel sollte die Diagnose einer Tuberkulose bei einem HIV-infizierten Patienten Anlaß sein, auch mit einer antiretroviralen Therapie zu beginnen. Die Wahl der Medikamente muß dabei die Interaktionen zwischen Rifampicin bzw. Rifabutin und den verschiedenen Protease-Inhibitoren bzw. NNRTI berücksichtigen. Bei Tuberkulinkonversion eines HIV-infizierten Patienten reduziert die Prophylaxe mit INH oder Rifampicin/Pyrazinamid signifikant die Häufigkeit einer manifesten Tuberkulose.

2.2.4. Atypische Mykobakteriosen

◼ Erreger

- Mycobacterium avium/intracellulare (mit 66 % der Fälle weitaus am häufigsten)
- Mycobacterium kansasii
- Mycobacterium xenopii
- Mycobacterium marinum
- Mycobacterium fortuitum
- Mycobacterium cheloni
- Mycobacterium celatum
- Mycobacterium genavense
- Mycobacterium siniae
- Mycobacterium asiaticum
- Mycobacterium gordonae
- Mycobacterium scrofulazaeum
- Mycobacterium flavescens
- Mycobacterium szulgai
- Mycobacterium malmoense
- Mycobacterium haemophilum
- Mycobacterium terrae
- Mycobacterium abscessus
- Mycobacterium ulcerans

2.2.4.1. Epidemiologie

Atypische Mykobakterien (ubiquitär vorkommende, nicht tuberkulöse Mykobakterien) können bei HIV-infizierten Patienten mit ausgeprägtem Immundefekt, in 90 % bei ≤50/µl T4-Zellen, schwere opportunistische Infektionen verursachen. Der weit überwiegende Anteil der auftretenden Infektionen fällt hier mit 66 % in einem unter Studienbedingungen untersuchten deutschen Patientenkollektiv auf Mycobacterium avium/intracellulare (MAI). Internationale Veröffentlichungen zeigen bei atypischen Mykobakteriosen einen Anteil von nahezu 90 % für eine Mycobacterium avium/intracellulare Infektion auf. Alle anderen genannten, atypischen Mykobakterien können bei HIV-infizierten Patienten auch zu Erkrankungen führen, spielen hier aber quantitativ eine eher untergeordnete Rolle. Die ubiquitär vorkommenden atypischen Mykobakterien können in der Natur häufig aus Wasser- oder Bodenproben isoliert werden. Mycobacterium avium ist der klassische Erreger der Geflügeltuberkulose, kann aber auch aus anderen Tieren isoliert werden. Mycobacterium intracellulare ist von Mycobacterium avium nur durch serologische Methoden oder mit Hilfe von molekularbiologischen Methoden zu unterscheiden und wird deshalb mit Mycobacterium avium zum Mycobacterium avium/intracellulare-Komplex (MAC, MAI) zusammengefaßt. M. avium führt mit Ausnahme von AIDS nur sehr selten zu medizinisch relevanten Symptomen.

Unter den seit 1995 verbesserten Behandlungs-
möglichkeiten der HIV-Infektion mit antiretroviralen Kombinations- und Tripletherapien ist ein
deutlicher Rückgang der absoluten Häufigkeit von
Infektionen mit Mykobakterien (sowohl atypische
Mykobakterien als auch Tuberkulose) bei HIV-
infizierten Patienten zu verzeichnen. Von den
1.420 in 1993 gemeldeten AIDS-Fällen hatten 111
eine Mykobakteriose als Erstmanifestation, im
Jahre 1997 waren es nun 51 von 396 gemeldeten
AIDS-Fällen.

2.2.4.2. Pathogenese

Der genaue Infektionsweg mit atypischen Mykobakterien ist derzeit nicht eindeutig geklärt. Eine
Übertragung dieser Mykobakterien konnte bislang
weder bei immunkompetenten noch bei immunsupprimierten Patienten nachgewiesen werden.
Die Aufnahme der atypischen Mykobakterien in
den Körper erfolgt vermutlich über kontaminiertes Wasser oder Nahrungsmittel. Als Infektionsort
kommt grundsätzlich der Respirationstrakt sowie
der Gastrointestinaltrakt in Frage. Der Infektions-
zeitpunkt liegt vermutlich lange vor dem Auftreten
einer klinisch manifesten Erkrankung. Hierfür
spricht, daß atypische Mykobakterien häufig in
nicht-sterilen Untersuchungsmaterialien wie Sputum oder Stuhl von HIV-Patienten mit über 50/µl
T4-Helferzellen isoliert werden können, obwohl
keine klinische Symptomatik für eine Mykobakte-
rieninfektion bei den Patienten vorlag. Mycobacterium avium hat die Fähigkeit, in die Mucosaepit-
helzellen einzudringen. Desweiteren kann es die
Makrophagen infizieren und mit den Funktionen
der Wirtszelle interagieren. Die aktivierten Makrophagen können diesen Mechanismus verhindern,
bzw. die intrazellulären Bakterien auf bis heute
noch nicht geklärte Weise vernichten. Die Aktivierung der Makrophagen ist abhängig von der Anzahl der CD4+ Lymphozyten.

- Verantwortlich für klinisch-manifeste Erkrankungen mit atypischen Mykobakterien bei
  AIDS-Patienten ist

  - mit 66 % weitaus am häufigsten Mycobacteri-
    um avium/intracellulare
  - weniger häufig Mycobacterium xenopii
    (10 %) und
  - Mycobacterium kansasii, M. chelatum und M.
    genovense(2-6 %)

- Seltener erfolgt eine Erkrankung durch eine In-
  fektion mit Mycobacterium fortuitum (3 %)
- Erkrankungen durch die übrigen atypischen
  Mykobakterien kommen in ca. 5 % der Fälle vor
- Mischinfektionen mit mehr als einer Species
  wurden in 4 % der Fälle nachgewiesen
- Bei etwa 10 % der Erkrankungen war die Myko-
  bakterienspecies nicht differenzierbar

Die Verteilung der einzelnen Species atypischer
Mykobakterien bei klinisch manifester Erkran-
kung von AIDS-Patienten in Deutschland ist in
Tab. 2.15 zusammengestellt.

Species	Prozentualer Anteil
M. avium/intracellulare	66
M. xenopii	10
M. kansasii	6
M. fortuitum, M. chelonae	3
Sonstige	5
Mischinfektionen	4
Nicht differenzierbar	10

Tab. 2.15: Verteilung atypischer Mykobakterienspecies bei AIDS-Patienten in Deutschland.

2.2.4.3. Klinik

Klinische Symptome, hervorgerufen durch atypische Mykobakterien, treten zumeist erst lange Zeit
nach der Infektion durch die Erreger meist bei einer CD4-Zellzahl unter 50/µl auf. Häufig beobachtete Krankheitssymptome wie subfebrile Temperaturen, später Fieber, Gewichtsverlust oder Diarrhoen sind recht uncharakteristisch und treten häufig auch bei anderen HIV-assoziierten oder nicht-
HIV-assoziierten Erkrankungen auf.

Im weiteren kommt es häufig zum Auftreten einer Lymphadenopathie, welche charakteristischerweise bei atypischen Mykobakteriosen
durch eine Vergrößerung multipler, am häufigsten abdomineller Lymphknoten imponiert.

Im Gegensatz hierzu sind die Lymphknotenvergrößerungen bei einer Tuberkulose meist größeren Ausmaßes und weniger disseminiert. Durch
eine häufige Besiedlung des Knochenmarks durch
Mycobacterium avium kann es im Verlauf der Erkrankung häufig zu einer Infiltration mit nachfol-

gender Reduktion der Granulo- und Erythropoese kommen, und die Patienten zeigen dann häufig eine transfusionspflichtige Anämie. Seltener beschrieben sind Symptome wie abdominelle Schmerzen oder Eiweißverlust und Ödembildung. Lokalisierte Infektionen sind selten und gehen meist einer Dissemination voraus. So werden vermehrt isolierte Leber- und Lymphknoteninfiltrationen oder auch Schleimhautabszesse, oral oder im Kolon ohne Bakteriämie beobachtet. Die typischen klinischen Symptomkonstellationen bei einer atypischen Mykobakteriose sind in der Tab. 2.16 aufgeführt.

Symptome und Untersuchungsbefunde einer atypischen Mykobakteriose
• Subfebrile Temperaturen
• Fieber
• Gewichtsverlust
• Diarrhoe
• Abgeschlagenheit
• Abdominelle Lymphadenopathie (periportal, paraaortal, mesenterial)
• Knochenmarktropismus mit nachfolgender Reduktion der Myelo- und Erythropoese
• Abdominelle Schmerzen
• Eiweißverlust und Ödembildung

Tab. 2.16: Typische klinische Symptome und Untersuchungsbefunde einer atypischen Mykobakteriose.

Einige seltener vorkommende atypische Mykobakterienspecies zeigen häufiger als Mykobakterium avium/intracellulare organbezogene Erkrankungen und bestimmen hierdurch ihre Symptomatik. Abdominelle Lymphome, Hepatosplenomegalie und ulceröse Schleimhautveränderung im Bereich des Dünndarms sind typische Komplikationen der durch M. genovense verursachten Infektionen. Erkrankungen durch M. chelatum sind M. avium -Infektionen sehr ähnlich, während M. xenopi und M. kansasii auch bei AIDS zunächst eher Pneumonie verursachen und daher häufig mit einer Pneumonie verwechselt werden. Selten werden Erkrankungen wie abszedierende Infektionen mit schnell wachsenden Spezies, M. fortuitum und M. chelonae, beobachtet. Ausschließlich Hautgranulome oder Ulzerationen werden bei Mycobacterium marinum gesehen. M. ulcerans

verursacht meist in den Tropenländern Buruli-Ulcus, von dem hauptsächlich die Kinder betroffen sind. Bei allen Erkrankungen durch Mykobakterien findet sich häufig auch eine Nebennierenrindeninsuffizienz.

2.2.4.4. Diagnostik

2.2.4.4.1. Labordiagnostik

Richtungsweisend für den Verdacht auf Vorliegen einer nicht manifesten Erkrankung durch atypische Mykobakterien ist in der Regel der absolute Wert der T4-Helferzellen. Eine klinisch manifeste Erkrankung tritt in der Regel bei Werten unter $50/\mu l$ auf. Nur sehr selten liegen die T4-Helferzellwerte höher. Hiervon ausgenommen sind splenektomierte Patienten, die bereits bei höheren Werten eine atypische Mykobakteriose entwickeln können. Durch die verbesserten antiretroviralen Therapiemöglichkeiten der HIV-Infektion treten ganz vereinzelt opportunistische Infektionen bei höheren Helferzellwerten auf, dies stellt jedoch den Ausnahmefall dar. Die HIV-RNA zeigt meist beim Auftreten einer Mykobakteriose (sowohl typische als auch atypische Mykobakterien) einen deutlichen Anstieg, Richtwerte diesbezüglich gibt es jedoch keine. Da ein Anstieg der HIV-RNA jedoch auch multiple andere Ursachen haben kann, hat dies für die weitere Diagnosestellung keinen hohen Aussagewert.

Bei Auftreten einer MAI-Infektion findet sich häufig eine durch Knochenmarkbefall hervorgerufene Anämie, gelegentlich auch eine Panzytopenie und eine Erhöhung der alkalischen Phosphatase.

2.2.4.4.2. Bildgebende Diagnostik

Durch die sonographische Untersuchung des Abdomens können oft erste Hinweise in Form einer abdominellen Lymphadenopathie mit multiplen, leicht vergrößerten Lymphknoten gefunden werden (☞ Abb. 2.39).

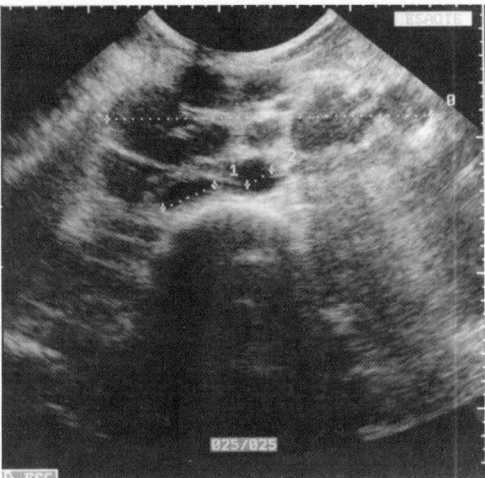

Abb. 2.39: Abdominelle Infektion mit MAI. Im Ultraschall Abdomen zeigen sich paraaortal multiple, echoarme fokale Vergrößerungen im Sinne von Lymphknotenvergrößerungen. **1**: V. cava im Querschnitt, **2**: A. abdominalis im Querschnitt, **0**: Lymphknotenkonglomerat.

Diese Lymphknotenvergrößerungen treten oft gleichzeitig in verschiedenen Lymphknotenregionen auf. Die weiterführende computertomographische Bildgebung zeigt - häufig noch deutlicher - die genaue Ausdehnung der vorliegenden Befunde (☞ Abb. 2.40). Im CT-Abdomen zeigen sich häufig auch andere klinische Manifestationsorte, wie z.B. ein Befall der Leber (☞ Abb. 2.41). Hier lassen sich multiple, kleine hypodense Läsionen im Leberparenchym abgrenzen. Pulmonale Manifestationen einer atypischen Mycobacteriose sind äußerst selten und können hier evtl. durch ein Röntgenbild des Thorax oder bei sehr diskretem Befund mittels eines CT-Thorax lokalisiert werden. Pulmonal zeigen sich dann meist Infektionen durch Mycobacterium xenopii oder Mycobacterium kansasii und können mit einer Tuberkulose verwechselt werden. Bei thorakalem Lymphknotenbefall ist ebenfalls eine bildgebende radiologische Diagnostik (zunächst Röntgenthorax, im weiteren CT-Thorax) zur genauen Lokalisationsdiagnostik notwendig (☞ Abb. 2.42).

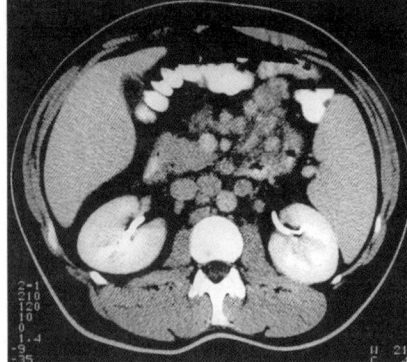

Abb. 2.40: Abdominelle Infektion mit MAI. CT-Abdomen: Es zeigen sich abdominell multiple, gegeneinander abgegrenzte diskrete Lymphknotenvergrößerungen.

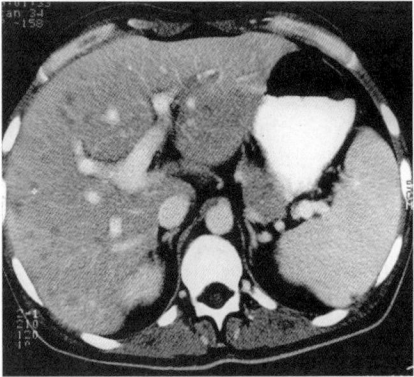

Abb. 2.41: MAI-Infektion der Leber. CT-Abdomen: Es zeigen sich multiple hypodense Läsionen im Bereich des rechten Leberlappens. Die mitangeschnittene Milz stellt sich regelrecht dar.

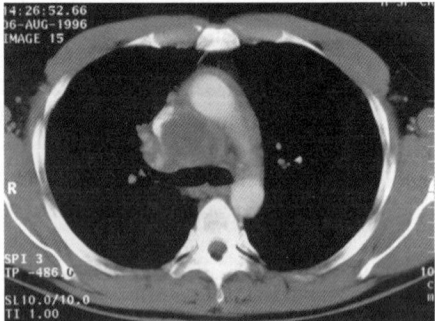

Abb. 2.42: Pulmonaler Lymphknotenbefall bei MAI-Infektion. 39-jähriger HIV-infizierter Patient mit < 50/μl T4-Helferzellen. CT-Thorax: Nachweis einer im oberen Mediastinum befindlichen raumfordernden Masse. Kein Nachweis von intrapulmonalen Infiltraten oder Pleuraergüssen.

Insgesamt betrachtet dient die bildgebende Diagnostik bei entsprechenden klinischen Symptomen der genauen Lokalisation von Organveränderungen, um anschließend durch gezielte Gewebs- oder Sekretentnahme eine genauere Erregerdiagnostik durchführen zu können.

2.2.4.4.3. Mikrobiologische Diagnostik

Der primäre Nachweis von Mykobakterien (typisch und atypisch) gelingt bei ausreichender Erregerdichte mitunter bereits in der Ziehl-Neelsen-Färbung. Das Ergebnis dieser Untersuchung sollte dem behandelnden Arzt spätestens nach 24 Stunden vorliegen.

Mit speziellen Kultursystemen für Mykobakterien wie dem Bactec- oder dem Isolatorsystem können die Erreger in den Flüssigkulturen angezüchtet werden. Aufgrund der schlechten Wachstumsrate sollten auch parallel zu den Kulturen in den festen Nährmedien auch Flüssigkulturen zur Anzucht der Mykobakterien angelegt werden. Dieses Nachweisverfahren in Flüssigkulturen zeichnet sich durch eine deutlich schnellere Anzucht und im folgenden auch schnellere Resistenztestung gegenüber der früher üblichen festen Nährmedien (Löwenstein-Jensen) aus. Bei häufig negativem Ergebnis in der Ziehl-Neelsen-Färbung kann mittels radiometrischen Kulturen nach 2 bis 3 Wochen mit einem Ergebnis gerechnet werden, bei festen Nährböden dauert die kulturelle Anzucht der Mykobakterien ca. 4-6 Wochen. Bei positivem Nachweis von säurefesten Stäbchen können mittels Gensonden atypische Mykobakterien von typischen Mykobakterien (Mycobacterium tuberculosis-Komplex) unterschieden werden. Bei einigen wenigen Spezies atypischer Mykobakterien reichen zum Nachweis die vorhandenen konventionellen Methoden nicht aus. Diese können dann mit molekularbiologischen Methoden in einer Sequenzierung exakt differenziert werden. Dies ist besonders wichtig für den Nachweis von Mycobacterium genavense, das aufgrund des schlechten Wachstums nur mittels gentechnische Verfahren identifiziert werden kann und bei dem sich die Therapieoptionen und Regime deutlich vom üblichen Vorgehen unterscheiden.

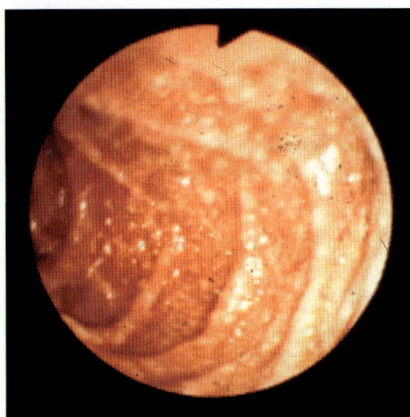

Abb. 2.43: MAI-Infektion des Colons. Koloskopie bei einem HIV-infizierten Patienten. Es zeigt sich eine Schleimhautläsion im Kolon. Eine Biopsie brachte mikroskopisch den Nachweis von säurefesten Stäbchen, die im weiteren aus kultureller Anzucht als atypische Mykobakterien identifiziert wurden.

Bei entsprechend ausgeprägter klinischer Symptomatik und fehlendem Nachweis von säurefesten Stäbchen in der Ziehl-Neelsen-Färbung von Sputum, Stuhl, Magennüchternsaft oder Urin (selten befallen) sollte frühzeitig auf endoskopische Untersuchungsmethoden zurückgegriffen werden. Hier können auffällige Schleimhautveränderungen in Ösophagus, Magen, Duodenum oder besonders im Kolon (☞ Abb. 2.43) gezielt biopsiert und einer weiterführenden Diagnostik zugeführt werden. Bronchoskopisch kann mittels bronchoalveolärer Lavage versucht werden, aus der Lavageflüssigkeit Mykobakterien zu isolieren und den üblichen Kulturverfahren zuzuführen. Bei kavernösen Veränderungen bleibt eine bronchoalveoläre Lavage oft ohne richtungsweisenden Befund; hier sollte ebenfalls eine Biopsie durchgeführt werden.

Die sich in der bildgebenden Diagnostik verändert darstellenden Organbezirke (bes. Veränderungen in der Leber) sollten gezielt einer sonographisch oder computertomographisch gesteuerten Punktion zugeführt werden.

Venenblut und Stuhl sind die Körperflüssigkeiten, die bei entsprechenden Untersuchungen am häufigsten zur Diagnose einer atypischen Mykobakteriose führen. Hier kann bei klinischer Symptomatik und ausgeprägter Immundefizienz häufig Mycobacterium avium/intracellulare nachgewiesen bzw. angezüchtet werden. Im Stuhl können, auch bei Patienten mit noch höheren T4-Helferzellwerten, bei fehlender klinischer Symptomatik hin und wieder atypische Mykobakterien auftreten. Dies ist Ausdruck der bereits zuvor beschriebenen, bei den Patienten meist lange vor der klinischen Erkrankung auftretenden Besiedlung durch die Erreger, stellt aber noch keine klinisch manifeste Erkrankung und somit keine Behandlungsindikation dar. Erst wenn sich in Biopsaten, bei endoskopischen Untersuchungen, die Erreger im Gewebe nachweisen lassen, d.h. in der Wand von Magen, Dünn- oder Dickdarm, kann von einer Infektion und eventuell hierdurch bedingten Erkrankung ausgegangen werden (☞ Abb. 2.44a+b). Der Nachweis von ubiquitär vorkommenden atypischen Mykobakterien in primär sterilem Untersuchungsmaterial, wie z.B. Venenblut oder Organbiopsate (Knochenmark, Leber oder Lymphknoten) hingegen ist Hinweis auf eine Infektion und stellt eine Behandlungsindikation dar.

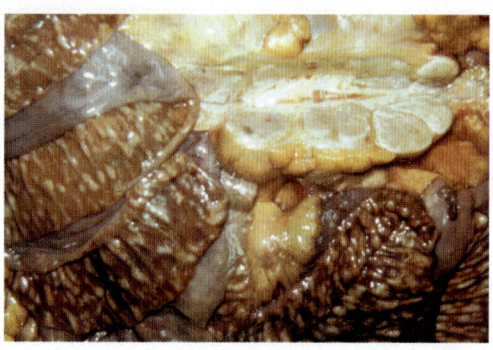

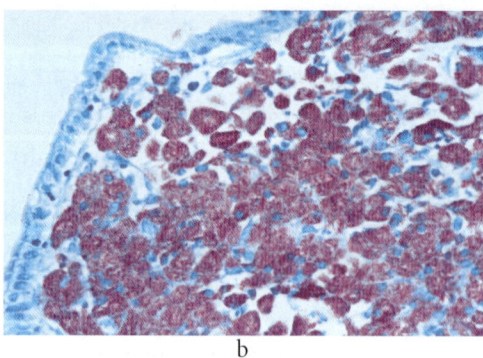

Abb. 2.44a+b: **a**: Atypische Mykobakteriose des Dünndarms und mesenteriale Lymphknoten. **b**: Erregermassen in Makrophagen der Dünndarmmukosa (Fite-Färbung, Verg. 120 x).

Die Wahl des Untersuchungsmaterials richtet sich nach der Klinik der jeweiligen Erkrankung. Bei Fieber sollte auf jeden Fall mehrfach Venenblut untersucht werden. Bei den häufig vorkommenden Diarrhoen sollten Stuhluntersuchungen durchgeführt werden. Zeigen sich bei der klinischen Untersuchung oder bei den bildgebenden Verfahren Organveränderungen, so sollte versucht werden, Gewebe aus den veränderten Organbezirken (z.B. Lymphknotenexstirpation, Leberpunktion) zu gewinnen. Sputumuntersuchungen sind meist nur bei vorherrschender pulmonaler Symptomatik oder veränderten radiologischen Gegebenheiten der Lunge richtungsweisend.

2.2.4.4.4. Versand der Proben

Die Empfehlungen zum Versand von Untersuchungsgut zum Nachweis atypischer Mykobakterien gelten analog zu denen zum Nachweis von Tuberkulosebakterien (☞ Kap. 2.2.3.4.1.).

Blut sollte als Heparin- oder Citratblut versandt werden, da auch hier der Erregernachweis besser gelingt als mit anderen Zusätzen, wie z.B. EDTA. Bei Körperflüssigkeiten ist ein Zusatz nicht notwendig. Alle Proben können nativ verschickt werden, mit Ausnahme von Magennüchternsaft. Dieser sollte analog zu den typischen Mykobakterien mit Phosphatpuffer abgepuffert werden, um bei einem länger dauernden Transport zum Untersuchungslabor ein Absterben der Erreger zu verhindern.

Punktate, die vor Austrocknung zu schützen sind, sollten mit ca. 1 ml physiologischer Kochsalzlösung versehen werden. Auch hier ist darauf zu achten, dass bei zu hohem Flüssigkeitszusatz die Erregerdichte iatrogen herabgesetzt wird. Dies würde die Diagnosesicherung wiederum erschweren. Auch bei atypischen Mykobakterien können der Transport und die Lagerung bei Raumtemperatur erfolgen.

2.2.4.4.5. Zusammenfassung der Diagnostik

Um die Diagnose einer atypischen Mykobakteriose bei einem HIV-infizierten Patienten zu stellen, gehört neben klinisch relevanten, zum Teil organbezogenen Krankheitssymptomen, wie Fieber, Nachtschweiß, Gewichtsverlust, Diarrhoen, abdominellen Schmerzen oder Husten, der Nachweis von atypischen Mykobakterien im entsprechenden Untersuchungsgut. Sollte dieser Nachweis bereits in der Ziehl-Neelsen-Färbung gelingen, so ist von einer hohen Erregerdichte auszugehen. Dies stellt jedoch oft einen Ausnahmefall dar. Meist gelingt der Erregernachweis erst in der Kultur; deshalb ist es besonders wichtig, daß das assoziierte Labor über entsprechend schnelle Nachweisverfahren verfügt. Bei unterschiedlichem Wachstumsverhalten atypischer Mykobakterien sollten immer neben Flüssigkulturen auch Kulturen auf festen Nährböden angelegt werden, diese sind jedoch bei den häufig ausgeprägten Krankheitssymptomen und dem mitunter raschen Verlauf der Erkrankung alleine nicht ausreichend. In Tab. 2.17 sind die wichtigsten Richtlinien für das diagnostische Vorgehen bei Verdacht auf Vorliegen einer atypischen Mykobakteriose aufgeführt.

Richtlinien für das diagnostische Vorgehen bei Verdacht auf eine atypische Mykobakteriose
Ausführliche Anamnese und Untersuchung
Bildgebende Verfahren zur genauen Organlokalisation
Mehrfache Gewinnung von Körpersekreten (Venenblut, Stuhl, Magennüchternsaft, Sputum, Urin)
Gezielte Punktion von veränderten, auffälligen Organstrukturen oder endoskopische Untersuchung mit Biopsien aus auffälligen Schleimhautbezirken
Fachgerechter Versand zum Labor
Mikroskopische und kulturelle (Fest- *und* Flüssignährmedien) Untersuchung aller gewonnenen Proben
Bei fulminanter klinischer Symptomatik ggf. bei fehlendem Direktnachweis Einsatz von Nukleinsäure amplifikations-verfahren zum Erhalt erster richtungsweisender Befunde

Tab. 2.17: Richtlinien für das diagnostische Vorgehen bei Verdacht auf eine atypische Mykobakteriose.

2.2.4.5. Therapie

2.2.4.5.1. Allgemeine Therapieoptionen

Die Behandlung der atypischen Mykobakteriosen erfolgt ähnlich wie die Behandlung der Tuberkulose mit einer Kombination von mehreren (zumeist drei) Therapeutika.

> Das besondere Problem in der Behandlung der atypischen Mykobakteriosen stellt die Resistenz der Bakterienstämme gegenüber den herkömmlichen Medikamenten mit Wirksamkeit gegen Mykobakterien, wie Isoniazid, Streptomycin und Pyrazinamid dar. Empfindlichkeiten gegenüber Ethambutol und Rifampicin werden nur bei vereinzelten Stämmen gefunden.

Neue Medikamente wie

- Rifabutin
- Clarithromycin
- Azithromycin

werden ebenfalls zur Therapie der atypischen Mykobakteriosen eingesetzt. Häufig sind die Bakterienspecies resistent gegenüber den einzelnen Chemotherapeutika. Der kombinierte Einsatz dieser Substanzen jedoch führt häufig zu einer signifikanten Keimreduktion oder -elimination. Zusätzlich ist es möglich, Chemotherapeutika nicht nur einzeln, sondern in Kombination zu testen. Auf diese Weise können Interaktionen zwischen den einzelnen Substanzen erkannt und therapeutisch genutzt werden. Ziel der Behandlung einer atypischen Mykobakteriose sollte sein, die zunächst in der Kultur gelungene Anzucht der Erreger zu negativieren, d.h. daß die zunächst positiven radiometrischen Flüssigkulturen nach entsprechender antimykobakterieller Kombinationstherapie nicht mehr positiv ausfallen dürfen. Bei Erreichen dieses Therapieziels, welches häufig einhergeht mit einer deutlichen Besserung des klinischen Zustandsbildes, frühestens jedoch nach einer Therapiedauer von zwei Monaten, kann eine schrittweise Reduktion der Therapie unter Wegfall eines Medikaments erfolgen.

Da es sich bei den atypischen Mykobakterien um multiple, differente Stämme handelt, die ein unterschiedliches Resistenzverhalten aufweisen, gibt es kein einheitliches Therapieschema einer Drei- oder Vierfachkombination, welches sich generell zum Einsatz bei Vorliegen einer atypischen Myko-bakteriose eignen würde. In Tab. 2.18 sind die zum Einsatz kommenden Einzelsubstanzen mit ihrer Tagesdosis aufgeführt, die im weiteren nachfol-gend erläutert bei unterschiedlichen Mykobakte-rienstämmen auf unterschiedliche Weise kombi-niert werden sollten.

Substanz	Handelsname	Tagesdosis
Rifabutin	Mycobutin®	300 mg/d [1]
Clarithromy-cin	Klacid®, Mavid®	2 x 500 mg/d
Ethambutol	Myambutol®	20 mg/kg/d
Isoniazid (INH)	Isozid®	300 mg/d
Pyrazinamid	Pyrafat®	25 mg/kg/d
Rifampicin	Rifa®	10 mg/kg/d [2]
Clofazimin[3]	Lamprene®	100-300 mg/d
Amikacin	Biklin®	7,5-15 mg/kg/d
Azithromycin	Zithromax®	500-1000 mg/d
Ciprofloxacin	Ciprobay®	2 x 750 mg/d
Ofloxacin	Tarivid®	2 x 400 mg/d
Doxycyclin	Vibramycin®	2 x 100 mg/d
Minocyclin	Klinomycin®	2 x 100 mg/d
Cefoxitin	Mefoxitin®	2-3 x 2g/d
Imipenem	Zienam®	1,5-2 g/d

Tab. 2.18: Mögliche Chemotherapeutika zur Be-handlung einer atypischen Mykobakteriose.
[1] bei gleichzeitigem Einsatz von Proteaseinhibitoren zur Behandlung der HIV-Infektion max. 150 mg/d.
[2] max. 600 mg/d.
[3] in Deutschland nicht erhältlich.

2.2.4.5.2. Erregeradaptierte Therapie

Mit 66 % weitaus am häufigsten ist *Mycobacterium avium/intracellulare* (MAI) ursächlich für eine aty-pische Mykobakteriose verantwortlich zu machen. Hier hat sich in multiplen Studien bisher gezeigt, daß eine Kombination aus Rifabutin, Clarithro-mycin und Ethambutol, unter Berücksichtigung von therapeutischem Nutzen und Auftreten von Nebenwirkungen zur Behandlung am sinnvollsten erscheint.

Die Therapie einer atypischen Mykobakteriose ist oft schwierig, da die Erregerempfindlichkeit auch

innerhalb einer Art stark variieren kann. In der Re-gel wird wie bei einer Tuberkulose eine Kombina-tionstherapie, vor allem zur Verhinderung einer Resistenzentwicklung notwendig. Oft ist es sinn-voll, eine Therapie zu beginnen, bevor die Ergeb-nisse der Resistenzprüfung vorliegen. Das Anspre-chen auf eine initiale Behandlung kann oft nur schwer beurteilt werden. Ein Therapieversagen ist vor allem an einem Ausbleiben der Sputumkon-version und bei disseminierten Infektionen an weiterhin positiven Blutkulturen zu erkennen. Bei steriler Blutkultur und klinischer Besserung - je-doch frühestens nach zwei Monaten erfolgt die Re-duktion auf eine Zweifachtherapie.

Die Tab. 2.19 gibt eine Übersicht über erreger-adaptierte Therapiemöglichkeiten.

2.2.4.5.3. Nebenwirkungen

Die Therapie einer klinisch manifesten atypischen Mykobakteriose bedarf eines regelmäßigen Moni-torings des Patienten. Da es sich bei dieser Thera-pie zum einen um eine Kombinationstherapie ver-schiedener, potentiell nebenwirkungsreicher Sub-stanzen handelt, zum anderen die Patienten sich in einem Stadium befinden, in dem sie oft viele ande-re Substanzen zum einen zur Behandlung der HIV-Infektion, zum anderen als Therapie oder Prophylaxe anderer opportunistischer Infektio-nen einnehmen, ist das Auftreten von Nebenwir-kungen bei der Therapie einer atypischen Myko-bakteriose häufig.

Wichtige Nebenwirkungen, die bei der Therapie einer atypischen Mykobakteriose auftreten kön-nen, sind in Tab. 2.20 dargestellt.

2.2.4.5.4. Wichtige Interaktionen

Um adäquate Wirkspiegel der einzelnen Substan-zen zu erreichen und mögliche Nebenwirkungen, die bei der Therapie einer atypischen Mykobakte-riose auftreten können, zu verhindern, ist auf mög-liche Interaktionen, die bei gleichzeitiger Ver-abreichung anderer Substanzen auftreten, zu ach-ten.

Besonders wichtige Interaktionen mit anderen Medikamenten, die bei gleichzeitiger Therapie ei-ner atypischen Mykobakteriose auftreten können, sind im folgenden kurz beschrieben.

• Unter der Therapie mit *Rifabutin* kommt es bei gleichzeitigem Einsatz von Proteaseinhibitoren

Erreger	First line Therapie	Alternative Therapie
MAI	Clarithromycin 2 x 500 mg/d oder Azithromycin (500 mg Initialdosis, 250 mg/d Erhaltungsdosis) + Rifabutin 300 mg/d + Ethambutol 15-20 mg/kg KG.	Streptomycin (0,5-1,0 g/kg KG) Amikacin (7,5-15 mg/kg/d) Rifampicin (10 mg/kg/d)
M. chelonae	Clarithromycin 2 x 500 mg/d	Doxycyclin 2 x 100 mg/d oder Minocyclin 2 x 100 mg/d
M. kansasii	Isoniazid (INH) 300 mg/d + Rifampicin 600 mg/d + Ethambutol 15-20 mg/kg KG.	Streptomycin (0,5-1,0 g/kg KG), Clarithromycin 2 x 500 mg/d
M. haemophilum	Clarithromycin 2 x 500 mg/d + Rifampicin 600 mg/d	Ciprofloxacin 2 x 750 mg/d Ofloxacin 2 x 400 mg/d
M. abscessus	Clarithromycin 2 x 500 mg/d	Amikacin (7,5-15 mg/kg/d) + Cefoxitin 2-3 x 2 g/d
M. xenopi	Isoniazid (INH) 300 mg/d + Rifampicin 600 mg/d + Ethambutol 15-20 mg/kg KG	Clarithromycin 2 x 500 mg/d, Amikacin (7,5-15 mg/kg/d)
M. genavense	Isoniazid (INH) 300 mg/d + Rifampicin 600 mg/d + Ethambutol 15-20 mg/kg KG + Clofazimin 100-300 mg/d.	Ciprofloxacin 2 x 750 mg, Azithromycin 500-1000 mg/d
M. marinum	Rifampicin 600 mg/d + Ethambutol 15-20 mg/kg KG oder Doxycyclin 2 x 100 mg/d oder Minocyclin 2 x 100mg/d	Clarithromycin 2 x 500 mg/d
M. fortuitum	Ciprofloxacin 2 x 750 mg + Cefoxitin 2-3 x 2g/d Doxycyclin 2 x 100 mg/d, oder Minocyclin 2 x 100 mg/d	Amikacin (7,5-15 mg/kg/d) oder Imipenem (1,5-2 g/d)

Tab. 2.19: Übersicht über die erregeradaptierte medikamentöse Therapie.

zur Erhöhung der Serumspiegel von Rifabutin, so daß hier eine Dosisreduktion auf max. 150 mg/d erfolgen muß. Diese Interaktionen von Rifabutin mit dem Proteaseinhibitor Ritonavir sind derart ausgeprägt, daß ein gleichzeitiger Einsatz dieser beiden Substanzen kontraindiziert ist

- Bei Therapie mit *Clarithromycin* kommt es unter gleichzeitigem Einsatz von Rifabutin, Theophyllin und Carbamazepin zur Erhöhung der Serumspiegel dieser drei Substanzen. Kardiotoxizität ist beschrieben in Kombination von Clarithromycin mit Terfenadin und Astemizol. Die Resorption von Zidovudin wird durch Clarithromycin gehemmt. Erhöhte Clarithromycinspiegel werden auch hier in Kombination mit dem Proteasehemmer Ritonavir beobachtet

- *Ciprofloxacin* führt zur Erhöhung der Theophyllinspiegel im Serum. Die Ciprofloxacinabsorption wird gehemmt durch metallische Kationen, Antazida und Didanosin (ddI)

- Bei Einsatz des Medikamentes *Rifampicin* kommt es durch Induktion des Enzyms Cytochrom P450 zu veränderten Serumspiegeln von Proteaseinhibitoren, oralen Kontrazeptiva, Methadon, Cumarin, Zidovudin, Theophyllin, Digoxin, Levothyroxin, Chinidin, Propranolol, Dapsone, Azolen, Steroiden, Cyclosporin und von Sulfonylharnstoffen

- *Clofazimin* reduziert in geringem Maße die Rifampicinresorption bei gleichzeitiger Therapie dieser beiden Präparate

- Bei gleichzeitiger Gabe von *Imipenem* und Ganciclovir können Krampfanfälle auftreten

2.2.4.6. Prophylaxe

2.2.4.6.1. Primärprophylaxe

Einheitliche Richtlinien zur Durchführung einer Primärprophylaxe gegen das Auftreten einer klinisch manifesten atypischen Mykobakteriose gibt es bislang in Deutschland nicht. Amerikanische Gesundheitsbehörden haben 1994 eine Prophy-

Substanz	Handelsname	Nebenwirkung
Rifabutin	Mycobutin®	Gastrointestinale Symptome, Erythem, Neutropenie, Leberenzymerhöhung, Arthralgien und Myalgien, Uveitis
Clarithromycin	Klacid® Mavid®	Gastrointestinale Symptome wie Übelkeit, Meteorismus, Diarrhoen, Kopfschmerzen, Haarausfall
Ethambutol	EMB® Myambutol®	Gastrointestinale Symptome, Neuritis nervi optici (sehr selten), Hyperurikämie (sehr häufig, erfordert stets den Einsatz von Allopurinol)
Azithromycin	Zithromax®	Gastrointestinale Symptome, Kopfschmerzen, Haarausfall
Ciprofloxacin	Ciprobay®	Gastrointestinale Symptome, neurologische Symptome, psychische Veränderungen
Ofloxacin	Tarivid®	Gastrointestinale Symptome, zentralnervöse Störung, allergisches Exanthem, Tendinitis, Blutbildveränderungen, temporärer Leberenzymanstieg
Amikacin	Biklin®	Nephro- und Ototoxizität
Rifampicin	Eremfat®, Rifa®, Rimactan®	Gastrointestinale Symptome, erhöhte Leberenzymwerte, Erythem, Entstehung eines orangen Hautkolorits
Clofazimin	Lamprene® 1	Langsam reversible Hautpigmentierungen, gastrointestinale Symptome, degenerative Retinaveränderungen
Pyrazinamid	Pyrafat®	Gastrointestinale Symptome, Hyperurikämie, Thrombozytopenie, sideroblastische Anämie, Photosensibilisierung, Ikterus
Isoniazid (INH)	Isozid®	Zentralnervöse Störung und periphere Neuritiden, gastrointestinale Symptome, allergische Exantheme, Blutbildungsstörung, Blutungsbereitschaft
Doxycyclin	Vibramycin®	Gastrointestinale Symptome, Leberfunktionsstörung bei Überdosierung, Photodermatosen, allergische Exantheme, Gelbfärbung der Zähne bei Kindern, lokale Reizerscheinungen, Herzrhythmusstörung
Minocyclin	Klinomycin®	Gastrointestinale Symptome, Leberfunktionsstörung bei Überdosierung, Photodermatosen, allergische Exantheme, Gelbfärbung der Zähne bei Kindern, lokale Reizerscheinungen
Cefoxitin	Mefoxitin®	Allergische Reaktionen, Allergische Neutropenie, Blutungsneigung, falsch positiver direkter Coombs-Test
Imipenem	Zienam®	Leichte gastrointestinale Symptome, zentralnervöse Störung, Eosinophilie, Anstieg der Leberenzyme, bei rascher i.v. Injektion Kreislaufreaktion möglich

Tab. 2.20: Wichtige Nebenwirkungen bei der Therapie einer atypischen Mykobakteriose.
1 in Deutschland nicht erhältlich

laxe der MAI-Infektion mit Rifabutin für alle HIV-positiven Patienten mit weniger als 100/μl T4-Helferzellen empfohlen. Diese Empfehlung wurde im weiteren novelliert und schreibt die Prophylaxe nunmehr bei T4-Helferzellwerten < 50/μl fest. Generell bleibt zu bedenken, daß Patienten mit weniger als 50/μl T4-Helferzellwerten in der Regel ein differenziertes Therapieschema bestehend aus Prophylaxen gegen verschiedene opportunistische Infektionen wie Pneumocystis carinii-Pneumonie, ZNS-Toxoplasmose und Candidainfektionen erhalten, im weiteren, daß eine atypische Mykobakteriose in der Zeit vor Einsatz der Proteaseinhibitoren bei ca. jedem 3. Patienten auftrat, seit Einsatz der Proteasehemmer jedoch signifikant weniger geworden ist. So hat man sich bisher nicht zu einer eindeutigen Empfehlung entschließen können. Soll eine Prophylaxe dennoch erfolgen, so ist dies nur bei T4-Helferzellwerten < 50/μl indiziert. Therapeutisch kommen auch hier mehrere Schemata in Betracht.

Häufig eingesetzt wird Rifabutin mit 300 mg täglich (bei gleichzeitigem Einsatz von Nelfinavir oder Indinavir Reduktion auf 150 mg/d), bei gleichzeitiger Gabe von Lopinavir/Ritonavir (Kaletra®) muß Rifabutin auf 150 mg alle 2 Tage reduziert werden. Bei Therapie mit Ritonavir in voller Dosis (2 x 600 mg/d) ist Rifabutin kontraindiziert. Alternativ wird Clarithromycin 1000 mg täglich empfohlen oder eine Kombination aus Azithromycin 1200 mg wöchentlich und Rifabutin 300 mg täglich (mit entsprechender Reduktion unter gleichzeitigem Einsatz von Indinavir oder Nelfinavir).

2.2.4.6.2. Sekundärprophylaxe

Eine dauerhafte klinische Stabilisierung der Patienten mit vollständigem Verschwinden jeglicher klinischer Symptomatik einer atypischen Mykobakteriose ist erst seit Einsatz der neuen antiretroviral wirksamen Präparate in Form von Kombinations- oder Triple- oder Quadruple-Therapien zu sehen. Zuvor war meist eine lebenslange Akuttherapie, bestehend aus zwei oder drei Medikamenten, für die Patienten notwendig. Vereinzelt existieren Berichte über die weitgehende Reduktion der Therapie auf nur ein Präparat bei Patienten, bei denen es zu einer deutlichen Rekonstitution der zellulären Immunität und vollständigem

Verschwinden der klinischen Symptomatik der atypischen Mykobakteriose gekommen ist. Hier ist wichtig festzuhalten, daß atypische Mykobakterien in den meisten Fällen resistent sind gegen einzelne Substanzen, weiterhin, daß Mykobakterien bei noch vorhandener Sensibilität gegenüber einzelnen Substanzen rasch Resistenzen gegenüber diesen entwickeln, wenn sie als Monotherapie eingesetzt werden. Bei einer eventuellen erneuten Verschlechterung des Immunsystems würden diese, als Rezidivprophylaxe eingesetzten Substanzen, wirkungslos sein und die Therapiemöglichkeiten einer erneut aufflackernden atypischen Mykobakteriose noch weiter einschränken.

Im Falle der atypischen wie auch der typischen Mykobakterien gibt es demnach keine eindeutigen Empfehlungen bezüglich einer Rezidivprophylaxe.

Wir empfehlen an dieser Stelle bis zum Abschluß aussagekräftiger Untersuchungen die Fortführung einer Rezidivprophylaxe mit 2 wirksamen antimykobakteriellen Substanzen und zwar entweder

- Clarithromycin 1000 mg/d oral
  und
  Ethambutol 1200 mg/d oral

oder

- Clarithromycin 1000 mg/d oral
  und
  Rifabutin 300 mg/d oral

Sollte es im individuellen Patienten zu einem Absetzen der MAI-Rezidivprophylaxe bei guten Helferzellwerten > 100/μl kommen, empfehlen wir ein regelmäßiges Monitoring der Patienten, um bei Wiederauftreten von Symptomen und Nachweis von Erregern diese erneut mit einer kompletten Therapie (vielfach Dreifachtherapie) zu behandeln.

2.2.4.7. Zusammenfassung

Atypische Mykobakteriosen treten bei HIV-infizierten Patienten mit stark reduzierter Immunitätslage in der Regel bei Helferzellen < 50/μl auf. Vor Einsatz der Kombinations- oder Tripletherapien unter Hinzunahme der Proteaseinhibitoren bei der Behandlung der HIV-Infektion trat eine atypische Mykobakteriose bei ca. 30 % aller HIV-infizierten Patienten im Laufe ihrer HIV-

Erkrankung auf. Seit Einsatz der neuen Therapien zur Behandlung der HIV-Infektion sind atypische Mykobakteriosen seltener geworden. Eine eindeutige klinische Symptomatik gibt es bei der atypischen Mykobakteriose nicht. Häufig treten Symptome wie subfebrile Temperaturen, Fieber, Diarrhoen, Gewichtsverlust, Abgeschlagenheit und Nachtschweiß auf. Diagnostisch richtungsweisend sind bildgebende Verfahren wie Ultraschall und Computertomographie oder je nach klinischen Symptomen endoskopische Untersuchungen oder Punktionen an Organen mit Gewinnung von Gewebsmaterial sowie die mehrfache Untersuchung von primär sterilen Körperflüssigkeiten (Blut, Stuhl, Sputum, Urin, Magennüchternsaft). Wichtig beim Nachweis der Mykobakterien ist die fachgerechte Weiterverarbeitung bzw. Kultur in Fest- und Flüssignährmedien, da so ein schnellerer Keimnachweis erfolgen kann. Bei Nachweis einer klinisch manifesten atypischen Mykobakteriose besteht die Behandlung aus einer Kombination mehrerer in der Kombination wirkenden antimykobakteriellen Substanzen. Bislang wurde diese Therapie in leicht abgeschwächter Form lebenslang fortgeführt. Seit verbesserter Behandlungsmöglichkeit der HIV-Infektion ist es jedoch bei den meisten Patienten zu einem schnelleren, vollständigen und langfristigen Verschwinden jeglicher Krankheitssymptome gekommen.

Bei persisitierendem Anstieg der Helferzellen >100/µl kann häufig die MAI-Primär und Sekundärprophylaxe abgesetzt werden.

2.3. Mykosen

Opportunistische Pilzinfektionen	Endemische Mykosen
• Candida-Infektion	• Histoplasmose
• Kryptokokkose	• Coccidioidomykose
• Aspergillose	• Blastomykose
	• Penicillose
	• Sporotrichose

Tab. 2.21: Wichtige Mykosen in der HIV-1 Infektion.

2.3.1. Opportunistische Pilzinfektionen

2.3.1.1. Candida-Infektionen

2.3.1.1.1. Einleitung

Infektionen mit *Candida*-Spezies sind die häufigsten Pilzerkrankungen bei HIV-infizierten Patienten. Die **orale Candidamykose** stellt als häufigste Manifestationsform der Candidiasis nicht selten das **erste Symptom der HIV-Infektion** dar. Im Verlauf der Infektion entwickeln über 90 % der HIV-Patienten eine Schleimhautcandidose. Erstepisoden von Mundsoor können auch bei Helferzellstatus > 200/µl auftreten und kennzeichnen mit ihrem Auftreten den Eintritt in das Stadium der symptomatischen HIV-Infektion (Stadium B der CDC-Klassifikation 1993). Systemische Candidamykosen und Soorösophagitiden treten in der Regel erst bei fortgeschrittenerem Immundefekt (CD4 < 100/µl) auf. Letztere erfüllen die Kriterien der AIDS-Definition und zählen gemeinsam mit der Pneumocystis-carinii-Pneumonie zu den häufigsten AIDS-definierenden Ereignissen. Unter potenter antiretroviraler Therapie läßt sich jedoch parallel zur Entwicklung bei anderen opportunistischen Infektionen ein deutlicher Rückgang der Inzidenz von *Candida*-Infektionen verzeichnen.

2.3.1.1.2. Epidemiologie und Pathogenese

Häufigster Erreger der Candidiasis ist

• *C. albicans*

Seltener, aber durchaus auch von klinischer Bedeutung sind die Spezies

• *C. glabrata*

• *C. tropicalis*

• *C. krusei*

• *C. parapsilosis* und

• *C. lusitaniä*

Letztere lassen sich vor allem bei antimykotisch vortherapierten Patienten nachweisen. Die zu den Sproßpilzen gehörenden *Candida* spp. sind ubiquitär verbreitet und gewöhnlich Oberflächen-Kommensale beim Menschen. Ihr Nachweis (in geringer Anzahl) im Mund, Vagina und Stuhl ist auch bei gesunden Personen häufig. Die potentielle Pathogenität der Saprophyten führt bei Insuffizienz der zellulären Immunität des Wirtsorganismus und bei Störungen der physiologischen Bakterienflora durch Gabe von antimikrobiellen Chemotherapeutika zu lokalen und systemischen Mykosen. Eine Candidainvasion durch Haut oder Schleimhaut wird normalerweise durch natürliche Abwehrmechanismen, insbesondere eine intakte T-Zellfunktion verhindert, chronische Ulzerationen oder Punktionsorte von Verweilkathetern begünstigen jedoch das Eindringen. Der Einbruch des Erregers in die Blutbahn kann durch verminderte phagozytäre Aktivität der Leukozyten und Makrophagen zu lokalisiertem Organbefall oder einer systemischen Infektion (Candidasepsis) führen.

2.3.1.1.3. Klinische Manifestationen

Orale Candidiasis

Klinisch kann man verschiedene Formen der oralen Candidamykose unterscheiden. Neben den selteneren erythematösen, hyperplastischen oder atrophischen Verlaufsformen stellt die pseudomembranöse Candidiasis die klassische Manifestationsform dar. Sie imponiert mit abstreifbaren weißlichen Belägen und plaqueartigen Veränderungen an Zunge, Gaumen sowie bukkalen und pharyngealen Schleimhäuten (☞ Abb. 2.45).

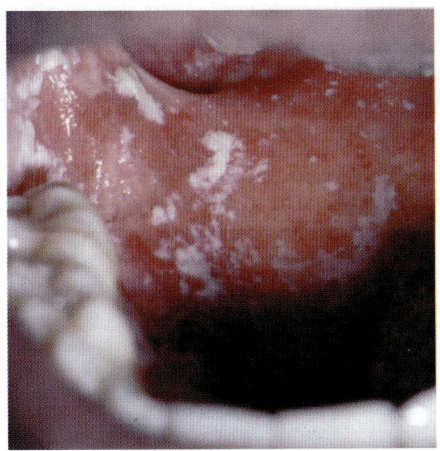

Abb. 2.45: Oraler Soor bei einem HIV-Patienten.

Subjektiv berichten die Patienten über Zungen- und Mundbrennen, Geschmacksstörungen sowie Pelzigkeitsgefühl in der Mundhöhle. Begleitend zeigt sich häufig eine anguläre Cheilitis (Perlèche). Lokal invasive Formen können durch Ulzerationen und die dadurch bedingte Schmerzsympto-matik zu Problemen bei der Nahrungsaufnahme führen.

Soorösophagitis

Bei 25-50 % der Erkrankten zeigt sich keine subjektive Beschwerdesymptomatik. Im übrigen Patientengut imponiert die *Candida*-Ösophagitis klinisch durch Odynophagie und retrosternale Schmerzsymptomatik, die oft mit Übelkeit und Erbrechen einhergehen. In mehr als 80 % der Fälle liegt ein gleichzeitiger Befall von Mundhöhle oder Rachen vor. Eine Disseminierung ausgehend vom Ösophagusbefall ist im Gegensatz zu Tumorpatienten mit Chemotherapie-induzierter Neutropenie selten.

Weitere klinische Manifestationen

▦ Genitale Candidose

Der *Candida*-Befall des Genitaltraktes manifestiert sich bei Frauen häufig als Vulvovaginitis mit Juckreiz, Brennen und weißlichem Ausfluß. Dysurie und Dyspareunie können begleitend vorkommen. Typischerweise kommt es zu einer Verstärkung der Symptome in der Woche vor Einsetzen der Menstruation. Die *Candida*-Balanitis ist durch Rötungen, Pruritus und Brennen gekennzeichnet und kann zu grau-weißlichen Belägen an der Eichel führen. Eine weitere Prädilektionsstelle ist die Perianalregion.

▦ Gastrointestinale Candidose

Die meisten Infektionen verlaufen asymptomatisch und werden zu Lebzeiten selten diagnostiziert. Die Reduktion der normalen bakteriellen Flora, insbesondere der anaeroben, kann zu einer Überwucherung mit *Candida* im Darm führen. Die Erreger können die intestinale Wand passieren und es kann in seltenen Fällen zu einer Disseminierung kommen. Problematisch bleibt die Bewertung der kulturellen Stuhlbefunde, um zwischen Besiedlung und Infektion unterscheiden zu können.

▦ Kutane Candidose

Diese Infektion tritt vor allem dann auf, wenn das Milieu der Haut sich ändert. Sie tritt intertriginös, interdigital, genitocrural, perianal und als Paronychie auf. Die perianale Candidose wird begünstigt durch verstärktes Schwitzen oder chronische Sekretion aus dem Anus in Folge von Hämorrhoiden. Hauptsymptome sind der quälende Pruritus und ein scharf begrenztes perianales Erythem. Bei der Interdigitalmykose (meist zwischen 3. und 4. Finger) entstehen kleine Papeln oder Bläschen, die mazerieren und oft einen weißen Randsaum bilden. Bei Auftreten von Fissuren klagen die Patienten über Juckreiz oder Schmerzen. Sehr schmerzhaft ist die *Candida*-Paronychie, bei der es zur Auftreibung des Nagelwalls mit diffuser Rötung kommt.

■ Sonstige Verlaufsformen

Lokale Läsionen, medizinische Eingriffe oder weit fortgeschrittener Immundefekt können isolierte viszerale *Candida*-Infektionen zur Folge haben. Bei entsprechender Disposition führt die hämatogene Aussaat zur **generalisierten Candidiasis** (Soorsepsis). Schwerste Komplikationen sind bronchopulmonale Formen und *Candida*-Meningitiden mit Bildung von Mikroabszessen und Gewebsnekrosen. Eine *Candida*-Endokarditis führt zu schweren Valvulopathien mit der Gefahr arterieller Embolien. Die zuletzt genannten Manifestationen sind bei der HIV-Infektion im Gegensatz zu anderen Krankheitsbildern selten.

2.3.1.1.4. Diagnostik

In der Regel ist bei der oralen Candidiasis durch den typischen klinischen Aspekt eine Blickdiagnose möglich, die eine Therapieeinleitung ohne weitere Diagnostik erlaubt. Die mikroskopische Untersuchung der plaqueartigen Veränderungen mit Nachweis von Pilzelementen in großer Anzahl (v.a. Fadenformen: Myzelien und Pseudomyzelien, ☞ Abb. 2.46) und die kulturelle Aufarbeitung von Abstrich oder Mundspülwasser (Mundspülung mit 0,9 % NaCl über 5 Minuten) dienen zur Objektivierung der Diagnose (☞ Abb. 2.47). Darüber hinaus können anhand des gewonnenen Materials Speziesdifferenzierungen und Resistenzbestimmungen bezüglich antimykotischer Substanzen durchgeführt werden, die besonders bei therapierefraktären Infektionen wichtige Hinweise für die weitere Behandlung geben können.

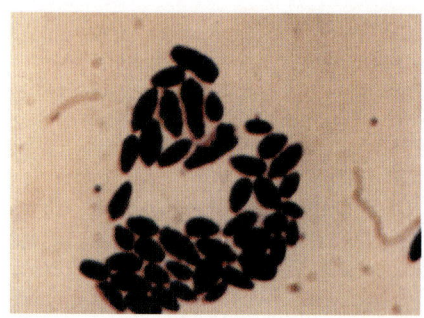

Abb. 2.46: Grampräparat von C. albicans.

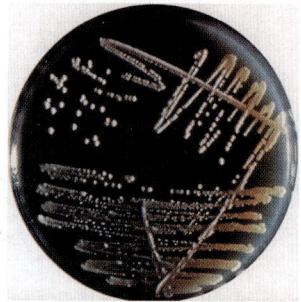

Abb. 2.47: Candidakultur auf einem Sabouraud-Agar.

Die Soorösophagitis zeigt neben der oben erwähnten wegweisenden Klinik in der flexiblen Ösophagoskopie charakteristische teils konfluierende weißliche Beläge, die nach Abstreifen oberflächliche leicht blutende Schleimhautdefekte bilden können (☞ Abb. 2.48). Der endoskopische Aspekt erlaubt überdies eine Evaluation bezüglich des Schweregrads der Ösophagusentzündung (☞ Tab. 2.22). Bei Vorliegen einer oralen Candidiasis kann jedoch auf die Endoskopie verzichtet werden. Die histologische Aufarbeitung von Biopsien des Ösophagus kann eine Besiedlung des Ösophagusepithels durch Hyphen nachweisen (☞ Abb. 2.49).

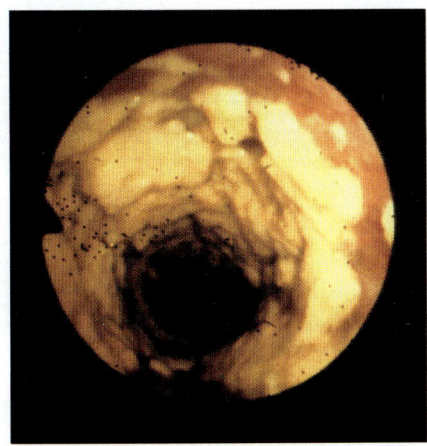

Abb. 2.48: Endoskopiephoto: Soorösophagitis.

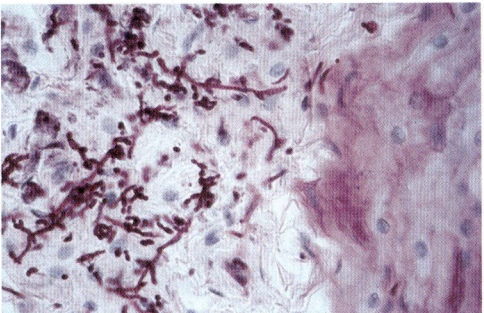

Abb. 2.49: Besiedlung des Ösophagusepithels durch Candidahyphen; PAS-Färbung, Vergr. 120 x.

Die Aussagekraft serologischer Nachweismethoden wie Hämagglutinationstest und Präzipitationsreaktion ist umstritten und allenfalls bei systemischer Candidiasis von klinischer Relevanz. Ebenso problematisch stellt sich die Evaluation kultureller Stuhlbefunde dar. Hier sind allenfalls sehr große Keimzahlen (> 106/g) aussagekräftig.

Schwere-grad	Endoskopischer Aspekt
I	Kleine, bis 2 mm große Plaques ohne Ulzera
II	Zahlreiche, über 2 mm große erhabene Plaques ohne Ulzera
III	Konfluierende, lineare, nodulär erhabene Plaques mit Ulzera
IV	Wie Grad III mit entzündlicher Stenose des Lumens

Tab. 2.22: Schweregrad der Candida-Ösophagitis.

2.3.1.1.5. Therapie

Therapieoptionen

Die derzeit wichtigsten Substanzen in der antimykotischen Therapie sind mit den Standarddosierungen in Tab. 2.23 zusammengefaßt.

Eine lokale Therapie mit ausschließlich luminal wirkenden Substanzen ist häufig nur bei CD4-Helferzellzahl > 200/µl suffizient. Diese topische Therapieoption ist demnach eine Behandlungsalternative bei erstmaligem Auftreten von Mundsoor bei bislang asymptomatischer oder erst seit kurzem symptomatischer HIV-Infektion. Die diesbezüglich gebräuchlichsten Substanzen sind Nystatin (Moronal®), Amphotericin (z.B. Ampho-Moronal®) und Miconazol (Daktar®) in Suspensions-, Lutschtabletten- oder Gelform.

Bei fortgeschrittenerem Immundefekt greift in der Regel nur noch eine systemisch wirksame Therapie in oraler oder intravenöser Applikation. Topisch wirksame Substanzen führen hier häufig nicht zum gewünschten Therapieerfolg. Führend in der oralen Standardtherapie von sowohl Mundsoor als auch Candida-Ösophagitis sind die Azolderivate Fluconazol und Itraconazol (☞ Tab. 2.23 und 2.24). Das früher häufig angewandte und einzig oral verfügbare Azolderivat Ketoconazol (Nizoral®) hat aufgrund von ungünstigeren pharmakologischen Eigenschaften, schlechterer Verträglichkeit und breitem Wechselwirkungsspektrum (Starke Interaktion mit Cytochrom P450) in der aktuellen antimykotischen Therapie an Bedeutung verloren.

Gängiges Dosierungsschema ist die orale Gabe von 200 mg Fluconazol als "loading dose" am ersten Tag mit Dosisreduktion auf 100 mg/die an den folgenden Behandlungstagen bis zum Verschwinden der Symptome (ca. 5-10 Tage). Bei ausbleibendem Therapieerfolg kann die Tagesdosis bis auf 400 mg gesteigert werden und alternativ intravenös verabreicht werden. In fortgeschritteneren Stadien der HIV-Erkrankung oder nach massiver Vorbehandlung mit der Substanz (auch im Rahmen von Prophylaxemaßnahmen) kommt es gelegentlich zu Therapieversagen trotz hoher Fluconazolgaben auf dem Boden von klinischer und mykologischer Resistenzbildung. In diesen Fällen bietet die Applikation von Itraconazol als Saft (mit topischer und systemischer Wirkung) oder in Kapselform eine

Substanz		Handels-name	Tagesdosierung	Appli-kation	Therapie-Dauer[1]
Topisch wirksame Substan-zen	Ampho-tericin B	Ampho-Moronal®	5 x1 Lutschtablette à 100 mg oder 5 x1 ml Suspension	oral	ca. 3-7 d
	Nystatin	Moronal®	3-4 x 2 Drgs à 500.000 IE oder 4 x 2-6 ml Suspension (100.000 IE/ml)	oral	ca. 3-7 d
	Miconazol	Daktar®	4 x 0,5-1 Meßl. Gel	oral	ca. 3-7 d
Orale An-timykotika mit syste-mischer Wirkung	Fluconazol	Diflucan®	200 mg "loading dose" am 1. Tag, 100 mg an den weiteren Therapietagen (Kps à 100 oder 200 mg oder 10-20 ml Trockensaft), Steigerung bis 800 mg/die möglich	oral	ca. 5-10 d
	Itracona-zol	Sempera®-Kapseln Sempera li-quid®	400 mg "loading dose" am 1. Tag (2 x 2 Kps à 100 mg oder 2 x 20 ml Saft), 2 x 1 Kps á 100 mg (2 x 10 ml Saft) an den weiteren Therapietagen	oral	ca. 5-10 d
Nur bei Fluconazol Resistenz	Voricona-zol	Vfend®	Patienten ab 40/kg/KG: 400 mg alle 4 h (in den ersten 12 h), danach 2 x 200 mg/d	oral	Nach Anspre-chen
Intravenös applizierte Antimyko-tika mit systemi-scher Wir-kung	Fluconazol	Diflucan®	200 mg "loading dose" am 1. Tag, 100 mg an den weiteren Therapietagen, Steigerung bis 800 mg/die möglich	i.v.	ca. 5-10 d
	Ampho-tericin B	Amphoteri-cin B®	0,3-0,7 mg/kg/die in 500 ml G5 % über 1-2 h	i.v.	ca. 14-21 d
	Flucytosin	Ancotil®	In Kombination mit Amphotericin B 50-75 mg/kg/KG, z.B. bei 50 kg 1 In-fusionsflasche á 2.5 g als Kurzinfusion über 20-40 Min.	i.v.	ca. 14-21 d
Bei Ampho-tericin **B-** Unverträg-lichkeit	Liposo-males Ampho-tericin B	AmBisome®	3 mg/kg/KG (in einer Applikation/d)	i.v.	ca. 14-21 d
(experi-mentell)[2]	Caspofun-gin acetate (MK-991)	Cancidas®	1 x 50-70 mg/d in 200 ml 0,9 % NaCl über 1 h	i.v	ca. 14-21 d

Tab. 2.23: Antimykotische Therapieoptionen bei Candidiasis.
[1] Die Therapiedauer richtet sich nach dem klinischen Beschwerdebild, hier angegeben sind durchschnittliche Richtwerte.
[2] Neuere Studien zeigen eine zu Amphotericin vergleichbare Wirksamkeit in der Behandlung der Candidaoeso-phagitis bei deutlich verbesserter Verträglichkeit dieser Substanz (Villanueva et al., CID 2001). Bisher ist Caspofun-gin jedoch ausschließlich zur Therapie der Standardtherapie-refraktären invasiven Aspergillose zugelassen (EU, Dec, 2001).

Wirkspektrum systemisch einsetzbarer Antimykotika				
Amphotericin B	Fluconazol	Itraconazol	Flucytosin	Voriconazol
I. Hefepilze				
C. albicans	+ +	+ +	+ +	+ +	++
C. glabrata	+ +	+ +	$+^1$	+ +	++
C. krusei	+ +	-	$+^2$	+ +	++
C. lusitaniae	-	+ +	+ +	+ +	++
C. tropicalis	+ +	+ +	+ +	+ +	++
C. parapsilosis.	+ +	+ +	+ +	+ +	++
Cryptococcus spp.	+ +	+ +	+ +	+ +	++
II. Schimmelpilze				
Aspergillus spp.	+ +	-	+ +	+ +	++

Tab. 2.24: Wirkspektrum systemisch einsetzbarer Antimykotika gegen Erreger invasiver Mykosen .
Zeichenerklärung: + += wirksam, + = mäßig wirksam, - = nicht wirksam.
[1] Resistenzen in bis zu 46 %.
[2] Resistenzen in bis zu 31 % der Isolate.

mögliche Therapiealternative. Die Dosierung beträgt 400 mg/die als "loading dose" (entsprechend 4x10 ml Itraconazol-Saft) über 1-2 Tage und einer Dosisreduktion auf 200 mg/die für die folgenden Behandlungstage bis zur Beschwerdefreiheit. Bei der Anwendung dieser Substanz mit ohnehin eingeschränkter Bioverfügbarkeit sollte beachtet werden, daß ihre Resorption bei HIV-Patienten vermindert sein kann. Zur Verhinderung von subtherapeutischen Plasmakonzentrationen sollten diesbezüglich im Therapiemonitoring Itraconazolspiegelbestimmungen durchgeführt werden. Der angestrebte Talspiegel nach 7 Tagen liegt bei > 500 ng/ml (Meßmethode HPLC).

Bei Nachweis von *C. glabrata* zeigt sich häufig unter gängigen Dosierungen von Fluconazol ein Therapieversagen. Hier sollte angesichts der Dosisabhängigkeit der Wirkung von Fluconazol auf *C. glabrata* eine höhere Dosis oder aber ein Wechsel des Mykotikums bedacht werden.

In einer randomiserten, kontrollierten vergleichenden Phase II Studie (n=128) zeigte das neue Echinocandin-Antimykotikum Caspofungin (Cancidas®) in der Behandlung der Candida-Oesophagitis die gleiche Wirksamkeit wie Amphotericin B bei jedoch deutlich verbessertem Nebenwirkungsspektrum.

Bei therapierefraktären Candida-Infektionen, die nicht auf Azolderivate ansprechen, bleibt als ultima ratio die intravenöse Gabe von Amphotericin B allein oder in Kombination mit Flucytosin. Nach einer Testdosis von 1 mg Amphotericin B werden zunächst 0,3-0,7 mg/kg/die appliziert. Zur Nephroprotektion sollte begleitend mindestens 1 l NaCl 0,9 % Lösung verabreicht werden (nicht unbedingt erforderlich bei gleichzeitiger Ancotil®-Gabe). Auf Grund der erheblichen Elektrolytveränderungen unter Amphotericin B sind in der Regel K^+-Substitution (bis 300 mval Kalium täglich) erforderlich. Bei schweren Nebenwirkungen und Niereninsuffizienz können auch Lipidformulationen von Amphotericin B (☞ auch Kap. 2.3.1.2.2. "Aspergillose") eingesetzt werden. Bei Ausbleiben des Therapieerfolgs kann die Dosis bis zu 1 mg/kg/die gesteigert werden. Eine Gesamtdosis von 3 g sollte möglichst nicht überschritten werden. Bei Rückbildung des Soors wird die Applikation der Amphotericin-B-Enddosis zweimal wöchentlich angestrebt. Ein engmaschiges Monitoring von Nierenretentionsparametern, Elektrolyten, Blutbild und Leberwerten ist unter Therapie unabdingbar erforderlich. In neueren Studien zeigte das Drittgenerations-Triazol Voriconazol Aktivität gegen fluconazolresistente *Candida*-Stämme.

Neben- und Wechselwirkungen der gebräuchlichen Antimykotika sind in Tab. 2.37 zusammengefaßt.

2.3.1.1.6. Stellenwert der Prophylaxe für *Candida*-Infektionen

Die wirksamste Prophylaxe einer Candidiasis ist eine potente antiretrovirale Kombinationstherapie. Da *Candida*-Manifestationen bei HIV-Infektion in der Regel gut mit Azolderivaten (v.a. Fluconazol und Itraconazol) therapierbar sind und zwar eine hohe Morbidität, jedoch nur eine geringe unmittelbare Mortalität aufweisen, wird eine generelle Prophylaxe mit Antimykotika in niedriger Dosierung nicht empfohlen. In vereinzelten Fällen konnten unter niedrigdosierter Langzeitprophylaxe mit Fluconazol (50-100 mg/die) Resistenzentwicklungen beobachtet werden.

Bei Patienten mit häufigen Rezidiverkrankungen kann eine Dauerbehandlung als Suppressionstherapie in Erwägung gezogen werden. In diesen Fällen wird jedoch analog zu den Dosierungsschemata bei Akuttherapie verfahren.

2.3.1.1.7. Zusammenfassung

Candida-Infektionen sind die häufigsten Pilzinfektionen bei HIV-infizierten Patienten und werden in der überwiegenden Zahl der Fälle von *C. albicans*-Stämmen verursacht. Sie manifestieren sich vorwiegend an den Schleimhäuten von Mund und Ösophagus (Soor-Ösophagitis), bei Frauen auch im Genitalbereich. Die in anderen medizinischen Bereichen gefürchteten Septikämien oder Endocarditiden treten bei HIV selten auf. Der charakteristische klinische Aspekt der oralen Candidiasis ist gekennzeichnet durch weißliche abstreifbare Beläge und Plaques auf der Mundschleimhaut, die mit Mundbrennen, Pelzigkeitsgefühl und Geschmacksstörungen einhergehen. Die Soorösophagitis manifestiert sich zusätzlich mit Dysphagien sowie retrosternalem Brennen und kann zu Übelkeit und Erbrechen führen. In 50 % der Fälle kann sie jedoch auch asymptomatisch imponieren. Die Diagnose des Mundsoors ist in der Regel eine Blickdiagnose, wird jedoch durch mikroskopische Untersuchung und kulturelle Aufarbeitung von Abstrich- oder Biopsiematerial objektiviert. In der Therapie sind lokale antimykotische Maßnahmen nur bei gutem Helferzellstatus wirksam. Bei fortgeschrittener Grunderkrankung sind Triazolderivate, allen voran Fluconazol, indiziert. Bei Therapieversagen ist die Therapie mit intravenös appliziertem Amphotericin B, in Kombination mit Flucytosin als ultima ratio, Mittel der Wahl. Eine antimykotische Primärprophylaxe wird u.a. aufgrund von Resistenzentwicklungen nicht empfohlen. Bei Patienten mit häufigen Rezidiverkrankungen kann eine Langzeitsuppressionstherapie indiziert sein. Unter potenter antiretroviraler Kombinationstherapie ist die Inzidenz von *Candida*-Infektionen jedoch deutlich rückläufig.

2.3.1.2. Andere Mykosen

2.3.1.2.1. Kryptokokkose

Ätiologie und Pathogenese

Die **Kryptokokkose** ist eine weltweit verbreitete Systemmykose, die sich beim Immunkompetenten in der Regel als asymptomatische Erkrankung der Lunge manifestiert. Bei HIV-infizierten Patienten kommt es zumeist zum Befall der Meningen.

> Die Kryptokokkenmeningitis stellt die häufigste lebensbedrohlich verlaufende Pilzinfektion dar und zählt zu den CDC-Diagnosekriterien für AIDS.

Mit dem Aufkommen der HIV-Erkrankung hat die Inzidenz der Kryptokokkose stark zugenommen; 82 % der Patienten mit einer gemeldeten Kryptokokkeninfektion waren in einer französischen Studie HIV-infiziert.

Innerhalb der Gattung Cryptococcus führt in erster Linie die Spezies *Cryptococcus neoformans* (Serotypen A und D) beim Menschen - und speziell bei Patienten mit AIDS - zu einer Infektionskrankheit. Geringere Bedeutung scheint *Cryptococcus gattii* (Serotypen B und C) zu haben, welcher ausschließlich in tropischen Regionen vorkommt. Es handelt sich um einen runden, hefeähnlichen Sproßpilz von 3-6 µm Größe mit einer Polysaccharidkapsel, der sich durch Aussprossung und Abschnürung kleiner Tochterzellen vermehrt. Der Pilz ist vor allem in Vogelexkrementen, kontaminiertem Staub, Boden und gelegentlich auch in Früchten, Gemüse und Milchprodukten nachweisbar.

Die Sporen werden durch Inhalation in die Lunge aufgenommen und vermehren sich zunächst in einem symptomarmen Primärstadium in den Lungenalveolen. Kommt es bei einer Störung des Immunsystems zu einer unkontrollierten Vermehrung der Kryptokokken, so können diese Anschluß an das Kapillarnetz der Lunge gewinnen und hämatogen in alle Organsysteme disseminieren. Meningen, Milz und Lymphknoten sind bevorzugt befallen.

Bei der akuten Kryptokokkose handelt es sich zumeist um eine neu erworbene Infektion und nicht um eine Reaktivierung einer latenten Infektion wie bei mehreren anderen opportunistischen Infektionen. Allerdings finden sich einige wenige Fallbeschreibungen von Infektionen mit *C. neoformans var. gattii* in Gegenden, in denen dieser Erreger normalerweise nicht vorkommt, so daß in diesen Fällen eine Reaktivierung einer zu einem früheren Zeitpunkt erworbenen Infektion angenommen wird.

> Eine Übertragung von Mensch zu Mensch wurde nicht beschrieben, so daß Patienten mit einer Kryptokokkeninfektion nicht isoliert werden müssen.

Das histopathologische Äquivalent der Kryptokokkeninfektion ist bei normaler Immunabwehr eine ausgeprägte Granulombildung, die makroskopisch zu einem rundlichen Tumor (Kryptokokken) führen kann. Bei gestörter Immunantwort kommt es hingegen zu einem disseminierten Verlauf mit diffuser Infiltration aller Organsysteme durch den Erreger.

Epidemiologie

Unter den opportunistischen Infektionen bei HIV-Infektion stellt die **Kryptokokkose** die **häufigste lebensbedrohliche Pilzinfektion** dar.

- Die wichtigste Manifestationsform ist die Meningitis, welche die vierthäufigste ZNS-Manifestation bei HIV-Patienten darstellt
- Bis zu 10 % der HIV-infizierten Patienten in den USA, Europa und Australien entwickeln eine Kryptokokkeninfektion im Verlauf ihrer Erkrankung,
  - in ca. 40 % dieser Fälle stellt sie das erste AIDS-definierende Ereignis dar
- In Afrika tritt die Erkrankung häufiger auf,
  - die Prävalenz liegt in einigen afrikanischen Ländern bei 15 bis 30 %
- Patienten in einem fortgeschrittenen Stadium der HIV-Infektion haben ein größeres Risiko, eine Kryptokokkeninfektion zu entwickeln

- 75 % der Kryptokokkosen manifestieren sich bei einer CD4-Zellzahl unter 50/µl (bei diesen Patienten liegt die jährliche Inzidenz der Pilzinfektion bei 1,8 %)
- 90 % bei einer CD4-Zellzahl unter 100/ml
- Männliche HIV-infizierte Patienten scheinen häufiger an einer Kryptokokkose zu erkranken als weibliche, wobei die Ursachen dieses geschlechtsabhängigen Risikos unklar ist
- Als weitere Risikofaktoren wurden intravenöser Drogenabusus und Nikotinabusus beschrieben

Der zahlenmäßige Rückgang der Kryptokokkose in Deutschland, der in den letzten Jahren zu beobachten ist, ist neben potenter antiretroviraler Therapie vermutlich auf den breiten Einsatz von Fluconazol zur Behandlung und Prophylaxe der *Candida*-Infektion zurückzuführen, welches auch ein potentes Medikament gegen *Cryptococcus neoformans* darstellt.

Klinische Manifestationen

Eine Infektion mit *Cryptococcus neoformans* kann bei HIV-Patienten zu einem Befall unterschiedlicher Organsysteme führen.

▉ Meningen

Mit 72 bis 90 % ist die Kryptokokkenmeningitis die häufigste Manifestationsform bei HIV-infizierten Patienten. Leitsymptome sind Fieber und Kopfschmerzen, die bei 65 bis 90 % der Patienten auftreten, sowie Übelkeit und Erbrechen (☞ Tab. 2.25). Seltener kommt es zu Nackensteifigkeit und Lichtscheue (in ca. 30 %) oder Bewußtseinsstörungen (bei ca. 20 % der Patienten). Fokale neurologische Symptome sind eher atypisch, da es bei HIV-infizierten Patienten selten zur Bildung sogenannter Kryptokokkome kommt. Bei Anhalt für Fokalneurologie sollte differenzialdiagnostisch auch andere bzw. zusätzliche HIV-assoziierte Erkrankungen in Erwägung gezogen werden.

Der klinische Verlauf der Kryptokokkenmeningitis ist variabel. Zumeist handelt es sich um einen subakuten Verlauf, der sich über einige Tage bis hin zu mehreren Wochen erstreckt; sehr selten kommt es zu einem akuten, fulminanten Krankheitsbild mit Krampfanfällen, Somnolenz, Hirnnervenausfällen und Koma.

Symptome	Auftreten
Fieber	65-90 %
Kopfschmerzen	80-90 %
Übelkeit/Erbrechen	ca. 40 %
Nackensteife	ca. 30 %
Photophobie	ca. 30 %
Bewußtseinsstörungen	ca. 20 %
Fokale neurolog. Läsionen	ca. 10 %

Tab. 2.25: Symptome der Kryptokokkenmeningitis.

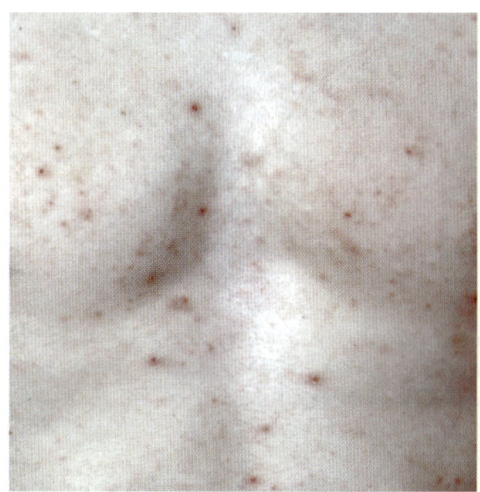

Abb. 2.50: Bild einer kutanen Kryptokokkose bei einem 29jährigen HIV-Patienten.

Lunge

Extrazerebrale Manifestationen einer Kryptokokkose sind bei Patienten mit einer HIV-Infektion, im Gegensatz zu immungesunden Patienten, sehr viel seltener. Die häufigste extrazerebrale Manifestation ist eine pulmonale Beteiligung, die sich bei 30 bis 45 % der Patienten findet. Es kann sich dabei um eine lokalisierte Infektion der Lunge durch Kryptokokken handeln, oder sehr viel häufiger um einen Befall der Lunge im Rahmen einer disseminierten Erkrankung.

Die Symptome einer pulmonalen Kryptokokkose sind unspezifisch und oft nicht von anderen pulmonalen Erkrankungen zu unterscheiden.

- Die häufigsten Symptome sind Fieber (in bis zu 90 % der Fälle) sowie unproduktiver Husten und Dyspnoe (in ca. 60 %). Pleuritischer Schmerz und Hämoptoe finden sich selten

- In 60 bis 70 % der Fälle besteht zum Zeitpunkt einer pulmonalen Manifestation der Kryptokokkose auch ein Befall der Meningen mit entsprechender Symptomatik

- Insbesondere bei HIV-Patienten mit stattgehabter Kryptokokkenmeningitis ist die Kryptokokkose bei pulmonalen Symptomen immer mit in die Differentialdiagnose einzubeziehen und eine entsprechende Diagnostik einzuleiten

Haut

Bei 2 bis 10 % der Patienten mit einem disseminiertem Krankheitsverlauf findet sich eine Hautbeteiligung, welche unter Umständen die erste Manifestation der Erkrankung darstellt (☞ Abb. 2.50).

Die Läsionen sind zumeist im Gesicht, im Nacken und an der Kopfhaut, aber auch an den Extremitäten und dem Rumpf nachweisbar. Bei dem Verdacht auf eine disseminierte Kryptokokkose müssen deshalb alle Hautareale sorgfältig nach nässenden Ulzera, subkutanen Knötchen, einem Erythem oder makulopapulösen Effloreszenzen abgesucht werden. Das klinische Bild ähnelt oft dem eines Molluscum contagiosum oder einer Herpes simplex-Infektion.

Prostata

Ein Befall der Prostata verläuft zumeist asymptomatisch, kann allerdings als Reservoir für *Cryptococcus neoformans* dienen, von wo aus es zu einem Rezidiv der Infektion im Anschluß an eine Therapie kommen kann. Eine Persistenz des Erregers in der Prostata wurde in bis zu 30 % der Fälle beschrieben. Da eine Eradikation des Erregers nur sehr schwer gelingt, ist eine lebenslängliche Rezidivprophylaxe erforderlich.

Weitere Organe

Da über 70 % der Patienten mit einer Kryptokokkeninfektion eine Fungämie aufweisen, kann es durch hämatogene Aussaat auch zum Befall weiterer Organe durch *Cryptococcus neoformans* kommen. Es wurden u.a. Beteiligung von

- Auge
- Knochenmark
- Nieren
- Leber

- Milz
- Herz
- Nebennieren
- Plazenta
- Gastrointestinaltrakt
- Skelettmuskulatur und des
- Larynx

beschrieben. Bei entsprechender klinischer Symptomatik muß die Kryptokokkeninfektion daher in die differentialdiagnostischen Überlegungen mit eingeschlossen werden.

Diagnose

▧ Allgemeine diagnostische Möglichkeiten

Aufgrund der unspezifischen und nicht selten ausgesprochen diskreten klinischen Symptomatik während des Primärstadiums der Kryptokokkose wird die Diagnose oft erst gestellt, wenn bereits eine Dissemination mit Infektion der Meningen eingetreten ist. Neben dem klinischen Bild, auf das sich zumeist die Verdachtsdiagnose gründet, helfen einige mikrobiologische Verfahren, die Diagnose einer Kryptokokkose bei HIV-infizierten Patienten zu stellen (☞ Tab. 2.26). Fast immer liegt die CD4-Zellzahl bei diesen Patienten unter 100 Zellen pro µl, zumeist unter 50/µl.

▶ Kryptokokken-Antigennachweis im Latex-Agglutinationstest

Ein einfacher und hochsensitiver Test ist die Bestimmung des Kryptokokkenantigens im Serum mit Hilfe eines Latex-Agglutinationstests. Der Nachweis kann innerhalb weniger Stunden erbracht werden. Dieser Test eignet sich sowohl als Screening-Test als auch zur Bestätigung einer Kryptokokkose bei klinischem Verdacht. Bei einer Meningitis durch *Cryptococcus neoformans* ist das Antigen in 99 % im Serum nachweisbar. Die seltenen falsch-negativen Ergebnisse sind in diesem Stadium auf eine Veränderung der Polysaccharidkapsel des Erregers zurückzuführen.

Im Primärstadium der Erkrankung, wenn sich die Kryptokokken ausschließlich in den Lungenalveolaren vermehren, gelingt der Antigennachweis im Blut jedoch noch nicht. In diesem Stadium kann man sich nur auf die Anzüchtung des Erregers aus Bronchiallavage oder Sputum verlassen.

Allerdings finden sich auch bei den neueren spezifischeren Antigen-Tests immer noch **selten falsch-positive Ergebnisse**, die in erster Linie durch eine Kreuzreaktion mit den Antigenen der Erreger *Trichosporon beigelii* und *Capnocytophaga canimorsus* bedingt sind.

> Es wird daher empfohlen, nur einen Antigentiter über 1 : 8 als **positiv** zu bewerten

Bei einer disseminierten Kryptokokkeninfektion gelingt der Antigennachweis zumeist in fast allen Körperflüssigkeiten, wie z.B. im Urin oder im Liquor cerebrospinalis (LCS). Die Höhe des Antigentiters kann wertvolle Hinweise auf das Stadium der Erkrankung und den Verlauf unter Therapie geben. Ein Antigentiter im Liquor von > 1 : 10.000 selbst unter einer adäquaten Therapie ist in der Regel mit einer Mortalitätsrate von nahezu 100 % verbunden, während Antigentiter im Liquor von < 1 : 10.000 eine Mortalitätsrate von 22 % aufweisen.

Unter einer erfolgreichen antimykotischen Therapie kann der Antigentiter im Serum zunächst noch um 2 bis 4 Titerstufen ansteigen, danach kommt es zu einem Titerabfall. Auch nach erfolgreicher Therapie ist eine Persistenz eines niedrigen Antigentiters im Serum häufig, da im Organparenchym z. B. der Prostata, Herde von nicht mehr vermehrungsfähigen Kryptokokken fortbestehen können.

> Eine regelmäßige Verlaufsbestimmung des Antigentiters für *Cryptococcus neoformans* hat sich nicht als Methode für eine frühzeitige Erkennung eines Rezidiv bewährt.

Der serologische Nachweis spezifischer Antikörper ist bei HIV-Patienten unzuverlässig und gelingt speziell bei fortgeschrittener Kryptokokkose kaum, da durch die ausgeprägte Vermehrung des Erregers ein Antigenüberschuß besteht.

▶ Direkter Erregernachweis im Tuschepräparat

Am schnellsten gelingt der Nachweis von *Cryptococcus neoformans* im Tuschepräparat oder mit Hilfe der Giemsa-Färbung von zentrifugiertem Liquor cerebrospinalis (LCS; ☞ Abb. 2.51).

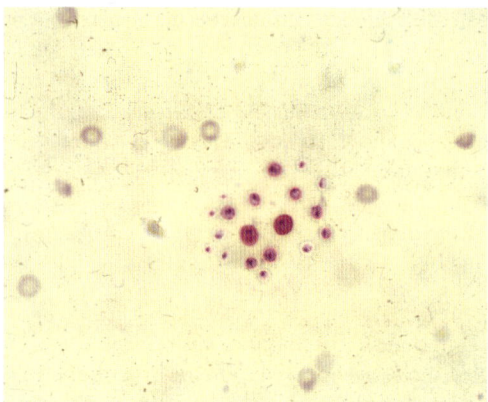

Abb. 2.51: Nachweis von Kryptokokken mit Gramfärbung aus Liquor cerebrospinalis (500 x Vergrößerung).

Es kommt zu einer Kontrastierung der charakteristischen Polysaccharidkapsel. Diese Methode weist eine Sensitivität von über 70 % auf.

▶ Kulturelle Anzüchtung des Erregers auf Spezialnährböden

Die definitive Diagnose einer Infektion durch *Cryptococcus neoformans* erfordert den Nachweis des Erregers auf Spezialnährböden. Jedoch macht der Nachweis von Kryptokokkenantigen in einem entsprechendem klinischen Kontext die Diagnose hochwahrscheinlich, so daß ein kulturelles Ergebnis nicht für den Therapiebeginn abgewartet werden muß.

Diagnostik Kryptokokkeninfektion bei HIV-infizierten Patienten
• Antigennachweis im Latex-Agglutinationstest
• Direkter Erregernachweis im Tuschepräparat
• Kulturelle Anzüchtung des Erregers auf Spezialnährböden

Tab. 2.26: Diagnostische Verfahren zum Nachweis einer Kryptokokkeninfektion bei HIV-infizierten Patienten.

▶ Diagnostik meningeale Kryptokokkose

Bei jedem klinischen Verdacht auf eine Kryptokokkenmeningitis muß der Liquor punktiert werden. Der Liquorbefund ist eher uncharakteristisch: die Zellzahl ist gering, zumeist unter 20 Zellen/mm^3, Eiweiß und Glukose sind häufig normal oder nur leicht verändert. Entscheidend ist daher der Nachweis des Antigens im Latexagglutinationstest oder der Erregernachweis im Tuscheprä-

parat und in der Kultur, der bei jedem HIV-infizierten Patienten mit unklarer zerebraler Symptomatik bzw. persistierendem Fieber angestrebt werden sollte.

Die bildgebenden Verfahren CCT und MRT tragen wenig zur Bestätigung der Verdachtsdiagnose bei. Das CCT ist bei 40 bis 50 % der Patienten mit einer Meningitis durch *Cryptococcus neoformans* normal, in 30 bis 35 % der Fälle zeigt sich eine unspezifische Atrophie. Manchmal findet sich eine vermehrte Kontrastmittelaufnahme im Bereich der infizierten Meningen, und selten stellt sich ein zerebrales Kryptokokkom dar. Das MRT zeigt etwas häufiger Veränderungen. Die radiologische Bildgebung wird daher bei Verdacht auf eine meningeale Kryptokokkose in erster Linie zum Ausschluß einer anderen Erkrankung durchgeführt.

Die Tab. 2.27 faßt die wichtigsten diagnostischen Schritte zur Erfassung der meningealen Kryptokokkose zusammen.

Diagnostik meningeale Kryptokokkose	
Klinisches Bild	• Fieber
	• Kopfschmerzen
	• Meningismus
Liquorpunktion	• Antigennachweis
	• Erregernachweis in Tuschepräparat und Kultur
	• Sonstiger Liquorbefund unspezifisch
• Antigennachweis im Serum	
• Kultureller Erregernachweis im Blut	
• CT/MRT primär zum Ausschluß anderer Ätiologien	

Tab. 2.27: Diagnose der meningealen Kryptokokkose.

Differentialdiagnostisch sollte stets eine Meningitis durch *M. tuberculosis* oder seltener durch andere Bakterien wie Listerien erwogen werden. Raumfordernde Prozesse des ZNS (v.a. zerebrale Toxoplasmose und maligne Lymphome), die häufige Ursache für Kopfschmerzen sind, gehen zumeist mit fokalen neurologischen Symptomen einher.

▶ Diagnostik pulmonale Kryptokokkose

Bei der klinisch relativ unspezifischen pulmonalen Kryptokokkose gründet sich die Diagnose bei HIV-infizierten Patienten in erster Linie auf den kulturellen Nachweis des Erregers aus der BAL oder einem Pleuraerguß. Dieser zeigt mit 83 % eine hohe Sensitivität. Sehr viel seltener, in nur ca. 25 % der Fälle, gelingt der Nachweis von *Cryptococcus neoformans* aus dem Sputum. Kommt es im Rahmen der pulmonalen Infektion zu einer Dissemination, so ist darüber hinaus der Antigennachweis im Serum positiv.

Die Veränderungen im Röntgenbild des Thorax sind häufig uncharakteristisch. Im Gegensatz zu den radiologischen Befunden bei immunkompetenten Patienten mit solitären oder multiplen, fokalen Infiltraten, finden sich bei HIV-infizierten Patienten im Röntgenbild des Thorax häufig diffuse interstitielle Infiltrate. Das Spektrum der radiologischen Befunde ist insgesamt breit und reicht von alveolären Infiltraten über miliare Infiltrate und Pleuraergüsse bis hin zu unauffälligen Röntgenbefunden (☞ Tab. 2.28). Eine radiologische Abgrenzung von einer PCP, einer Miliartuberkulose oder einer bakteriellen Pneumonie ist daher oft nicht möglich.

Die Tabelle 2.29 faßt die Diagnostik für die pulmonale Kryptokokkose zusammen.

Radiologische Befunde bei pulmonaler Kryptokokkose *(in abnehmender Häufigkeit)*
• Alveoläre oder interstitielle Infiltrate
• Multiple rundliche Infiltrate
• Umschriebene Herdbefunde
• Pleuraerguß
• Abszeß und Spiegelbildung

Tab. 2.28: Radiologische Befunde bei einer pulmonalen Kryptokokkose.

Diagnostik der pulmonalen Kryptokokkose
• Klinisches Bild
• Fieber, Husten, Dyspnoe
• Erregernachweis in Sputum, BAL oder Pleuraerguß
• Röntgenaufnahme des Thorax in zwei Ebenen
• Antigennachweis im Serum
• Kultureller Erregernachweis im Blut

Tab. 2.29: Diagnose der pulmonalen Kryptokokkose.

■ Sonstige

Eine Infektion eines anderen Organsystems durch *Cryptococcus neoformans*, wie z.B. der Haut oder des Knochenmarks, erfordert die Sicherung der Diagnose durch eine Biopsie mit Nachweis des Erregers (☞ Abb. 2.52).

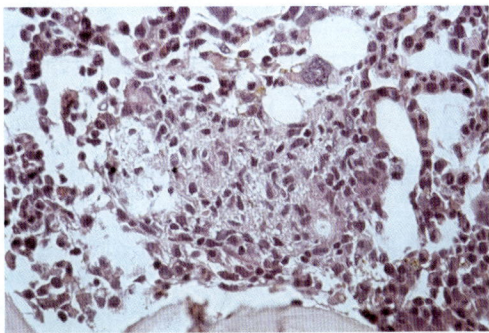

Abb. 2.52: Nachweis von Kryptokokken aus dem Knochenmark bei einem HIV-Patienten (PAS-Färbung).

Besonders bei Patienten mit Rezidiv einer Kryptokokkose sollte zudem versucht werden, den Erreger nach Prostatamassage aus dem Mittelstrahlurin zu identifizieren, da die Prostata bei diesen Patienten in bis zu 30 % als Erregerreservoir dient.

Therapie

Eine Therapie der Kryptokokkeninfektion ist immer dann erforderlich, wenn Kryptokokken oder Kryptokokkenantigen in einer Körperflüssigkeit nachgewiesen werden. Die gilt auch für den isolierten Nachweis des Antigens in Urin oder BAL auf Grund des hohen Risikos einer Dissemination mit Befall der Meningen.

▥ Therapie der akuten Kryptokokkose

Eine Therapie der Kryptokokkose ist bei HIV-infizierten Patienten immer indiziert. Durch die antimykotische Therapie konnte die Mortalität der Kryptokokkose von über 80 % auf ca. 20 % reduziert werden.

> Die akute Therapie der Infektion dauert bei HIV-infizierten Patienten in der Regel 6 Wochen, mindestens jedoch solange, bis die Kryptokokken kulturell nicht mehr anzüchtbar sind. Im Anschluß an die Akuttherapie erfolgt eine lebenslange Erhaltungstherapie, da es sonst bei 50 bis 60 % der Patienten innerhalb weniger Monate nach Absetzen der Therapie zu einem Rezidiv kommt. Eine antiretrovirale Therapie wird für die Dauer der Behandlung zumeist abgesetzt.

Die therapeutischen Optionen bei Kryptokokkose sind in Tab. 2.30 zusammengefaßt.

Derzeit wird eine intravenöse Dreifachtherapie mit Amphotericin B, Flucytosin und Fluconazol als Standard empfohlen. Mit dieser Kombination werden nach den vorliegenden Daten (an niedrigen Fallzahlen), bessere Therapieerfolge erzielt als mit Zweifach- bzw. Monotherapien.

In den USA wird zumeist eine Zweifachtherapie mit Amphotericin B und Flucytosin begonnen, die einer Monotherapie mit Fluconazol oder Amphotericin B überlegen ist. Muß auf Flucytosin wegen seiner Myelo- und Hepatotoxizität verzichtet werden, so sollte die Amphotericin B-Dosis auf maximal 1 mg/kg KG erhöht werden.

Berichte über gute Behandlungsergebnisse bei einer Monotherapie mit liposomalem Amphotericin B bedürfen noch weiterer prospektiver Studien, um als Therapieempfehlung aufgenommen zu werden. Außerdem sind hier auch die hohen Therapiekosten zu berücksichtigen.

Die Dreifachtherapie wird über 4 bis 6 Wochen durchgeführt. Bei unkompliziertem Verlauf wird der Liquor cerebrospinalis nach diesem Zeitraum kontrolliert.

> Die Meningitis gilt als ausreichend behandelt, wenn eine kulturelle Anzüchtung von *Cryptococcus neoformans* nicht mehr möglich ist.

	Medikament	Tagesdosis	Applikation	Therapiedauer
Meningitis **1.Wahl**	Amphotericin B *plus*	0,5 bis 0,75 mg/kg/d (in einer Applikation/d)	i.v., in 500 ml Glucose 5 % über 1-2 Std.	ca. 4 Wochen (oder bis zur Maximal-Dosis Amphoterucin B 2 g)
	Flucytosin *plus*	150 mg/kg/d (in 4 Applikationen/d)	i.v., je 2 g in 200 ml Inf. Lsg. über 40 min	☞ oben
	Fluconazol	400 mg in einer Applikation/d	i.v., 1 x 400 mg oder oral 2x 200 mg	☞ oben
2. Wahl	Amphotericin B *plus* Flucytosin	0,5 bis 0,75 mg/kg/d (in einer Applikation/d)	i.v., in 500 ml Glucose 5 % über 2 Std.	ca. 4 Wochen (oder bis zur Maximal-Dosis Ampho B 2g)
		150 mg/kg/d (in 4 Applikationen/d)	i.v., je 2 g in 200 ml Inf. Lsg. über 40 min.	☞ oben
alternativ	Liposomales Amphotericin B (Ambisome®)	3 mg/kg/d (in einer Applikation/d)	i.v., in 500 ml Glucose 5 % über 30-60 min	ca. 4 Wochen
Kryptokokkose ohne ZNS-Befall	Fluconazol	400 mg-800 mg/d	2x1 Kps. bis 2x2 Kps. à 200 mg p.o.	10-12 Wochen
	Itraconazol	400 mg/d	2x2 Kps. à 100 mg oder 2 x 20 ml Saft p.o.	10-12 Wochen

Tab. 2.30: Therapieoptionen der akuten Kryptokokkose.

Mikroskopisch können die Erreger auch nach ausreichender Therapie noch lebenslang nachgewiesen werden. Im Anschluß an die Akuttherapie erfolgt eine lebenslange Erhaltungstherapie mit Fluconazol zur Rezidivprophylaxe.

> Der isolierte Nachweis von Kryptokokkenantigenen in Serum, ohne daß der Patient klinische Symptome aufweist, rechtfertigt eine Therapie mit 400 mg Fluconazol täglich über mindestens vier Wochen, um einem Befall der Meningen vorzubeugen.

■ Suppressionstherapie

Das Risiko für ein Rezidiv der Kryptokokkeninfektion nach einer erfolgreichen Therapie einer meningealen Kryptokokkose liegt bei Patienten mit AIDS bei 50 bis 60 %. Ursache hierfür scheint eine unzureichende Eradikation des Pilzes zu sein, der latent im Körper des Wirtes, vermutlich in erster Linie in der Prostata, persistiert. Eine Suppressionstherapie im Anschluß an eine Akuttherapie soll eine erneute Vermehrung dieser Pilze verhindern.

Mehrere Studien haben die Wirksamkeit von Fluconazol bei der Rezidivprophylaxe der meningealen Kryptokokkose belegt. So senkte Fluconazol in einer Dosierung von 200 mg täglich in einer doppelt-blinden, Placebo-kontrollierten Studie die Rezidivrate von 37 % auf 3 %. Zudem verstarben die Patienten in der Placebogruppe früher. Fluconazol ist in dieser Dosierung dem Amphotericin B bei der Rezidivprophylaxe überlegen (2 % Rezidive versus 18 % unter Amphotericin B) und hat weniger Nebenwirkungen. Auf Grund dieser Studien ist Fluconazol das Medikament der Wahl in der Suppressionstherapie der Kryptokokkose geworden. In neueren Studien wurden darüber hinaus ähnlich gute Ergebnisse für Itraconazol (400 mg/d) beobachtet.

Genaue Daten zur Suppressionstherapie nach einer extrameningealen Kryptokokkose liegen nicht vor. Es liegen Berichte vor, daß es auch nach einer extrameningealen Kryptokokkose gehäuft zu Rezidiven (dann häufig auch mit meningealer Beteiligung) kam. Aus diesem Grund wird auch nach der Akuttherapie einer extrameningealen Kryptokokkeninfektion eine Rezidivprophylaxe mit Fluconazol empfohlen.

Prophylaxe

Die akute Kryptokokkose ist in der Regel keine endogen reaktivierte Erkrankung, sondern wird exogen durch die Inhalation von Kryptokokkensporen erworben. Da Kryptokokken insbesondere in den Exkrementen von Vögeln nachgewiesen wurden, sollte HIV-infizierten Patienten empfohlen werden, den Umgang mit Vögeln, wie z.B. das Taubenfüttern, zu vermeiden und Orte zu meiden, an welchen ein Kontakt mit kontaminiertem Staub möglich ist (z.B. Tierhandlungen).

In mehreren klinischen Studien konnte die Wirksamkeit einer medikamentösen Primärprophylaxe mit Fluconazol gezeigt werden. So wird durch die tägliche Gabe von 200 mg Fluconazol die Inzidenz bei Patienten mit weniger als 200 CD4-Zellen pro µl gesenkt. Ein Benefit im Sinne einer Lebensverlängerung wurde bei diesen Patienten allerdings nicht beobachtet. Zudem impliziert die prophylaktische Gabe von Medikamenten immer die Gefahr der Entwicklung von Resistenzen, so daß eine generelle primäre Prophylaxe der Kryptokokkeninfektion bei HIV-infizierten Patienten, auch in Anbetracht der insgesamt geringen Inzidenz der Erkrankung, nicht empfohlen wird.

Von bisher vornehmlich experimentellen Interesse sind die Versuche, die Inzidenz der Kryptokokkose durch die Gabe von monoklonalen Antikörpern zu senken. Studien im Hinblick auf die Entwicklung eines Impfstoffes gegen *Cryptococcus neoformans* sind vielversprechend, jedoch noch in frühen experimentellen Stadien.

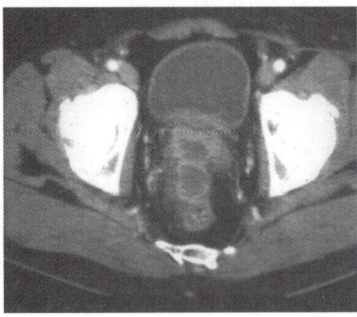

Abb.2.53a: CT Becken: Prostataabszeß.

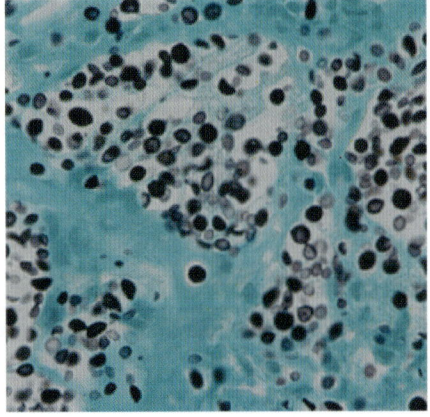

Abb. 2.53b: Silberfärbung des Prostataaspirats.

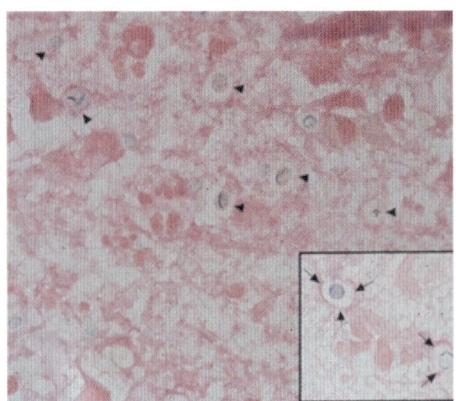

Abb. 2.53c: H&E Färbung des Prostataaspirats.

2.3.1.2.2. Aspergillose

Die Aspergillose wurde in der ersten CDC-Klassifikation von 1983 zu den AIDS-definierenden Ereignissen gezählt. Aufgrund der ausgesprochen geringen Inzidenz der invasiven Aspergillosen bei HIV-Patienten wurde die Erkrankung in den revidierten CDC-Richtlinien aus der CDC-Klassifikation entfernt. Dennoch wurde in den letzten Jahren vermehrt über eine Zunahme von Aspergillusinfektionen bei AIDS-Patienten berichtet, so daß das Krankheitsbild an dieser Stelle Erwähnung finden sollte.

Erreger und Epidemiologie

Aspergillus spp. sind Fadenpilze, die sich durch Bildung von Conidien fortpflanzen. Im Gewebe sind zeigen sie septierte Hyphen mit dichotomer Teilung (☞ Abb. 2.53). Die bei AIDS-Patienten und anderen immunsupprimierten Individuen am häufigsten isolierten Spezies sind

- *A. flavus* und
- *A. fumigatus* (seltener *A. niger*)

Man findet diese Schimmelpilze ubiquitär in Boden, Wasser und faulender Vegetation (Heu- und Komposthaufen, Blumentöpfe) sowie in Gebäuden z.B. an feuchten Tapeten oder in Klimaanlagen. Inhalationen von Aspergillen sind somit häufig, Krankheitserscheinungen jedoch selten. Die Sporen der Aspergillusarten werden inhaliert und kolonisieren das Lungengewebe, bevorzugt an Stellen, die durch andere Krankheitsprozesse vorgeschädigt sind. Es folgt eine langsame Invasion über das Bronchialsystem in die Lungen. Beim immunsupprimierten Wirt kommt es zu Gefäßinvasion mit Thrombosierung, die zu Infarzierung und Nekrose im umgebenden Gewebe führen kann. Die Gefäßinvasion kann darüber hinaus die Disseminierung der Erkrankung bedingen.

Es sind fast ausschließlich immunsupprimierte Patienten mit niedrigen Neutrophilenzahlen (< 700 Zellen/µl) im Blut betroffen. Die infizierten HIV-Patienten haben in der Regel einen weit fortgeschrittenen Immundefekt mit Helferzellzahlen < 50/µl. Als weitere Risikofaktoren konnten Kortikosteroidvorbehandlung sowie eine überzufällig häufige Assoziation mit CMV-Erkrankung identifiziert werden. Bei nicht HIV-infizierten spielen hämatologische Neoplasien, Diabetes mellitus, Lungenerkrankung sowie ferner Breitspektrum-Antibiose eine prädisponierende Rolle.

Klinik

Bei HIV-Patienten ist der **Lungenbefall** die **häufigste Manifestationsform**. Ein breites Spektrum von Krankheitsbildern ist beschrieben worden, darunter

- saprophytische Kolonisation
- allergische bronchopulmonale Aspergillose
- nicht invasive oder chronisch nekrotisierende Aspergillose
- obstruktive bronchiale Aspergillose
- pseudomembranöse nekrotisierende Aspergillose
- ulcerative und plaqueähnliche Tracheobronchitis und
- invasive Aspergillose

Letztere geht häufig mit extrapulmonalen Manifestationen einher. Symptomatisch zeigen die Patienten Husten, Fieber (persistierend unter adäquater antibiotischer Therapie), Dyspnoe und gelegentlich Hämoptoe. Das am zweithäufigsten betroffene Organ ist das Gehirn (☞ Abb. 2.54a+b). Die klinische Symptomatik gleicht der eines Hirnabszesses. Rückenmarksbeteiligung und Befall der Meningen sind ebenfalls beschrieben worden.

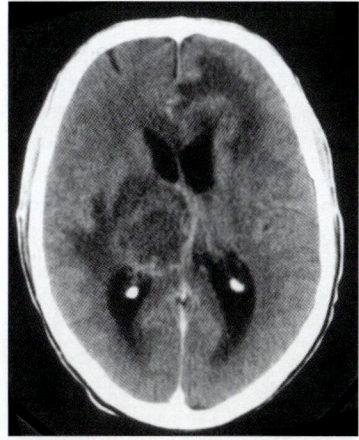

a

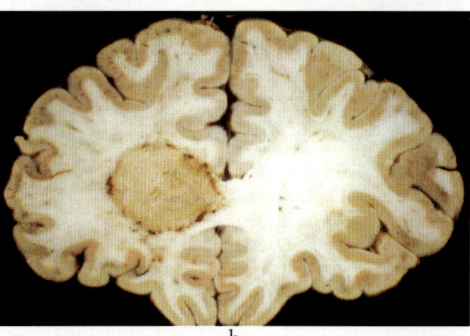

b

Abb. 2.54a+b: Zerebrales Aspergillom bei einem AIDS-Patienten. **a**: CT-Schädel, **b**: Aspergillom makroskopisch erkennbar im Hirnquerschnitt (Autopsiegut).

Seltenere Manifestationen sind Myo-und Epicardabszesse sowie Endocarditiden mit großen, oft flottierenden Vegetationen. Renale Aspergillome können bei Patienten mit intravenösem Drogengebrauch vorkommen und führen zu Fieber, Flankenschmerzen, Pyurie und Hämaturie. Eine Aspergillus-Sinusitis verläuft häufig akut und invasiv, und sie kann von Hirn-, Orbita- und Mastoidbeteiligung begleitet sein. Bei Otomastoiditis sind oft sekundär die Temporallappen beteiligt. Ungewöhnliche Manifestationsformen schließen nekrotisierende Ulcerationen der Haut und des weichen Gaumens, gastrointestinale Geschwüre, peripancreatische Abszesse, Thyreoiditis und Struma ein.

Diagnostik

Die sichere Diagnose einer Aspergillus-Infektion erfordert den Nachweis des Erregers sowohl in der Kultur aus primär sterilem Gewebe als auch beim histologischen Nachweis in Gewebeproben (☞ Abb. 2.55). Letztere können lediglich den Faden-pilzbefall nachweisen, jedoch nicht zwischen den verschiedenen Genera unterscheiden.

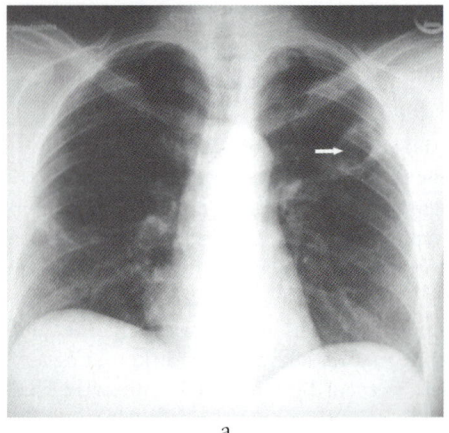

a

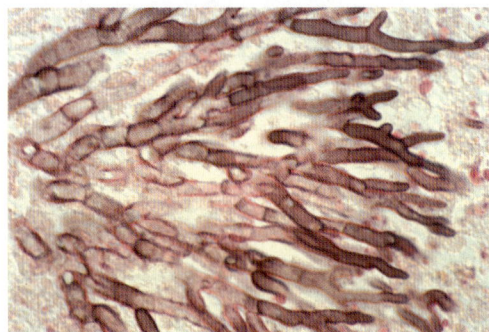

Abb. 2.55: Histologischer Nachweis von Aspergillus fumigatus aus der Lungenbiopsie.

Während bei anderen Mykosen wie z. B. *Candida*-Infektionen die Kultur einen elementaren Beitrag zur Diagnosesicherung leistet, ist der kulturelle Nachweis bei Schimmelpilz-Infektionen oft schwierig. Die kulturelle Aufarbeitung gelingt sel-ten und dann meist aus Biopsiematerial oder erst spät im Verlauf der Erkrankung aus respiratori-schen Sekreten. Aus Sputum oder Bronchialflüs-sigkeit wird der Erreger nur bei 20-25 % der invasi-ven Lungenaspergillosen isoliert. Blutkulturen sind bei der invasiven Aspergillose in den meisten Fällen negativ.

Nachweismethoden von *Aspergillus*-Antigen oder -Antikörpern in Serum oder Urin sind diagno-stisch nicht hilfreich.

Zur Diagnostik der pulmonalen Aspergillose - als häufigster Krankheitsmanifestation - eignet sich die computertomographische Untersuchung des Thorax (☞ Abb. 2.56a+b).

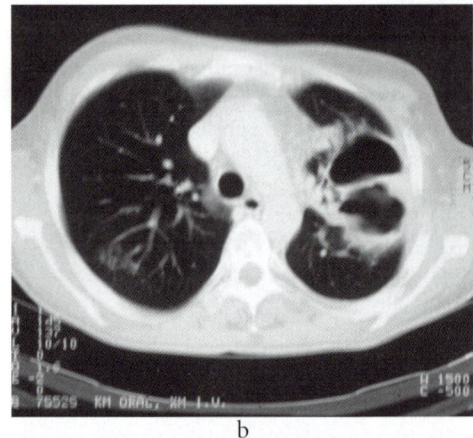

b

Abb. 2.56a+b: Pulmonale Aspergillose. **a**: Im Rönt-gen-Thorax kavernenähnliche Struktur in der linken Lunge erkennbar. **b**: CT-Thorax zeigt Aspergillom mit Halo.

In hochauflösender Dünnschichttechnik (HR-CT) durchgeführt zeigen sich als frühe Zeichen kleine Rundinfiltrate (< 2cm) mit angiotroper Lage, pleuranahe keilförmige Infiltrate und ein "Halo" (milchglasartiger Trübungssaum um dich-te Infiltrate). In fortgeschritteneren Stadien kön-nen sich Einschmelzungen mit zentralem Luftein-schluß und Spaltbildungen zwischen gesundem und nekrotischem Gewebe ("air crescent") mani-festieren. Die histologische und mikrobiologische Aufarbeitung von Biopsiematerial sollte die Dia-gnose sichern. Ergiebig für den Aspergillusnach-weis zeigten sich auch bronchial gelegene Abscheidungsthromben nach Lungeninfarkten mit nachfolgender Blutung.

Therapie

Die Prognose der Aspergillose bei AIDS-Patienten ist bei einer Erfolgsquote der Therapie von deutlich unter 30 % sehr schlecht. Aufgrund der relativ geringen Inzidenz der Erkrankung bei HIV-Infektion liegen nur in sehr begrenztem Umfang therapeutische Daten aus kontrollierten Studien vor. In Anlehnung an die Richtlinien zur Behandlung der Aspergillose bei anderen immunsupprimierten Patienten ist bei der Initialbehandlung der Aspergillus-Infektion die intravenöse Applikation von Amphotericin B (Dexoycholat-Form) Therapie der ersten Wahl (☞ Tab. 2.31). Die Dosierung beträgt 1,0-1,25 mg/kg/d bis zu einer kumulativen Dosis von 1,5-2,0 g. Alternativ kann eine Kombinationstherapie mit der zusätzlichen Gabe von 50 mg/kg/d Flucytosin durchgeführt werden, für die sich in retrospektiven Untersuchungen ein positiver Trend bezüglich Überleben zeigte. Daten von prospektiven vergleichenden Studien liegen noch nicht vor. Neben Amphotericin B Deoxycholat sind seit kurzem drei Lipid-Formulationen von Amphotericin B verfügbar: Amphotericin B Kolloidal-Dispersion (ABCD, Amphocil® oder Amphotec®), Amphotericin B Lipid Complex (ABLC; Abelcet®) und liposomales Amphotericin B (L-AMB; AmBisome®). Diese zeigten in Einzelstudien ein verbessertes Nebenwirkungsprofil bei vergleichbarer oder verbesserter Wirksamkeit. Die Lipidformulationen finden derzeit jedoch keine Anwendung als "first-line" Therapie von Aspergillosen oder anderen systemischen Mykosen. Die Substanzen werden eingesetzt, wenn Standardtherapie mit Amphotericin B versagt oder intolerable (v.a. nephrotoxische) Nebenwirkungen hervorruft. Kontrollierte vergleichende Studien zum exakten Wirkungsspektrum und Nebenwirkungsprofil der neuen Lipidformulationen bei unterschiedlichen Krankheitsbildern werden derzeit durchgeführt. Die Lipidformulationen von Amphotericin B erscheinen auch im Hinblick auf neuere pharmakologische Daten bei ZNS-Befall durch Aspergillen vielversprechend.

Derzeitige Empfehlung der Federal Drug Association (FDA, USA):

- Lipidformulationen von Amphotericin B sind zugelassen für Patienten mit invasiver Aspergillose (und ggf. Anderer invasiven Mykosen), die die Therapie mit konventionellem Amphotericin B nicht tolerieren oder unter dieser therapierefraktär sind, d.h.:
- Bei Entwicklung von Niereninsuffizienz (Kreatininanstieg >2.5 mg/dL) unter Amphotericin B Therapie
- Bei schweren und/oder persistierenden infusionsassoziierten Nebenwirkungen trotz adäquater Prämedikation und
- Bei Fortschreiten der Erkrankung bei ≥ 500mg Amphotericin B-Gesamtdosis

Neuere Azolderivate der 3. Generation (z.B. Voriconazol/UK-109.496, Posaconazol/SCH 56592, Ravuconazol/BMS-207147) sind wirksam gegen *Aspergillus*-Spezies und befinden sich in klinischen Studien der Phase II/III. Caspofungin (MK-991; Cancidas®), eine Substanz in der Klasse der Echinocandinderivate, ist kürzlich (Dez. 2001) aufgrund seiner guten Wirksamkeit und fehlender Kreuzresistenz zu Amphotericin B zur Behandlung der therapierefraktären invasiven Aspergillose oder bei intolerablen Nebenwirkungen der Standardtherapie zugelassen worden. Weitere Echinocandine (z. B. Micafungin/FK463) befinden sich in klinischer Testung.

Eine zusammenfassende Kurzbeschreibung der derzeit verfügbaren antimykotischen Substanzen findet sich in Abschnitt 2.3.3. "Kurze Übersicht der Antimykotika.

Einer erfolgreichen Initialtherapie sollte als Rezidivprophylaxe eine Suppressionstherapie mit Itraconazol in der Dosierung 400-800 mg/d folgen (☞ Tab. 2.31). Aufgrund der eingeschränkten Bioverfügbarkeit und verminderter Resorption bei AIDS-Patienten sollten Itraconazol-Spiegelbestimmungen durchgeführt werden. Der angestrebte Talspiegel nach 7 Tagen liegt bei > 500 ng/ml (Meßmethode: HPLC).

Indikation		Substanz	Dosierung	Therapie-Dauer
Akuttherapie	1. Wahl	Amphotericin B (Deoxycholat)	1-1,25 mg/kg/d i.v.	Bis zum klinischen Erfolg oder kumulative Gesamtdosis 1,5-2,0 g
	Alternativ	Evtl. In Kombination mit Flucytosin	50 mg/kg/d i.v.	(begleitend zur Gabe von Amphotericin B)
		Liposomales Amphotericin B (AmBisome®)	3-5 mg/kg/d i.v.	Bis zum klinischen Ansprechen
		Voriconazol (Vfend®)	6 mg/kg/KG, alle 12 h (in den ersten 24 h), dann 4 mg/kg/KG, 2 x/d	Bis zum klinischen Ansprechen
		Caspofungin (Cancidas®)	50-70 mg/d i.v.	Bis zum klinischen Ansprechen
		Itraconazol (bei geeigneten Patienten)	400-800 mg p.o. oder i.v.	Bis zum klinischen Ansprechen
Suppressionstherapie	1. Wahl	Itraconazol	400-800 mg p.o.	Unbegrenzte Langzeiterhaltungstherapie
	Alternativ	Amphotericin B	0,75 mg/kg i.v., 1-3 x/Woche	

Tab. 2.31: Therapieoptionen bei Aspergillose.

Häufig kann eine *Aspergillus*-Infektion nur durch eine chirurgische Resektion der betroffenen Areale vollständig unter Kontrolle gebracht werden. Dieses Vorgehen ist jedoch nur bei Vorliegen von wenigen pulmonalen Herden sinnvoll.

2.3.2. Endemische Mykosen

2.3.2.1. Histoplasmose

2.3.2.1.1. Einleitung und Epidemiologie

Die Histoplasmose ist die **häufigste endemische Systemmykose bei HIV-Infektion**. Der Krankheitserreger *Histoplasma capsulatum* (in seltenen Fällen auch *Histoplasma dubiosii*) bevorzugt feuchtwarme Klimazonen und ist endemisch im Mittelwesten der USA (Ohio-, Mississippi-und Missouri-Stromgebiete), in Zentral- und Südamerika, Afrika, Karibik und Südostasien. In Europa ist die Erkrankung selten und in der Regel mit einem (auch länger zurückliegenden) Aufenthalt in einem Endemiegebiet in Verbindung zu bringen.

Bei Patienten, die in endemischen Regionen leben oder gereist sind, kann die Histoplasmose in bis zu

75 % der Fälle das erste AIDS-definierende Ereignis darstellen. Das Krankheitsbild wurde daher 1985 nachträglich in die Liste der CDC-Diagnosekriterien für AIDS aufgenommen.

2.3.2.1.2. Erreger und Pathogenese

Histoplasma capsulatum ist ein thermophiler, dimorph wachsender Pilz, der sich bei Temperaturen > 35°C von infektiösen Microconidien in eine nichtinfektiöse Hefeform umwandelt. Das natürliche Reservoir ist der Erdboden, der mit stickstoffreichen Fledermaus- oder Vogelexkrementen angereichert ist. *H. capsulatum* wächst dort oder in Kultur bei Temperaturen < 35 °C unter Bildung von Macroconidien und kleineren, infektiösen Microconidien.

Übertragungsmodus ist die Inhalation von sporenhaltigen Aerosolen. Die Hefezellen werden von Alveolarmakrophagen phagozytiert, vermehren sich in diesen und zerstören die Zelle. Beim immunkompetenten Wirt werden durch zellvermittelte Immunität Makrophagen aktiviert, die die Proliferation der Hefezellen hemmen. Diese phagozytotische und fungistatische Funktion der Makrophagen gegen *H. capsulatum* ist bei HIV-infizierten Patienten alteriert. Selten ist die Haut Eintrittspforte für die Infektion.

2.3.2.1.3. Klinik

Bei Gesunden verläuft die Erkrankung meist asymptomatisch und selbstlimitierend. Durch Inhalation sporenhaltiger Staubpartikel kommt es zu einem flüchtigen pulmonalen Infiltrat und dem Nachweis der Erreger in regionalen Lymphknoten. In Abhängigkeit von Erregermenge und Grunderkrankung kommen jedoch auch akute oder chronische kutane, pulmonale oder disseminierte Verlaufsformen vor.

Bei AIDS-Patienten manifestiert sich die Histoplasmose zu 95 % als disseminierte Erkrankung und stellt in der Regel eine Reaktivierung einer früheren Infektion dar. Unter Immunsuppression entwickelt sie sich zu einem bedrohlichen Krankheitsbild mit

- Fieber
- Gewichtsverlust
- Hepatosplenomegalie (25 %)
- Lymphadenopathie (25 %)
- Panzytopenie
- Dissemination der Erreger in alle Organe

Bei 50 % der Patienten kommt es zu Husten und Dyspnoe. Bis zu 20 % der Betroffenen stellen sich mit einem sepsisähnlichen Krankheitsbild und ausgeprägter Schocksymptomatik vor. Das Spektrum der radiologischen Thoraxbefunde reicht von Normalbefunden über fokale Infiltrationen, Rundherde, Kavernen, Pleuraergüsse und hiläre Adenopathien bis hin zu diffusen, interstitiellen oder reticulonodulären Infiltraten.

Eine **zentralnervöse Histoplasmose** tritt in bis zu 20 % der Fälle auf und manifestiert sich als Enzephalopathie, Meningitis oder fokale, parenchymatöse cerebrale Raumforderung. Klinisch kommt es zu Fieber, Kopfschmerzen, Bewußtseinstrübungen, epileptischen Anfällen und fokalneurologischen Defiziten. In der Liquordiagnostik zeigt sich eine Pleozytose, Erhöhung des Protein- und Verminderung des Glucosegehaltes.

Hautläsionen im Sinne von Papeln, pustulärer Follikulitis, ulzerativen Plaques, erythematösen Veränderungen mit zentralen, papulonekrotischen Läsionen oder Erythema multiforme- und

Rosazea-ähnlichen Hautveränderungen sind in ca 10 % der Fälle beschrieben.

Gastrointestinale Histoplasmosemanifestationen (Häufigkeit 10 %) umfassen Diarrhoen, abdominelle Schmerzen, intestinale Obstruktion oder -perforation, gastrointestinale Blutungen und Peritonitis. Fokale Läsionen finden sich nicht selten im Dünndarm und rechten Kolon.

In sehr selten Fällen kann es zu bilateraler Chorioretinitis, Adrenalitis, Perikarditis, Pankreatitis oder Prostataabszessen kommen.

2.3.2.1.4. Diagnostik

Der kulturelle Nachweis von *Histoplasma capsulatum* ist oft schwierig und langwierig, da der bradytrophe Erreger langsam wächst (1 bis 6 Wochen). Er konnte bisher aus

- Knochenmark
- Blut
- Sputum
- Lungengewebe
- Lymphknoten (Makrophageninfiltrate; ☞ Abb. 2.57b)
- Haut
- Liquor
- Hirn
- Colon
- Leber
- Peritonealflüssigkeit
- Urin

isoliert werden. Kulturen aus Blut und Knochenmark waren in bis zu 90 % positiv. Es sollte stets auch im peripheren Blutausstrich auf intrazelluläre Hefezellen untersucht werden.

Histopathologische Verfahren mit PAS- oder Silberfärbung können häufig schneller zur Diagnosesicherung führen. Morphologisch finden sich Granulome, lymphozytäre und histiozytäre Aggregate sowie Makrophageninfiltrate (☞ Abb. 2.51b).

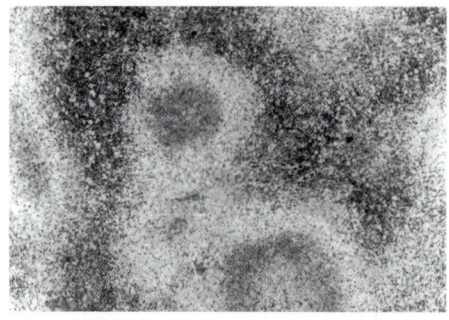

a

b

Abb. 2.57a+b: **a**: Lymphadenitis mit mehreren Ne-krosezonen (38 x Vergrößerung; HE-Färbung), **b**: Hi-stologischer Nachweis von Histoplasma capsulatum, z.T. in Makrophagen. Es stellen sich dichte, zum Teil in-trazelluläre Ansammlungen mit einem Durchmesser von etwa 2-4 mm großen Zellen dar (gleiches Präparat wie a).Hierbei ist zu beachten, daß die Unterscheidung bzw. Abgrenzung zu *P. carinii, P. marneffei* sowie *C. neoformans* schwierig sein kann.

Serologische Untersuchungen mit Komplement-Bindungsreaktion (KBR) sind in 50-70 % der Fälle positiv, jedoch langwierig und zeitaufwendig. Der Nachweis von Histoplasma-Polysaccharid-Antigenen in Körperflüssigkeiten mit Radioim-mun-Essay oder Enzym-Essay unter der Verwen-dung von polyklonalen Antikörpern erlaubt eine schnellere Diagnosefindung. Die von Wheat 1995 erhobenen Daten zur Sensitivität dieser Methode sind in Tab. 2.32 zusammengefaßt.

Körper-flüssigkeit	Serum	Urin	Liquor	BAL
Antigen-nachweis	86 %	95 %	70 %	67 %

Tab. 2.32: Sensitivität des Nachweises von Histo-plasma-Posaccharid-Antigenen in Körperflüssigkeiten mit Radioimmunassay.

Dieser Antigennachweis kann in bis 10 % der Fälle negativ ausfallen, vor allem bei milderen, lokali-sierten Verlaufsformen. Die Spezifität der Metho-de beträgt mehr als 98 %.

2.3.2.1.5. Therapie

Die unbehandelte disseminierte Histoplasmose verläuft bei HIV-infizierten Patienten tödlich. Mittel der Wahl für die initiale Therapie der mit-telgradigen bis schweren Histoplasmose ist die in-travenöse Applikation von Amphotericin B (0,5-0,75 mg/kg/Tag) bis zu einer Gesamtdosis von 1-2 g oder bis zu klinisch-stabilem Zustand des Patien-ten (☞ Tab. 2.33). Bei milderen Verlaufsformen der Erkrankung konnte mit einem Therapieregime von 3 x 200 mg Itraconazol für drei Tage und an-schließend 2 x 200mg der Substanz für weitere 12 Wochen in 85 % der Fälle eine Remission erzielt werden. Für Ketoconazol wurden lediglich An-sprechraten von 9-20 % beschrieben, so daß dieses Antimykotikum für die Histoplasmosetherapie praktisch keine Bedeutung hat.

2.3.2.1.6. Suppressionstherapie

Einer Induktionstherapie nach zuvor erwähnten Schemata folgt eine lebenslange Erhaltungsthera-pie zur Rezidivprophylaxe. Ohne Suppressions-therapie treten in den ersten 6 Monaten nach er-folgreicher Initialtherapie fast immer Rezidive auf. Therapieregime mit 1-2 g Amphotericin B gefolgt von 50-80 mg wöchentlich oder alle zwei Wochen zeigten in Studien ein Überleben von mehr als 90 %. In einer prospektiven Studie mit oraler Ap-plikation von 2 x 200 mg Itraconazol kam es ledig-lich bei 5 % der 42 untersuchten Patienten zu Rezi-diven.

2.3.2.1.7. Zusammenfassung

Die Histoplasmose ist eine lebensbedrohliche Pilz-infektion bei Patienten mit HIV-Infektion. Als AIDS-definierendes Ereignis manifestiert sie sich bei HIV-Patienten als disseminierte Erkrankung. Zur Diagnosesicherung dient die kulturelle An-züchtung des Erregers aus Blut und anderen Me-dien. Trotz der heutigen guten Verfügbarkeit von Azolderivaten als Therapieoption sind Rezidive nach Akuttherapie häufig und eine lebenslange Fortsetzung der oralen Suppressionstherapie ist indiziert. Antimykotische Primärprophylaxe wird

Indikation	Therapie	Substanz	Dosierung	Therapiedauer
Akuttherapie der moderaten bis schweren Verlaufsform	1. Wahl	Amphotericin B	0,5-0,75 mg/kg i.v.	10-14 Tage oder bis zu einer Gesamtdosis von 1-2g
	Alternativ	Liposomales Amphotericin B	1-3 mg/kg i.v.	10-14 Tage
Akuttherapie der milden Verlaufsform	1. Wahl	Itraconazol	3 x 200 mg (3 Tage), dann 2 x 200 mg	10-12 Wochen
	Alternativ	Fluconazol	2 x 400 mg	10-12 Wochen
	1. Wahl	Itraconazol	2 x 200 mg	Lebenslange Rezidivprophylaxe
	Alternativ	Fluconazol	2 x 200 mg	Lebenslange Rezidivprophylaxe

Tab. 2.33: Therapieoptionen bei Histoplasmose.

derzeit nicht empfohlen, da sie als nicht kosteneffektiv angesehen wird.

2.3.2.2. Coccidioidomykose

2.3.2.2.1. Einleitung

Die Coccidioidomykose ist eine in Nord- und Südamerika endemische Mykose, die durch den Erreger *Coccidioides immitis* verursacht wird.

Während die Erkrankung beim Immunkompetenten als subklinische oder milde respiratorische Erkrankung verläuft, kommt es bei HIV-Patienten und Individuen mit gestörter T-Zell-Funktion zu schweren Krankheitsverläufen mit nicht selten tödlichem Ausgang. Die disseminierte Coccidioidomykose wurde 1987 in die erweiterte CDC-Klassifikation als AIDS-definierendes Ereignis aufgenommen. In Arizona/USA ist die Erkrankung dritthäufigste AIDS-Erstmanifestation.

2.3.2.2.2. Erreger und Epidemiologie

Coccidioides immitis ist ein dimorpher Pilz, der nur in der westlichen Hemisphäre gefunden wird.

Die Endemiegebiete umfassen

* Argentinien
* Mittelamerika
* den Südwesten der USA (Californien, Arizona, Texas, New Mexico, Nevada, Utah)
* den Nordwesten Mexikos
* Das südliche San Joaquin-Tal in Californien und Arizona ist das Gebiet höchster Endemie

Diese Regionen sind gekennzeichnet durch niedrige Niederschlagsquoten, sandig-salzigen Boden und periodische Sandstürme. Im Boden wächst der Erreger in Myzelform mit septierten Hyphen. In warmer und trockener Umgebung bildet der Pilz Arthroconidien, die vom Wind verstreut werden können. Durch Inhalation dieser Partikel kommt es zur primären pulmonalen Infektion.

Aufgrund der wenigen zur Verfügung stehenden Daten ist es bisher nicht gänzlich geklärt, ob die Infektion bei HIV-infizierten als endogene Reaktivierung einer früher durchgemachten Infektion oder als Neu-Infektion einzuordnen ist. In einer prospektiven Studie an 170 HIV-Patienten in einem Endemiegebiet konnte beobachtet werden, daß in einem Beobachtungszeitraum von 5 Jahren 25 % der Kohorte eine aktive Coccidioidomykose entwickelten und daß das Risiko eine Coccidioidomykose zu entwickeln, signifikant mit niedrigen CD4-Helferzellzahlen unter 250/µl und dem Krankheitsstadium AIDS korrelierte. Es konnte jedoch kein Zusammenhang zwischen Hinweisen auf frühere Infektion mit *C. immitis* (Aufenthalt im Endemiegebiet > 2 Jahre, positiver Hauttest oder gar stattgehabte frühere Infektion) etabliert werden.

2.3.2.2.3. Klinik

Klinisch konnten 6 Hauptmanifestationsformen identifiziert werden.

* Mehr als 80 % der Patienten weisen einen **fokalen** oder **diffusen Lungenbefall** (☞ Abb. 2.58a) auf
  - Bei den fokalen Verlaufsformen zeigen sich radiologisch alveoläre Infiltrate, diskrete Rundherde, hiläre Lymphknoten, Kavernen oder Pleuraergüsse.

- Die diffuse pulmonale Verlaufsform ähnelt der Pneumocystis-carinii-Pneumonie, die nicht selten begleitend auftreten kann.

• Beide pulmonale Formen gehen häufig mit Hautbeteiligung einher, die durch Papeln, Pusteln, Knoten, subkutane Abszesse, Ulcera und verrucöse Granulome gekennzeichnet ist.

• Bei meningitischem Befall ist im Liquor eine lymphozytäre Pleozytose, Glucoseerniedrigung und erhöhter Proteingehalt nachzuweisen.

Die disseminierte Coccidioidomykose manifestiert sich in der Regel mit Befall extrathorakaler Lymphknoten und Leberbeteiligung. Weitere Zielorgane sind Niere, Schilddrüse, Peritoneum, Herz, Glandula pinealis, Ösophagus und Pancreas.

2.3.2.2.4. Diagnostik

In 90 % der Fälle gelingt die Diagnosesicherung durch positive Kultur, histologische Identifikation des Pilzes oder deren Kombination. *C. immitis* benötigt 5 Tage zum Wachstum in Kultur (Brain/Heart-Infusion-Agar mit Gentamicin und Cyclohexamid; ☞ Abb. 2.58b). Bei Patienten mit rapid-progredienter Symptomatik (z.B. reticulonodulärem Befall der Lunge) kann durch transbronchiale Biopsie mit histologischer Aufarbeitung (Silber- oder Papanicolaou-Färbung) ein rascherer Nachweis herbeigeführt werden. Blutkulturen sind in 12 % der Fälle positiv und 60 % der Patienten mit kokkzidialer Meningitis haben positive Liquorkulturen.

Die serologischen Standardtests (Komplement-Bindungs-Reaktion) sind in ca. 90 % der Patienten mit aktiver Coccidioidomykose positiv. Negative Serologien finden sich v.a. bei diffusen pulmonalen Infiltraten. Die Höhe des KBR-Titers reflektiert mykotische Aktivität und offeriert somit eine gute Möglichkeit zur Überwachung der Therapie. Hauttests sind keine zuverlässigen diagnostischen Marker.

2.3.2.2.5. Therapie

Die therapeutische Ansprechrate für die Behandlung der Coccidioidomykose bei AIDS-Patienten liegt bei <50 %. Mit 70 % ist die Mortalität am höchsten für die disseminierte pulmonale Verlaufsform. Für diese oder andere disseminierte Manifestationsformen ist, in Anlehnung an Therapieschemata für die Histoplasmose, Amphotericin

B i.v. die Therapie der Wahl für die Initialbehandlung. Itraconazol wurde in Studien bei nicht HIV-infizierten Patienten eingesetzt und führte in diesem Kollektiv bei 70 % zu einem Therapieerfolg. Die Wirksamkeit bei HIV-Patienten ist nicht bekannt. In der Therapie der kokkzidialen Meningitis konnten Studien bei 80 % ein therapeutisches Ansprechen für die Fluconazoltherapie dokumentieren. Insgesamt gibt es bisher keine klare Datenlage, die eine Empfehlung für die Standardtherapie der Coccidioidomykose erlaubt. Nach derzeitiger Expertenmeinung sollte einer Initialbehandlung mit Amphotericin B (0,5-0,7mg/kg/d i.v.) bis zum klinischen Ansprechen eine lebenslange Erhaltungstherapie folgen. Hierfür stehen verschiedene Therapieregime zur Verfügung:

• 200-400 mg Fluconazol/Tag

• 200-400 mg Itraconazol/Tag oder

• die wöchentliche Administration von Amphotericin B (0,75 mg/kg i.v., 1-3 x/Woche)

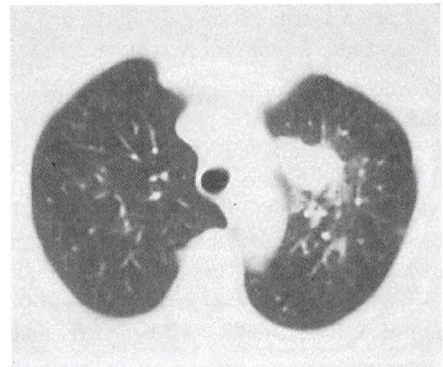

a

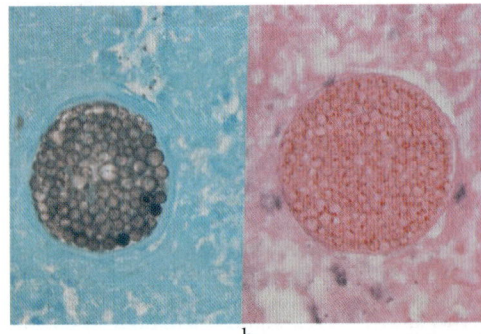

b

Abb. 2.58 a+b: Fokaler Lungenbefall bei Coccidioidomykose. **a**: CT Thorax; **b**: Histologischer Nachweis von *C. immitis* aus der Lungenbiopsie (multiple Granulome mit Nachweis Endosporen-haltiger Spherulen).

2.3.2.3. Blastomykose

2.3.2.3.1. Epidemiologie und Erreger

Die Blastomykose ist eine seltene, in Nordamerika endemische Mykose, die durch den thermisch dimorphen Pilz *Blastomyces dermatitidis* verursacht wird. Ihre Inzidenz bei Individuen mit geschwächter zellulärer Immunität ist jedoch steigend, so daß sie an dieser Stelle kurz Erwähnung finden sollte. Es kommt in der Regel zu einem pyelogranulomatösen Erkrankungsbild und die Mortalitätsrate bei AIDS- und anderen immunsupprimierten Patienten liegt bei bis zu 30-40 %.

Der Pilz wächst in Böden mit hohem organischen Gehalt und saurem PH, bildet bei 25°C Mycelien mit oder ohne Conidien und wächst bei 37°C in Hefeform. *Blastomyces dermatitidis* ist endemisch in den Feuchtgebieten Nordamerikas entlang den Mississippi-, Missouri- und Ohio-Stromgebieten und erstreckt sich bis Quebec, Manitoba und Ontario.

Die Infektion erfolgt durch Inhalation von Conidien und tritt wie bei anderen endemischen Mykosen in der Regel bei HIV-Patienten mit CD4-Zellen unter 200/μl auf.

2.3.2.3.2. Klinik

Das klinische Spektrum der Erkrankung ist breit, es sind jedoch zwei Hauptmanifestationsformen mit in etwa gleicher Häufigkeit beschrieben: eine **lokale pulmonale** und die **disseminierte oder extrapulmonale Verlaufsform**.

Patienten mit pulmonaler Blastomykose stellen sich mit Fieber, Gewichtsverlust, Husten, selten auch Dyspnoe und pleuritischem Thoraxschmerz vor. In der radiologischen Bildgebung des Thorax können fokaler Lappenbefall, miliare oder diffuse, interstitielle Veränderungen, bihiläre Lymphadenopathie, Kavernen und Pleuraergüsse nachgewiesen werden

Die disseminierte Erkrankung manifestiert sich mit Unwohlsein, Husten, Dyspnoe, ausgeprägtem Gewichtsverlust bis hin zum fulminanten Sepsissyndrom. In 40 % der Fälle kommt es zu ZNS-Beteiligung, mit cerebralen Abszessen oder lymphozytärer Meningitis. Darüber hinaus kann es zum Befall von Milz, Nieren, Knochenmark, Lymphknoten, Schilddrüse, Herz, Pankreas, Prostata, M. Psoas, Gallenblase und Haut kommen.

Die Hautbeteiligung, die im normalen Patientenkollektiv in 50-60 % der Fälle auftritt, kommt bei HIV-Patienten interessanterweise nur mit 20 % Häufigkeit vor.

2.3.2.3.3. Diagnostik

Kulturelle Anzucht und histopathologische Untersuchung sind in über 90 % der Fälle positiv. Schnellste Nachweismethode ist der mikroskopische Nachweis der charakteristischen doppelbrechenden Wand von einzelnen Hefezellen in der KOH(10 %)-Färbung. Serologische Nachweismethoden einschließlich Komplement-Bindungsreaktion und Immuno-Diffusionstests haben keinen Stellenwert in der Diagnostik.

2.3.2.3.4. Therapie

Gesamtdosis von 1,5-2,5g. Bei milden Verlaufsformen kann alternativ nach Amphotericin B-Induktion (mindestens 1g Gesamtdosis) mit Itraconazol (200-400 mg) weitertherapiert werden. Ketoconazol (400-800 mg/d) ist ebenfalls therapeutisch wirksam. Zur Vermeidung von Rezidiverkrankungen muß eine orale Langzeit-Erhaltungstherapie mit Itraconazol durchgeführt werden. Der Stellenwert von Fluconazol in der Behandlung der Blastomykose ist unklar.

2.3.2.4. Penicillose

2.3.2.4.1. Einleitung und Epidemiologie

In den letzten Jahren hat mit *Penicillium marneffei* ein weiterer endemischer Mykoseerreger an Bedeutung für die HIV-Infektion gewonnen.

Disseminierte *Penicillium marneffei*-Infektionen konnten als häufige Ursache für Morbidität und Mortalität von in Südostasien lebenden und reisenden HIV-Patienten identifiziert werden. In Nord-Thailand ist die durch *P. marneffei* verursachte Penicillose dritthäufigstes AIDS-definierendes Ereignis nach Tuberkulose und Kryptokokkose. *P. marneffei* wurde erstmals 1956 aus einer Vietnamesischen Bambusratte (Rhizomys sinensis) isoliert. Erkrankungen bei Mensch und Tier traten in Südchina, Hongkong, Thailand und Vietnam auf. Bei Patienten aus anderen Ländern kann in der Regel der Zusammenhang mit einem Aufenthalt in einem Endemiegebiet festgestellt werden. Erregerreservoir und Eintrittspforte sind noch nicht eindeutig identifiziert. Man vermutet jedoch Inhalation oder Ingestion von sporenhaltigen Nagerexkrementen als häufige Übertragungswege.

2.3.2.4.2. Klinik

Die Penicillose manifestiert sich bei HIV-infizierten Patienten als disseminierte Erkrankung mit:

- Fieber
- Hautläsionen
- Husten
- Ausgeprägtem Gewichtsverlust
- Anämie
- Hepatosplenomegalie
- Lymphadenopathie
- Diarrhoe
- Pulmonaler Befall zeigt cavitäre Läsionen und alveoläre und interstitielle Infiltrationen

Die häufig auftretenden Hautläsionen erscheinen als generalisiertes papulöses Exanthem insbesondere an Stamm, Gesicht und Armen sowie hartem Gaumen. Die Papeln können z.T. zentrale Nekrosen aufweisen.

2.3.2.4.3. Diagnostik

Die Diagnosesicherung erfolgt durch kulturellen Nachweis des Erregers aus Knochenmark, Blut, Haut, Lymphknoten und Bronchoalveolarlavage. Darüber hinaus konnte der Erreger aus Stuhl, Schleimhautabstrichen, Leberbiopsaten, Liquor und gastrointestinalen Ulcerationen isoliert werden.

P. marneffei bildet auf Sabouraud/Glucose Agar bei 25°C ein charakteristisches rosafarbenes Pigment, das in den Agar diffundiert. Die Form der Hefezellen ist sphärisch oder oval. Sie lassen sich gut mit Methenamin-Silberfärbung nach Gomorri oder PAS-Färbungen anfärben. Die Histologie kann leicht mit der von *P. carinii* oder *H. capsulatum* verwechselt werden. Beim immunkompetenten Wirt kommt es zu einer granulomatösen Gewebsreaktion; bei Immunschwäche zeigt sich jedoch eine Nekrosebildung ohne Granulome.

Knochenmark- und Hautbiopsiepräparate weisen im Ausstrich zahlreiche intrazelluläre und extrazelluläre, basophile, sphärische, ovale und elliptische Hefezellen von 3-8 μm ∅ auf, oft mit zentraler Septierung. Periphere Blutausstriche zeigen häufig mit Hefezellen beladene neutrophile Granulozy-

ten. Serologische Nachweismethoden mit indirekter Immunfluoreszenz können Anhalt auf akute Infektion geben. Dennoch können positive Titer auch bei gesunden Individuen aus Endemiegebieten auftreten.

2.3.2.4.4. Therapie

Zum jetzigen Zeitpunkt liegen keine kontrollierten klinischen Daten zur Therapie der Penicillose vor. In vitro-Resistenzprüfungen an 30 *Penicillium marneffei*-Isolaten von HIV-infizierten Patienten zeigten hohe Sensibilität des Erregers bezüglich Itraconazol, Ketoconazol und Flucytosin. Für Amphotericin B wurde eine mittlere Wirksamkeit nachgewiesen, 73 % der Stämme waren Fluconazol-resistent.

Die Daten zu den therapeutischen Ansprechraten sind in Tab. 2.34 zusammengefaßt.

Antimy-kotikum	Dosierung	Therapie-dauer	Therapie-erfolg* in %
Ampho-tericin B	0,3-0,6 mg/kg/d	6-8 Wochen	77 %
Itracona-zol	2 x 200 mg/d	8-12 Wochen	75 %
Flucona-zol	2 x 200 mg/d**	8 Wochen	36 %

Tab. 2.34: Therapeutische Ansprechraten bei Penicillose.
* Klinisches und mikrobiologisches Ansprechen.
** alternativ 1 x 400 mg/Tag.

2.3.2.4.5. Erhaltungstherapie

Nach den vorliegenden Daten erlitten mehr als 50 % der Patienten mit primärem Therapieerfolg ein Rezidiv in den ersten 6 Monaten Therapieende. Daher wird eine Sekundärprophylaxe mit Itraconazol oder Amphotericin B empfohlen.

2.3.2.5. Sporotrichose

2.3.2.5.1. Einleitung und Epidemiologie

Die Sporotrichose wird durch den weltweit verbreiteten dimorphen Pilz *Sporothrix schenckii* verursacht. Infektionen werden vor allem in tropischen und subtropischen Regionen beobachtet. Der Erreger läßt sich in Erde, feucht-fauliger Vegetation und Pflanzenmaterial (z. B. Moos) nachweisen.

Die häufigste Manifestationsform der Sporotrichose ist die limitierte lymphocutane Verlaufsform als Folge kutaner Inokulation und folgender lymphatischer Ausbreitung. In selteneren Fällen kann eine disseminierte Sporotrichose auftreten, die durch kutane Inokulation, inhalativ oder selten auch durch Ingestion verursacht werden kann. Infektionen sind zumeist sporadisch und nicht selten assoziiert mit Traumata infolge von Außenarbeiten. Selten kann es zur zoonotischen Ausbreitung durch infizierte Katzen oder grabende Tierarten wie z.B. Armadillos kommen.

> Die disseminierte Verlaufsform tritt fast ausschließlich bei immuninkompetenten Patienten auf und die Anzahl der in der Literatur beschriebenen HIV-assoziierten Sporotrichosen ist steigend.

2.3.2.5.2. Klinik

In einer Metaanalyse aller in der Literatur beschriebenen HIV-assoziierten disseminierten Sporotrichosen von Al-Tawfiq und Woods waren diffuse ulzerative Hautläsionen bei allen erkrankten Patienten nachzuweisen. Andere Verlaufsformen zeigen ZNS-, Augen-, Gelenk-, Milz und/oder Knochenmarkbeteiligung. Die pulmonale Sporotrichose weist eine hohe Mortalitätsrate auf. *S. schenckii*-Fungämie ist jedoch selten.

Die Sporotrichose tritt fast ausschließlich bei weit fortgeschrittenem HIV assoziierten Immundefekt (CD4<100-200) auf und scheint bevorzugt bei Männern vorzukommen. In 20 % der Patienten war die Sporotrichose die Erstmanifestation der HIV-1 Infektion.

2.3.2.5.3. Diagnostik

In der Regel gelingt die Diagnosesicherung durch positive Kultur von Biopsiematerial aus Hautläsionen oder den betroffenen Organen. Der Erreger läßt sich auch aus Synovialflüssigkeit, Liquor, Sputum und in seltenen Fällen auch aus Blut anzüchten. In der Kultur bei 30°C bildet *Sporothrix schenckii* kleine weißliche Kolonien, die sich später braunschwarz verfärben können und rosettenartige Cluster bilden. Bei 37°C verändern sich die Myzelien zu hefeartigen Strukturen und mikroskopisch lassen sich zigarrenförmige Partikel nachweisen, die für *S schenckii* charakteristisch sind.

In Biopsiematerial können in der Schiff-Färbung oder mit Grocott-Gomori-Methamine-Silbernitrat-Färbung charakteristische zigarrenförmige Sporen nachgewiesen werden.

2.3.2.5.4. Therapie

Spontane Besserung einer Sporotrichose ist sehr selten, daher sollten alle Patienten behandelt werden. Zur Therapie der Sporotrichose liegen keine kontrollierten Studien vor. Therapie der Wahl bei HIV-1 infizierten Patienten ist Amphotericin B 0,7-1 mg/kg/d bis zur Maximaldosis von 1,5-2g. Alternativ kann Itraconazol 200-400 mg p.o. oder i.v appliziert werden. Derzeit liegen keine kontrollierten Daten zur Erhaltungstherapie nach stattgehabter Sporotrichose vor. Dennoch wird eine Langzeitsuppressionstherapie mit Itraconazol (200 mg/d p.o.) empfohlen.

2.3.3. Kurze Übersicht der antimykotischen Substanzen

☞ Tab. 2.35.

2.3.3.1. Polyen-Antimykotika

Substanzen der Polyen-Substanzklasse der Antimykotika binden an Sterole, vor allem das wichtigste Sterol der Pilz-Zellmembran Ergosterol. Dies zerstört die osmotische Integrität der Fungusmembran und führt zu einem Verlust von Kalium, Magnesium, Zuckern und Metaboliten und letztendlich zum Zelltod.

Amphotericin B wurde erstmals 1955 aus *Streptococcus nodosus* isoliert. Es handelt sich um einen amphoterischen Wirkstoff, der aus einer hydrophilen Polyhydroxylkette an einer Seite und einer lipophilen Polyenhydrocarbonkette an der anderen Seite besteht. Amphotericin B ist schlecht wasserlöslich.

Amphotericin B ist mittlerweile in vier Formulationen verfügbar. Das klassische Amphotericin B Deoxycholat ist seit 1960 erhältlich und ist eine Kolloidalsuspension von Amphotericin B, bei der ein Gallensalz (Deoxycholat) als Lösungsmittel dient.

Diese Präparation hat eine hohe Toxizität, die reduziert werden kann, indem eine Lipid-Trägersubstanz eingesetzt wird. Daher wurden drei Lipidformulationen von Amphotericin B zugelassen (vergleiche auch Kap. 2.3.1.2.2 "Aspergillose"):

Substanz-klasse	Polyene	Azole	Antimetabolite	Echinocandine	Allyamine
Substan-zen	• Amphotericin B deoxycholat • Amphotericin B Lipid Complex (ABLC) • Amphotericin B Colloidal Dispersion (ABCD) • Liposomales Amphotericin B (L-AMB) • Liposomales Nystatin	• Ketoconazol • Fluconazol • Itraconazol • Voriconazol • Posaconazol (SCH-56592 • Ravuconazol (BMS-207147 oder ER-30346)	• Flucytosin	• Caspofungin (L-743,872 und MK-0991) • Anidulafungin (VER-002 und LY303366) • Micafungin (FK463)	• Terbinafin

Tab. 2.35: Antimykotische Substanzen zur systemischen Therapie von Mykosen.

- Amphotericin B Colloidal Dispersion (ABCD; Amphocil® or Amphotec®)
- Amphotericin B Lipid Complex (ABLC; Abelcet®)
- Liposomales Amphotericin B (L-AMB; AmBisome®)

Der Wirkmechanismus ist bei allen Substanzen gleich und beruht auf der intrinsischen Aktivität von Amphotericin B. Die Lipidformulationen von Amphotericin B werden derzeit nicht als Therapie der ersten Wahl bei der Behandlung invasiver Mykosen empfohlen, sondern sind derzeit therapierefraktären Aspergillosen oder Nephrotoxizität unter der Standardtherapie mit Amphotericin B Deoxycholat vorbehalten. Genaue Daten aus kontrollierten, vergleichenden Studien zur klinischen Wirksamkeit und dem Nebenwirkungsprofil der einzelnen Substanzen liegen derzeit noch nicht vor.

Das Wirkspektrum von Amphotericin B bei invasiven Mykosen ist in Tab. 2.24 zusammengefaßt.

Liposomales Nystatin (Nyotran®) ist ein lipid-assoziiertes Polyen-Antimykotikum. Es besteht aus Nystatin, das in Liposomen, die Dimyristoyl-phosphotidyl-Cholin und Dimyristoyl-phosphotidyl-Glycerol enthalten, inkorporiert wird. Diese wurden 1987 erstmals entwickelt, um die systemische Toxizität von Nystatin zu verbessern. Der Wirkmechanismus ist vergleichbar mit dem von Amphotericin B. Das antimykotische Wirkungsspektrum ist breit mit Aktivität gegen Candida

spp., *Cryptococcus neoformans*, und *Aspergillus* spp.. Die Substanz befindet sich in späten Phase III Klinischen Studien.

2.3.3.2. Azolderivate

Alle Azolderivate wirken durch die Inhibierung der Cytochrom-P450-14a-Demethylase (P45014DM). Dieses Enzym wird zur Sterolbiosynthese benötigt und katalysiert die Transformation von Lanosterol zu Ergosterol.

Pharmakologische Daten sowie Wechsel- und Nebenwirkungen der gebräuchlichsten Azol-Antimykotika sind in den Tab. 2.36 und 2.37 zusammengefaßt. Daten zum antimykotischen Wirkspektrum der Azole sind in Tabelle 2.24 zusammengestellt.

Zu den Azolen der 3. Generation gehören **Voriconazol**, **Posaconazol** und **Ravuconazol**. Davon ist bisher nur Voriconazolvor kurzem zugelassen worden.

In der klinischen Entwicklung am weitesten fortgeschritten ist das neue Triazolderivat **Voriconazol** (Vfend®). Verglichen mit Fluconazol zeigt diese Substanz eine 1,6-160-fach verstärkte Inhibition der P45014DM in *C. albicans* und *A. fumigatus*-Lysaten. Voriconazol besitzt ein breites antimykotisches Wirkungsspektrum. Es wirkt fungistatisch auf *Candida* spp. und *Cryptococcus neoformans* und hat fungizide Aktivität gegen *Aspergillus* spp.. Voriconazol ist ebenfalls wirksam gegen *Blastomyces dermatitidis, Coccidioides immitis, Histoplasma*

Wirkstoff	Amphotericin B	Fluconazol	Itraconazol	Flucytosin	Ketokonazol
Bioverfügbarkeit nach oraler Applikation	< 5 %	> 80 %	55 %	> 80 %	25 %
Serumspitzenspiegel (mg/l)	2-3	5-10 (200-400 mg) 30 (800 mg)	0,5-1,1	40-70	3
Serum HWZ (h)	20-24 (in der Endphase 15 Tage)	25-30	24-36	3-4	2-9
Liquorkonzentration (% von Plasma)	2-4	70	< 1	> 75	< 10
Ausscheidung	Renal tgl. ca. 5 % und biliär	Renal	Renal (35 %), Rest fäkal	Vorwiegend renal	Renal und biliär

Tab. 2.36: Pharmakologische Daten der gebräuchlichsten Antimykotika.

capsulatum, und *Penicillium marneffei.* Die Substanz besitzt darüberhinaus eine verbesserte Wirksamkeit gegen Fluconazol-resistente *C. glabrata* und *C. krusei* Stämme. Voriconazol kann sowohl per os (2 x 200 mg/d) als auch intravenös (3-6mg/kg alle 12 h) verabreicht werden.

Posaconazol liegt ausschließlich in oralen Formulationen (Tabletten und Suspension) vor. Erste Daten aus Phase I Studien zeigten ein ausgezeichnetes Nebenwirkungsprofil. Genaue Dosierungsempfehlungen liegen derzeit noch nicht vor. Die Substanz befindet sich in Phase II-III der klinischen Entwicklung.

Die Wirksamkeit von **Ravuconazol** auf die P45014DM ist vergleichbar mit der von Itraconazol. Die Substanz besitzt antimykotische Aktivität gegen *Candida* spp., *Cryptococcus neoformans, Aspergillus fumigatus.* Gegen *Sporothrix schenckii* ist die Wirksamkeit limitiert. Derzeit gibt es nur eine orale Formulation der Substanz, Dosierungsempfehlungen liegen jedoch derzeit nicht vor (Klinische Studienphase II und III).

2.3.3.3. Antimetaboliten

Flucytosin ist ein Pyrimidinderivat und wirkt antimykotisch als Antimetabolit durch Inhibition der Pilz-Proteinsynthese. Die Hemmung beruht darauf, daß Uracil durch 5-Flurouracil in der Pilz-RNA ersetzt wird. Außerdem hemmt Flucytosin die Thymidylatsynthetase durch 5-Furodeoxyuridin-Monophosphat und inhibiert so die DNA-Synthese des Pilzes.

Flucytosin ist wirksam gegen *Candida* spp., *Aspergillus* spp. und *Cryptococcus neoformans.*

Flucytosin (Ancotil®) wird in der Regel i.v. appliziert in einer Dosierung von 50-75 mg/kg/d. Neben- und Wechselwirkungen mit anderen Substanzen sind in Tab. 2.37 zusammengefaßt.

2.3.3.4. Echinocandine

Die Echinocandine gehören zu einer neuen Substanzklasse der Antimykotika und wirken fungizid durch die spezifische Hemmung der 1,3-beta-D-glucan-Synthese. Dieses Polysaccharid ist eine wichtige Komponente der Zellwand vieler pathogener Pilze, ist nicht in menschlichen Zellen vorhanden und ist somit ein attraktives Target für spezifische antimykotische Aktivität.

Derzeit ist nur **Caspofungin** (L-743,872 und MK-0991; Cancidas®) aus dieser Substanzklasse zugelassen. Zwei weitere Substanzen befinden sich in Phase II/II klinischer Testung:

- **Anidulafungin** (VER-002 und LY303366) und

- **Micafungin** (FK463)

Caspofungin (Cancidas®) wirkt fungizid auf *Candida* spp und hat Aktivität gegen *Aspergillus* spp. Die Substanz hat keine Wirksamkeit auf *Cryptococcus neoformans.* Capsofungin wird i.v. appliziert in einer Dosierung von 50-70mg/d und wurde kürzlich für die Behandlung der therapierefraktären oder standardtherapietoxischen invasiven Aspergillose zugelassen. Ein Einsatz als "first-line"-

Wirkstoff	Fluconazol	Itraconazol	Amphotericin B	Flucytosin
Neben-wirkungen	Gut verträglich, 10 % Gastrointestinal-trakt: Übelkeit, Erbrechen, Diarr-hoe seltener ZNS (Kopf-schmerzen, Schwin-del, periphere Ner-venstörungen) und Exanthem, Trans-aminasenanstieg	Selten Übelkeit, Er-brechen, Kopf-schmerzen, Schwin-del, Pruritus, Thrombo- und Leukopenie, Nebenniereninsuffi-zienz	Fieber, Schüttelfrost (15-20 Min nach Infusionsbeginn), **Nephrotoxizität** (!), renale tubuläre Azi-dose, Elektrolyt-verlust, Muskel- und Gelenk-schmerzen, Gast-rointestinaltrakt: Übelkeit, Erbre-chen, Diarrhoe, Kopfschmerzen, Herzrhythmusstö-rungen, Flush, Thrombophlebitis an Injektionsstelle, Anämie, Ototoxizi-tät	10 % reversible Knochenmarksde-pression (Anämie, Leukopenie, Thrombopenie), Transami-nasenanstieg, selte-ner Gastrointesti-naltrakt: Übelkeit, Erbrechen, Diar-rhoe, Halluzinatio-nen, Schwindel, Kopfschmerzen
Alkylanzien	Unter Fluconazol-therapie Wirkungsver-stärkung von Phe-nytoin und anderen Antikonvulsiva, Cumarinderivaten, Sulfo-nylharnstoffen, Theophyllin, Saqui-navir, Cyclosporin A und Digoxin	Rifampicin *ernied-rigt*, Ritonavir *er-höht* die Serumspie-gel von Itraconazol, Einnahme von Ter-fenadin und Aste-mizol ist unter Therapie kontrain-diziert. Cave bei al-len Substanzen mit Abbau über CYP 450 3A4	Wirkungsverstär-kung von: Digitalispräparaten (durch Hypo-kaliämie) und Mus-kelrelaxanzien. Er-höhung der Ne-phrotoxizität durch Aminoglykoside, Vancomycin und Alkylanzien	Erhöht die Wirk-samkeit von Ampho B, mikrobiologische Aufhebung der an-timykotischen Wir-kung durch gleich-zeitige Gabe des Zy-tostatikums Cyto-sin-Arabinosid
Besonder-heiten		Kontraindikation bei Gravidität (Te-ratogenität im Tierversuch), Fett-reiche Mahlzeit und Cola erhöhen die Resorptionsrate, Spiegelkontrolle er-forderlich	**Intensives Thera-piemonitoring!** Elektrolytsubstitu-tion, ggf. Prämedi-kation mit Me-tamizol, Antihista-minika, Anti-emetika zur Reduk-tion subjektiver NW	Dosisreduktion bei eingeschränkter Nierenfunktion, es sind Todesfälle durch Agranulozy-tose und Leberne-krosen beschrieben

Tab. 2.37: Neben- und Wechselwirkungen der gebräuchlichsten Antimykotika.

Therapie bei invasiven Mykosen wird derzeit nicht empfohlen.

Anidulafungin befindet sich derzeit in Phase II-III der klinischen Testung. Die Substanz ist aktiv gegen *Candida* spp und *Aspergillus* spp. Die *in vitro* Aktivität gegen *Histoplasma capsulatum*, und *Blastomyces dermatitidis* ist eingeschränkt, und es besteht keine Wirksamkeit gegen *Cryptococcus neoformans*. Die Substanz liegt in oralen und i.v.- Formulierungen vor. Es liegen derzeit keine konkreten Dosierungsempfehlungen vor.

Das Wirkspektrum von **Micafungin** ist vergleichbar zu dem der beiden obengenannten Substanzen und schließt auch azol-resistente *Candida* Stämme ein. In einer Dosierung von 50mg/d als intravenöse Applikation über mindestens 10 Tage zeigte die Substanz gute Wirkung bei der Behandlung der HIV-assoziierten Candida-Oesophagitis. Die Substanz befindet sich derzeit in der Phase II-III der klinischen Testung.

2.3.3.5. Allylamine

Terbinafin ist ein Allylamin, strukturell verwandt mit Naftitin. Es ist das derzeit einzige Allylamin, das sowohl systemisch als auch topisch eingesetzt werden kann. Die Substanz inhibiert die Ergosterolbiosynthese durch Hemmung der Squalenepoxidase und wirkt somit fungizid, da dieses Enzym zur Sterolsynthese für die Pilz-Zellwand benötigt wird.

Terbinafin wird derzeit vor allem in der Therapie von Dermatophyten eingesetzt, hat jedoch *in vitro* Aktivität gegen *Candida* spp., *Aspergillus* spp. und Kryptokokken. Neuere Daten aus klinischen Studien zeigten Wirksamkeit gegen Fluconazolresistente *Candida* Stämme bei oropharyngealer Candidiasis. Weitere klinische Studien Phase II/III werden derzeit durchgeführt.

Der Handelsname ist Lamisil® und die typische Dosierung liegt bei 250 mg/d p.o..

> Unter den Nebenwirkungen ist das Auftreten schwerer Lebertoxizität besonders zu erwähnen. Die Leberwerte sollten deshalb regelmäßig kontrolliert werden.

2.3.3.6. Nebenwirkungen und Wechselwirkungen von Antimykotika

Bei Anwendung der o.g. Antimykotika sollte ein besonderes Augenmerk auf das breite Spektrum von Nebenwirkungen und v.a. Interaktionen mit anderen Medikamenten geworfen werden. Diese erfordern eine sorgfältige Medikamentenanamnese, ggf. Dosisanpassungen und engmaschiges Therapiemonitoring bezüglich Medikamententoxizität.

Die wichtigsten Neben- und Wechselwirkungen der einzelnen Substanzen sind in Tab. 2.37 zusammengefaßt.

2.4. Parasitäre Erkrankungen

2.4.1. Pneumocystis carinii-Pneumonie

2.4.1.1. Ätiologie und Pathogenese

Pneumocystis carinii ist ein opportunistischer Erreger, der nur bei immunsupprimierten Patienten zu einer manifesten Infektion, insbesondere Pneumonie, führt. Die erste Exposition mit Pneumocystis carinii findet in der Kindheit statt.

2.4.1.2. Epidemiologie

Vor dem Beginn der AIDS-Pandemie trat die PcP selten im Zusammenhang mit gestörter Immunabwehr, z.B. beim angeborenen Immunmangelsyndrom, nach Behandlung mit immunsupprimierenden Substanzen, nach Organtransplantation und nach intensiver Chemotherapie kindlicher Leukosen auf. Seit Anfang der 80er Jahre ist dann im Rahmen der HIV-Epidemie die Inzidenz der Pneumocystis carinii-Pneumonie sprunghaft angestiegen. Das Risiko, im Laufe einer HIV-Infektion an einer Pneumocystis carinii-Pneumonie zu erkranken, betrug bis zur Einführung von prophylaktischen Therapiemaßnahmen über 60-80 %. Zugleich stellte sie mit ca. 25 % die häufigste Todesursache bei HIV-infizierten AIDS-Patienten dar. Seit Ende der 80er Jahre haben sich die therapeutischen Optionen erweitert, so daß nur noch selten AIDS-Patienten mit Pneumocystis carinii-Pneumonie an der ersten Episode dieser Infektion versterben. Die Letalitätsrate bei den PcP-Rezidiven ist allerdings höher. Unter der Einnahme einer antiretroviralen Therapie ist das Auftreten einer PcP äußerst selten. Oftmals wird bei Auftreten der PcP die Erstdiagnose einer HIV-Infektion gestellt.

2.4.1.3. Klinik

Das klinische Bild der PcP ist anfänglich wenig spezifisch. Oft imponiert über Wochen lediglich ein unproduktiver Husten. Im weiteren Verlauf kommt es zu einer zunehmenden Ausbildung von Luftnot, zunächst nur unter Belastung, später auch in Ruhe. Fieber und Gewichtsverlust können hinzukommen. Neben langsam beginnenden Verlaufsformen der PcP gibt es auch rasch progrediente PcP-Formen, die innerhalb weniger Tage zur Ateminsuffizienz der Patienten führen können. Hierbei liegt der Anteil der Episoden mit akuter respiratorischer Insuffizienz bei ca. 10 %. Hieraus leitet sich die Notwendigkeit einer raschen differentialdiagnostischen Abklärung bei Verdacht auf eine PcP ab. Lungenauskultation und -perkussion liefern oft keine auffälligen Befunde, insbesondere bei langsam verlaufenden PcP-Formen. Die typischen klinischen Symptomkonstellationen bei einer Pneumocystis carinii-Pneumonie sind in der Tab. 2.38 aufgeführt.

Klinik derPneumocystis carinii-Pneumonie
• Fieber
• Belastungsdyspnoe (bei fortschreitender Erkrankung dann auch Ruhedyspnoe)
• Tachypnoe
• Trockener, unproduktiver Husten
• Normaler Auskultations- und Perkussionsbefund
• Allgemeine Leistungsminderung
• Gewichtsabnahme

Tab. 2.38: Typische klinische Symptome und körperliche Untersuchungsbefunde einer Pneumocystis carinii-Pneumonie.

2.4.1.4. Diagnostik

2.4.1.4.1. Röntgendiagnostik

Bei Verdacht auf eine Pneumocystis carinii-Pneumonie sollte unbedingt eine Röntgenübersichtsaufnahme des Thorax durchgeführt werden. In der Röntgenthoraxaufnahme erkennt man typischerweise bilaterale perihiläre oder diffuse interstitiell imponierende Infiltrate (☞ Abb. 2.59a+b), die in der Regel symmetrisch und schmetterlingsförmig mit Ausnahme der Lungenspitzen und Lungenbasis über die gesamte Lunge verteilt sind.

Im CT-Thorax (☞ Abb. 2.60) zeigen sich ebenfalls häufig noch deutlicher ausgedehnte interstitielle Infiltrate. Bei bis zu 20 % der Patienten fehlen die typischen radiologischen Zeichen. Besonders vorsichtig muß das Thorax-Röntgenbild bei Patienten, die eine PcP-Primärprophylaxe mit Pentamidin-Inhalation betreiben, interpretiert werden. Aufgrund von Störungen in der Verteilung des Pentamidin-Aerosols, insbesondere bei nicht richtig durchgeführter Inhalation, finden sich häufig atypische Präsentationsformen der PcP, insbesondere Zystenbildung und Infiltrate in beiden Oberlappen (☞ Abb. 2.61a-d). Zur Zystenbildung kommt es im natürlichen Verlauf der PcP bei 6-10 % aller Fälle.

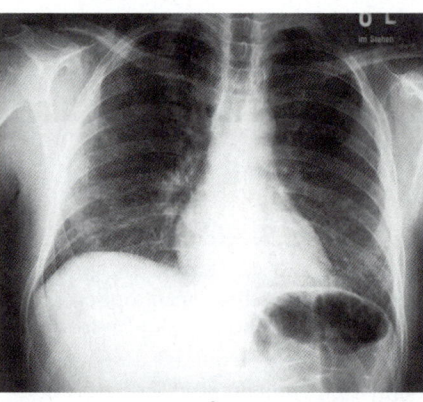

a

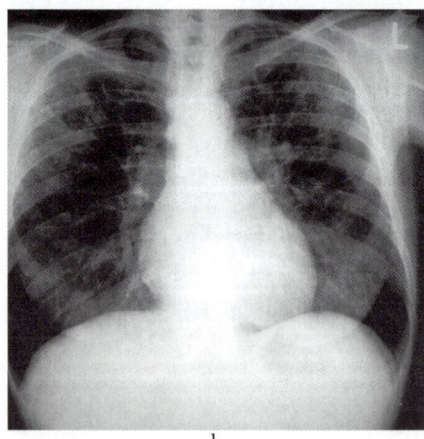

b

Abb. 2.59a+b: Röntgenthorax als a.p.-Aufnahme. Beidseits parakardial, zentrifugal sich ausbreitende interstitielle, feinnoduläre Zeichnungsvermehrung. Kein Nachweis von intrathorakalen Lymphknotenvergrößerungen oder Pleuraergüssen. Herzgröße regelrecht.

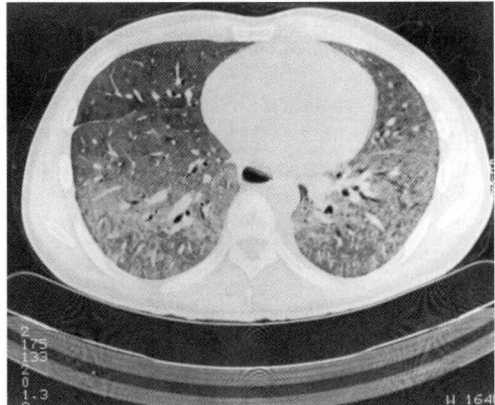

Abb. 2.60: Im CT-Thorax ausgedehnte interstitielle Infiltrate bei PcP.

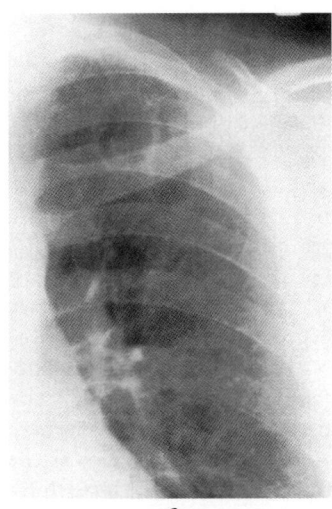

c

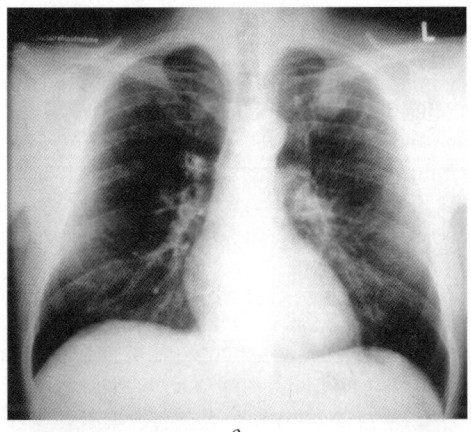

a

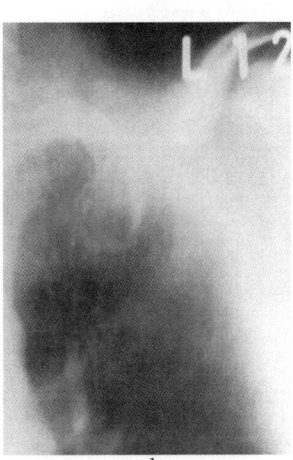

d

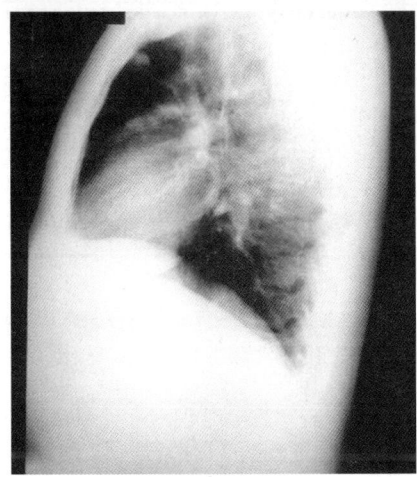

b

Abb. 2.61a-d: a+b: Röntgenthorax in zwei Ebenen bei PcP. Es zeigt sich eine atypisch verlaufende PcP mit Infiltrat-Zyste im linken Oberlappen bei über die bronchoalveoläre Lavage gesicherter Pneumocystis carinii-Pneumonie. **c**: Im Röntgen-Thorax Verdacht.auf eine Kaverne im linken Oberlappen. **d**: In der Lungentomographie bestätigt sich das Vorhandensein einer zystischen Kaverne. In der bronchoalveolären Lavage Nachweis von Pneumocysten.

Differentialdiagnostisch müssen polyzystische und cavernöse Lungenaffektionen wie z.B. vor allen Dingen die Lungentuberkulose abgegrenzt werden. Pleuraergüsse finden sich nur äußerst selten bei der PcP.

2.4.1.4.2. Mikrobiologische und Lungenfunktionsdiagnostik

Besonders geeignet für den diagnostischen Nachweis der Pneumocystis carinii ist Untersuchungsmaterial aus der bronchoalveolären Lavage (BAL). Spontan gefördertes Sputum ist für die Pneumocystis carinii-Diagnostik wenig verwendbar. Durch Sputumprovokation mit hypertoner Kochsalzlösung läßt sich die Diagnose bei ca. 8 von 10 Patienten sichern. Das über die BAL gewonnene Material sollte möglichst sofort aufgearbeitet werden, um den Beginn der Therapie nicht zu verzögern. Als Standardfärbung bei der Pneumocystis-Diagnostik hat sich die Silberfärbung nach Grocott (☞ Abb. 2.62) bewährt, mit der sich die Zystenform der Erreger besonders gut nachweisen läßt. Trophozoiten werden auch in der Giemsa-Färbung (☞ Abb. 2.63) erfaßt.

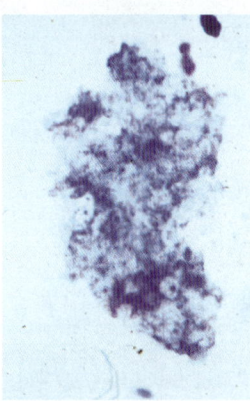

Abb. 2.62: Nachweis von Pneumocysten aus der bronchoalveolären Lavage mit der Silberfärbung nach Grocott.

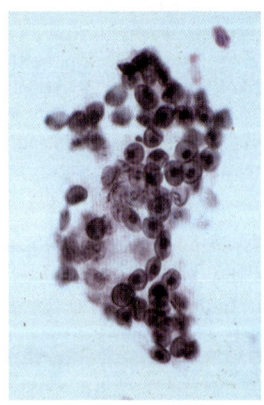

Abb. 2.63: Nachweis von Pneumocystis carinii-Trophozoiten mit Hilfe der Giemsa-Färbung.

Ein negativer histologischer und zytologischer Befund schließt die Diagnose einer Pneumocystis carinii-Pneumonie nicht vollständig aus, da bei 10 % der PcP der Erregernachweis nicht gelingt. Bei zunehmender klinischer Symptomatik und fehlenden Hinweisen auf einen anderen Erreger, sollte ggf. die BAL wiederholt werden. Weitere diagnostische Hinweise ergeben sich aus einer Lungenfunktionsprüfung. Insbesondere unter Belastung zeigt sich in der Blutgasanalyse ein charakteristischer Abfall des Sauerstoffpartialdruckes. Hierbei findet sich gleichzeitig auch eine Erniedrigung der Vitalkapazität. Die **Blutgasanalyse sollte unbedingt bei jeder PcP-Diagnosestellung durchgeführt werden,** um eine eventuell sich entwickelnde respiratorische Insuffizienz bei aggressiv verlaufender PcP rasch feststellen zu können.

2.4.1.4.3. Labordiagnostik

Die im Rahmen der diagnostischen Aufarbeitung durchgeführten laborchemischen Untersuchungen sind in der Regel wenig richtungsweisend. Häufig wird eine Erhöhung der Laktatdehydrogenase beobachtet, die vermutlich als Folge der Alveolardestruktion entsteht und die als prognostischer Parameter angesehen wird. Zum Zeitpunkt des Ausbruchs einer Pneumocystis carinii-Pneumonie weisen HIV-Patienten in der Regel absolute Helferzellen unter 200/μl auf. Hiervon ausgenommen sind splenektomierte Patienten, die bereits bei höheren Werten (300-400/μl) eine PcP entwickeln können. Auch scheint nach neueren Untersuchungen die PcP im Gegensatz zu anderen opportunistischen Infektionen die HIV-Replikation nicht zu erhöhen.

2.4.1.4.4. Zusammenfassung

Die Tab. 2.39 faßt die wichtigsten Richtlinien für das diagnostische Vorgehen bei Verdacht auf eine Pneumocystis carinii-Pneumonie zusammen.

Diagnostik bei Verdacht auf Pneumocystis carinii-Pneumonie

- Röntgenübersichtsaufnahme des Thorax
- Bei unauffälligem Röntgenthorax und weiter bestehendem Verdacht auf PcP ggf. CT-Thorax
- Blutgasanalyse (mit Belastung wenn möglich)
- Bronchoskopie
- Nachweis von Pneumocystis carinii aus der bronchoalveolären Lavage mit Hilfe der Grocott- und Giemsa-Färbung

Tab. 2.39: Richtlinien für das diagnostische Vorgehen bei Verdacht auf eine Pneumocystis carinii-Pneumonie.

2.4.1.5. Therapie

2.4.1.5.1. Allgemeine Therapieoptionen

Die wichtigsten Substanzen zur Behandlung der Pneumocystis carinii-Pneumonie sind in der Tab. 2.40 zusammengefaßt.

> Als **Goldstandard** gilt nach wie vor die Behandlung mit Trimethoprim (20 mg/kg Körpergewicht)/Sulfamethoxazol (100 mg/kg Körpergewicht/Tag i.v.) über 21 Tage.

In der Regel wird hierbei die **Gesamttagesdosis in 3-4 Einzelinfusionen** auf den Tag aufgeteilt. Bei Auftreten von Allergien ist alternativ eine Therapie mit Pentamidin 4 mg/kg Körpergewicht/Tag i.v. durchführbar. Bei leichten bis mittelschweren Verläufen kann auf eine intravenöse Therapie verzichtet werden und eine Inhalationstherapie mit 600 mg Pentamidin (2 x 300 mg/Tag) oder eine orale Therapie mit Atovaquon 2x1 Meßlöffel (5 ml) täglich über 3 Wochen durchgeführt werden. Hierbei sind allerdings engmaschige Verlaufskontrollen notwendig. Bei Unverträglichkeit von Trimethoprim/Sulfamethoxazol und Pentamidin wurden als weniger effektive Alternativen eine Therapie mit Dapson/Trimethoprim, Trimetrexat oder Clindamycin/Primaquin vorgeschlagen.

Antimikrobielle Therapie	Dosierungen
Cotrimoxazol	100 mg Sulfamethoxazol + 20 mg Trimethoprim/kg Körpergewicht/Tag verteilt auf 4 Dosen i.v. über mind. 21 Tage
Pentamidin	4 mg/kg Körpergewicht/Tag i.v. über 21 Tage
Pentamidin	600 mg/Tag per inhalationem über 21 Tage
Atovaquon	2 x 5 ml/Tag orale Suspension über 21 Tage
Dapson/ Trimethoprim	Dapson 100 mg/Tag, Trimethoprim 15-20 mg/kg Körpergewicht oral über 21 Tage
Clindamycin/ Primaquin	Clindamycin 4 x 600-900 mg/Tag i.v., Primaquin 15-30 mg/Tag oral über 21 Tage (Primaquin in Deutschland derzeit nur über Internationale Apotheke erhältlich)
Trimetrexat/ Leucovorin	Trimetrexat 30 mg/m^2/Tag i.v., Leucovorin 20 mg/m^2/Tag i.v. über 21 Tage

Tab. 2.40: Optionen in der Therapie der Pneumocystis carinii-Pneumonie.

> Der zusätzliche Einsatz von systemischen Kortikosteroiden reduziert bei Therapiebeginn (insbesondere bei mittelschweren bis schweren Verlaufsformen der PcP mit einem pO$_2$ < 70 mmHg) das Autreten einer respiratorischen Insuffizienz.

Dadurch läßt sich bei schweren Pneumocystis carinii-Pneumonien die direkte PcP-assoziierte Mortalität deutlich senken. Dazu sollte Prednison oder Prednisolon initial mit 2 x 40 mg/d über 5 Tage verabreicht werden. Anschließend sollte dann über 5 Tage 2 x 20 mg Prednison und schließlich 20 mg/Tag bis zum Ende der antibiotischen Therapie verabreicht werden. Dazu sollte begleitend eine antimykotische Therapie mit Fluconazol oder Itraconazol gegeben werden, um das sonst sichere Auftreten einer oralen Candidiasis zu verhindern.

2.4.1.5.2. Nebenwirkungen

▊ Trimethoprim/Sulfamethoxazol

Nebenwirkungen unter der Therapie mit Trimethoprim/Sulfamethoxazol kommen bei über 60 % der Patienten vor und treten zumeist in der zweiten Behandlungswoche auf. Führend sind hierbei allergische Hautreaktionen, die sich zum Teil spontan nach 3-5 Tagen ohne Absetzen der Therapie bessern. Es sind aber auch schwere Allergien bis hin zum Auftreten eines Lyell-Syndroms beschrieben worden (☞ Abb. 2.64). Teilweise lassen sich anhaltende allergische Hautreaktionen mit Kortikosteroiden und Antihistaminika therapieren, so daß Cotrimoxazol weitergegeben werden kann.

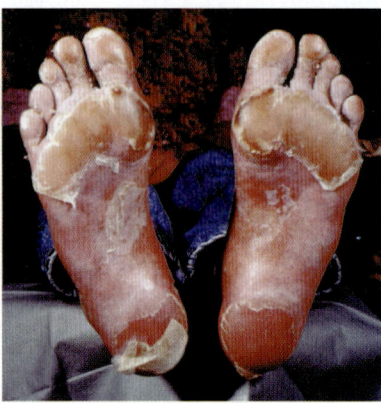

Abb. 2.64: Schwere allergische Hautreaktion auf eine Therapie mit Cotrimoxazol nach 10 Tagen bei einem AIDS-Patienten.

▊ Pentamidin

Nebenwirkungen unter der intravenösen Therapie mit Pentamidin treten bei ca. 50 % der behandelten Patienten auf. An systemischen Nebenwirkungen kennt man neben Hypertonie und gastrointestinalen Symptomen insbesondere Hypo- und Hyperglykämie, Neutropenie sowie eine renale Schädigung. Unter der Inhalationstherapie sind systemische Nebenwirkungen äußerst selten. Häufig kommt es bei der Inhalation zu Hustenreiz und Bronchokonstriktion, was ggf. mit einem Sympathomimetikum als Dosier-Aerosol abgefangen werden kann.

▊ Atovaquon

Die wichtigsten Nebenwirkungen unter Atovaquone sind Erhöhung der Transaminasen, Übelkeit, Durchfälle und Hautekzeme. Insgesamt han-

delt es sich hierbei jedoch um eine gut verträgliche Therapie.

▊ Dapson/Trimethoprim

Die häufigsten Nebenwirkungen unter Dapson/Trimethoprim sind hämatologische Veränderungen:

- insbesondere Leukopenie
- Thrombopenie
- Methämoglobinämie
- sowie Erhöhung der Transaminasen

im Serum. Außerdem kann es zur Ausbildung allergischer Hautreaktionen kommen, wobei von den Patienten, die mit Trimethoprim/Sulfamethoxazol initial behandelt wurden und eine allergische Hautreaktion entwickelten, 60 % die Therapie mit Dapson/Trimethoprim gut vertragen.

▊ Clindamycin/Primaquin

Unter der Therapie mit Clindamycin/Primaquin können vermehrt allergische Hautreaktionen, Durchfälle und Methämoglobinämie auftreten. Bei Therapie mit Trimetraxat sind insbesondere hämatologische Nebenwirkungen in bis zu 10 % der behandelten Patienten beobachtet worden.

2.4.1.5.3. Therapeutische Problemsituationen

Therapie der schweren PcP

Neben den bereits in Tab. 2.40 aufgeführten medikamentösen Optionen zur Behandlung der PcP müssen bei schweren Verläufen der PcP zusätzlich unterstützende Therapiemaßnahmen durchgeführt werden. Mit hohen Dosen Sauerstoff über Nasensonde oder Venturi-Maske kann versucht werden, die Sauerstoffsättigung bei > 90 % zu halten. Gelingt dies nicht, kann vor einer Intubation die Option einer nicht-invasiven Maskenbeatmung geprüft werden. Für eine Maskenbeatmung mit Druckunterstützung kommen nur kooperative Patienten in Frage. Die invasive Beatmung erfolgt kontrolliert im Falle eines ARDS nach den entsprechenden intensivmedizinischen Grundsätzen. Insgesamt gilt, daß der schwere Verlauf der PcP mit akuter respiratorischer Insuffizienz und Notwendigkeit der Intubation und Beatmung in jedem Fall mit einer ungünstigen Prognose einhergeht. Dennoch sollte in der Regel bei jeder PcP mit respiratorischer Insuffizienz der Patient auch intensivmedizinisch versorgt werden, da insbesondere mit der Einführung überlebenszeitverlängernder antiviraler Therapiemaßnahmen die Gesamtprognose des Patienten sich deutlich verbessert hat.

■ Vorgehen bei Therapieversagen

Ein erstes Ansprechen auf eine antimikrobielle Therapie der PcP zeigt sich zwar bei einigen Patienten bereits in den ersten 72 Stunden, häufiger jedoch erst nach 4-8(10) Tagen. Eine Änderung der Medikation bei Nichtansprechen ist daher vor Ablauf von 7 Tagen in der Regel nicht sinnvoll. Im Falle eines Therapieversagens sollte zunächst die Möglichkeit von Koinfektionen erwogen werden. Dazu empfiehlt sich, falls von respiratorischer Seite möglich, eine Rebronchoskopie, wenn möglich mit transbronchialen Biopsien.

Innerhalb unseres eigenen Patientenkollektivs zeigt sich bei den rebronchoskopierten Patienten, die auf eine adäquate Therapie der PcP nicht ansprechen, eine hohe Rate von bis zu 50 % an Begleitinfektionen, die sowohl Bakterien, Pilze und Mykobakterien als auch virale Erreger umfaßten. Ein schlechterer Ausgang von PcP-Episoden konnte beobachtet werden, wenn kulturell CMV in der BAL-Flüssigkeit nachgewiesen worden war und gleichzeitig eine Steroidtherapie gegeben wurde.

> Wenn mögliche Koinfektionen ausgeschlossen sind und sich ein Therapieversagen abzeichnet, sollte spätestens sieben Tage nach Beginn der Cotrimoxazoltherapie ein Therapiewechsel erfolgen.

Kontrollierte Studien zur Therapie der PcP im Falle eines Versagens des ersten antimikrobiellen Regimes sind nicht verfügbar. Leider steht deshalb auch keine Methodik zur Verfügung, die die Empfindlichkeit des gefundenen Erregers überprüfen kann. Da für Pentamidin die relativ beste Datenbasis besteht, sollte dieses primär als Reservemittel eingesetzt werden. Eine Kombinationstherapie aus Cotrimoxazol und Pentamidin ist nicht gesichert überlegen, erhöht jedoch die Toxizität. Weitere sogenannte Salvage-Optionen bestehen in der Kombination aus Clindamycin und Pyrimethamin sowie aus Trimetrexat. Ihr Stellenwert bei Patienten mit schwerer Verlaufsform der PcP, insbesondere bei beatmeten Patienten, ist jedoch nicht hinreichend untersucht.

2.4.1.6. Prophylaxe

Cotrimoxazol und Pentamidin wurden als effektive Medikamente zur Akutbehandlung der Pneumocystis carinii-Pneumonie eingesetzt. Nach Beendigung der Therapie kam es jedoch bei 50 % der HIV-infizierten Patienten innerhalb eines Jahres zu einem Rezidiv der PcP. Eine Pneumocystis carinii-Pneumonie läßt sich durch eine Primär- oder Sekundärprophylaxe in ihrer Häufigkeit drastisch senken, so daß entsprechende Prophylaxen eine der Hauptsäulen in der Behandlung HIV-infizierter Patienten geworden sind.

2.4.1.6.1. Primärprophylaxe

Das Risiko für das Auftreten einer Pneumocystis carinii-Pneumonie ist von der absoluten Zahl der Helferzellen abhängig. So betrug vor Einführung moderner antiviraler Kombinationstherapien bei Patienten mit Helferzellen < 200/µl das Risiko, innerhalb von 6-12 Monaten an einer PcP zu erkranken, etwa 20 %. Es ist internationaler Standard, die Primärprophylaxe der PcP bei all denen Patienten zu beginnen, die mit ihren Helferzellen unter 200 absolut/µl liegen. Zusätzlich wird unabhängig von der Helferzellzahl bei HIV-Patienten mit andauerndem Fieber oder rezidivierenden oralen Candida-Infektionen oder HIV-Patienten mit Kaposi-Sarkom und laufender Chemotherapie eine Primärprophylaxe begonnen. Mit der Einführung moderner antiretroviraler Tripletherapien sind die Grenzen für die Einleitung von Primärprophylaxen in die Diskussion geraten. Bei unter HAART wieder erreichten stabilen CD4-Zellen über 300/µl kann die PcP Prophylaxe beendet werden.

Als besonders wirksame Form einer Primärprophylaxe gegen PcP stellte sich hierbei die vierwöchige Inhalation von 300 mg Pentamidin heraus. Unter der Inhalation kam es in der Regel zu keinen systemischen Nebenwirkungen. Als lokale Nebenwirkung wurde neben metallischem Geschmack bei der Inhalation das Auftreten von Bronchospasmen beschrieben. Diese können allerdings durch die Zugabe eines β_2-Sympathomimetikums (2 Hübe vor der Inhalation) weitgehend verhindert werden. Öfters wird ein brennendes Gefühl im Rachen während der Inhalation beschrieben. Dies kann häufig auf eine zu starke Konzentration von Pentamidin im Aerosol zurückgeführt werden. Als Gegenmaßnahme empfiehlt es sich, Inhalationspausen einzuführen und zwischen-

durch kaltes Wasser zu trinken oder aber die Gesamtdosis in die doppelte Menge Flüssigkeit einzu-
geben und in zwei Portionen zu inhalieren. Insbesondere bei Beginn der Inhalation sind verschiedene Grundregeln zu beachten, die in der Tab. 2.41
aufgeführt sind.

Pentamidin-Inhalation als Pneumocystis carinii-Pneumonie-Primärprophylaxe
• ”Loading”-Dosis 300 mg täglich als Prophylaxeeinleitung in den ersten 3-4 Tagen
• Nach entsprechender Einweisung und Prophylaxeeinleitung kann die Inhalation auch zu Hause durchgeführt werden
• Damit das Pentamidin die Alveolen erreicht, muß bei der Inhalation eine Teilchendosis zwischen 2 und 5 μm vorliegen. Dafür gibt es Jetvernebler und Ultraschallvernebler, die die notwendigen Teilchengrößen von 2-5 μm produzieren
• Der Medikamentenbehälter sollte mindestens 6 ml Lösung aufnehmen können
• Die Inhalationsdauer sollte nicht länger als 20-30 Minuten betragen
• Die ersten Inhalationen müssen wegen der Gefahr eines hyperreagiblen Bronchialsystems (5 % der Bevölkerung) grundsätzlich unter ärztlicher Aufsicht erfolgen
• Die Inhalationen sollten nach einem Vitalkapazitätsmanöver erfolgen

Tab. 2.41: Hinweise zur Einleitung einer Pentamidin-
Inhalation als Pneumocystis carinii-Pneumonie-
Primärprophylaxe.

Unter Pentamidin-Inhalation tritt im Verlauf von
drei Jahren bei bis zu 10 % der Patienten trotz der
Primärprophylaxe eine PcP auf. Häufig präsentieren sich diese Pneumocystis carinii-Pneumonien
radiologisch in atypischer Form. Eine höhere Effi-
zienz (100 %iger Schutz in den ersten 12 Monaten)
wurde für die systemische Gabe von Cotrimoxazol
1 Tabl./Tag berichtet. Aufgrund der deutlich höheren Nebenwirkungsrate unter Cotrimoxazol, insbesondere der allergischen Beschwerden, die bei
bis zu 60 % der Patienten auftreten können, zeigten sich allerdings bei einer Intention-to-Treat-
Analyse über drei Jahre ähnlich viele Durchbrüche
wie unter Pentamidin-Inhalation. Dies läßt sich im

wesentlichen auf die hohe Zahl der Therapieab-
brüche unter Cotrimoxazol erklären. Unter Berücksichtigung der Tatsache, daß heute HIV-
infizierte Patienten durchaus fünf Jahre mit absoluten Helferzellzahlen unter 200 absolut/μl leben,
bekommen die Nebenwirkungen von Cotrimoxazol ein zusätzliches Gewicht. Zusätzlich müssen
die Interaktionen zwischen Cotrimoxazol und verschiedenen anderen, zur Behandlung der HIV-
Infektion notwendigen Medikamenten berücksichtigt werden. Daher stellt die Pentamidin-
Inhalation, wenngleich primär weniger effizient
als die Cotrimoxazolprophylaxe, eine geeignete
Primärprophylaxe insbesondere im Helferzellbe-
reich zwischen 200 und 100 absolut/μl dar.

Bei weiterem Abfall der Helferzellen unter 100/μl
und zusätzlich positivem Sabin-Feldmann-Test
empfiehlt sich eher die Durchführung einer systemisch wirksamen Prophylaxe mit Cotrimoxazol
80/400 mg täglich 1 Tablette. Damit ist gleichzeitig
eine wirksame Toxoplasmoseprophylaxe möglich.
In der Abb. 2.65 ist das Flußschema zur Einhaltung
der Primär- und Sekundärprophylaxe der Pneumocystis carinii-Pneumonie bei HIV-Infektion
dargestellt.

2.4.1.6.2. Sekundärprophylaxe

Alle Patienten, die bereits eine Pneumocystis carinii-Pneumonie durchgemacht haben, bekommen
angesichts der hohen PcP-Rezidivrate eine entsprechende Sekundärprophylaxe. Studien zur Sekundärprophylaxe der Pneumocystis carinii-
Pneumonie zeigten, daß Trimethoprim/Sulfame-
thoxazol der Pentamidin-Inhalation deutlich
überlegen war (4 % versus 18 % PcP-Durch-
brüche). Die Nebenwirkungen, die zu einer Beendigung der Sekundärprophylaxe führten, traten
wiederum signifikant häufiger in der Cotrimoxa-
zol-Gruppe auf. Aufgrund seiner primären therapeutischen Überlegenheit wird von seiten der
amerikanischen Gesundheitsbehörden Cotrimo-
xazol als Sekundärprophylaxe generell als Ersttherapie empfohlen. Für den bevorzugten Einsatz von
Cotrimoxazol als Sekundärprophylaxe spricht zu-
sätzlich der gleichzeitige systemische Schutz anderer Organe vor einer Pneumocystis carinii-Infek-
tion. Denn es liegen inzwischen eine Reihe von Berichten über extrapulmonale Pneumocystosen unter Pentamidin-Inhalation vor. Außerdem läßt
sich bei Patienten, die nach stattgehabter Exposi-

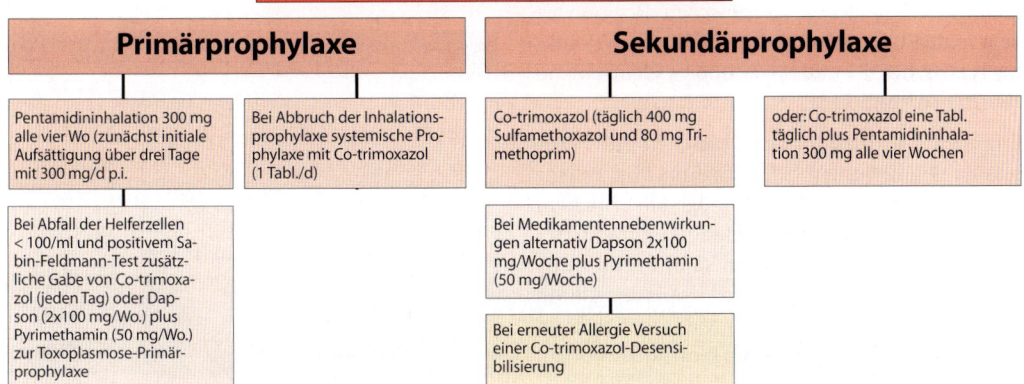

HIV-positiv, Helferzahl < 200/μl

Primärprophylaxe	Sekundärprophylaxe

Pentamidininhalation 300 mg alle vier Wo (zunächst initiale Aufsättigung über drei Tage mit 300 mg/d p.i.)

Bei Abbruch der Inhalationsprophylaxe systemische Prophylaxe mit Co-trimoxazol (1 Tabl./d)

Co-trimoxazol (täglich 400 mg Sulfamethoxazol und 80 mg Trimethoprim)

oder: Co-trimoxazol eine Tabl. täglich plus Pentamidininhalation 300 mg alle vier Wochen

Bei Abfall der Helferzellen < 100/ml und positivem Sabin-Feldmann-Test zusätzliche Gabe von Co-trimoxazol (jeden Tag) oder Dapson (2x100 mg/Wo.) plus Pyrimethamin (50 mg/Wo.) zur Toxoplasmose-Primärprophylaxe

Bei Medikamentennebenwirkungen alternativ Dapson 2x100 mg/Woche plus Pyrimethamin (50 mg/Woche)

Bei erneuter Allergie Versuch einer Co-trimoxazol-Desensibilisierung

Abb. 2.65: Flußschema zur Einhaltung der Primär- und Sekundärprophylaxe der Pneumocystis carinii-Pneumonie bei HIV-Infektion.

tion zu Toxoplasmen einen positiven Sabin-Feldmann-Test aufweisen, gleichzeitig eine Primärprophylaxe gegen Toxoplasmose durchführen. Dies ist unter Berücksichtigung der hohen Inzidenz der Toxoplasmoseenzephalitis bei AIDS-Patienten speziell in Europa von besonderer Bedeutung.

> Zusammenfassend sollte daher HIV-infizierten Patienten mit stattgehabter Pneumocystis carinii-Pneumonie als Sekundärprophylaxe die systemisch wirkende Gabe von Cotrimoxazol (80 mg Trimethoprim und 400 mg Sulfamethoxazol 1 x täglich) verabreicht werden.

2.4.1.7. Zusammenfassung

Die Pneumocystis carinii-Pneumonie tritt ausschließlich bei Patienten mit stark reduzierter Immunitätslage, in der Regel bei Helferzellen < 200/μl auf.

> Ohne Primärprophylaxe stellt die Pneumocystis carinii-Pneumonie mit Abstand die häufigste opportunistische Infektion bei AIDS dar.

Klinisch ist die PcP durch die Symptomtrias

- Belastungsdyspnoe
- Trockener unproduktiver Husten
- Fieber

gekennzeichnet. Röntgenthoraxaufnahmen und anschließende bronchoalveoläre Lavage führen zu dem raschen Nachweis der PcP-Erreger. Die gän-

gigen Medikamente zur Behandlung der PcP sind Cotrimoxazol, Pentamidin und Atovaquon. Die Primärprophylaxe der PcP sollte bei Helferzellzahlen zwischen 100 und 200/μl am besten als Pentamidininhalation erfolgen. Bei positivem Sabin-Feldmann-Test und Abfall der Helferzellen unter 100/μl ist die systemische Therapie mit Cotrimoxazol sinnvoller. Nach überstandener PcP empfiehlt sich eine Rezidivprophylaxe mit Cotrimoxazol.

2.4.2. Toxoplasmose

2.4.2.1. Ätiologie und Pathogenese

Die Toxoplasmose ist eine durch *Toxoplasma gondii* verursachte Erkrankung, welche bei warmblütigen Wirbeltieren weltweit verbreitet ist und auf den Menschen übertragen werden kann. Der Erreger, ein obligat intrazellulär lebender Parasit aus der Protozoenklasse der Apicomplexa, wurde im Jahre 1908 von Nicoll und Manceaux am Institut Pasteur in Tunis entdeckt. Die Endwirte von Toxoplasma gondii sind die Mitglieder der Familie der Katzen; alle anderen infizierten Lebewesen, einschließlich des Menschen, sind Zwischenwirte.

2.4.2.2. Epidemiologie

Die Toxoplasmoseinfektion ist eine der häufigsten parasitären Zoonosen und **eine der wichtigsten opportunistischen Infektionen bei AIDS.**

Die Prävalenz der Antikörper gegen Toxoplasma gondii als Zeichen einer durchgemachten Infektion steigt mit dem Alter der untersuchten

Bevölkerung. Sie zeigt keine signifikanten Geschlechtsunterschiede und variiert stark in Abhängigkeit von der geographischen Region. Sie liegt in den USA zwischen 10 und 60 %, in Frankreich zwischen 73 und 90 % und in Deutschland zwischen 33 und 73 %.

Ein Infektionsrisiko für den Menschen mit Toxoplasma gondii besteht bei Aufnahme von zystenhaltigem rohem bzw. ungenügend erhitztem Fleisch oder von mit Oozyten kontaminierter Nahrung oder Wasser. Zudem kann es zur transplazentaren Übertragung von Toxoplasma gondii auf den Feten kommen. Sehr viel seltener kann eine Toxoplasmose auch durch Bluttransfusionen, Organtransplantationen oder Laborunfälle übertragen werden.

Tritt eine Toxoplasmose bei HIV-positiven Patienten auf, so handelt sich in über 95 % der Fälle um die Reaktivierung einer latenten Infektion. Die Zahl der CD4+ Zellen liegt bei den Patienten zumeist unter 100 Zellen pro mm3. Für Europa wurde vor Einführung der antiretroviralen Therapie angenommen, daß 25 bis 50 % der HIV-Patienten ohne primäre Prophylaxe im Laufe ihrer Erkrankung eine zerebrale Toxoplasmose entwickeln. Mit Einführung der antiretroviralen Kombinationstherapie ist die Inzidenz der zerebralen Toxoplasmose bei HIV-positiven Patienten signifikant gesunken. Die zerebrale Toxoplasmose ist jedoch noch immer die häufigste opportunistische Infektion des ZNS.

2.4.2.3. Klinik

In der ganz überwiegenden Zahl der Fälle manifestiert sich die Toxoplasmose bei HIV-infizierten Patienten in Form einer **Enzephalitis mit fokalen neurologischen Symptomen**. Ein Befall anderer Organe (Lunge, Auge, Knochenmark, Herz, Muskeln, Leber, Magen-Darmtrakt, Lymphknoten, Haut, Pankreas) sowie ein disseminierter Verlauf mit dem Bild eines septischen Schocks sind sehr viel seltener.

2.4.2.3.1. Zerebrale Toxoplasmose

Patienten, die an einer zerebralen Toxoplasmose erkranken, entwickeln sowohl fokale als auch generalisierte Symptome des zentralen Nervensystems, je nach Lokalisation der nekrotisierenden Enzephalitis und des begleitenden Ödems. Sie werden begleitet von unspezifischen Zeichen einer In-

fektion wie Fieber und Abgeschlagenheit (☞ Tab. 2.42).

Symptome	Häufigkeit
• Fieber	**47-73 %**
• Kopfschmerzen	**45-53 %**
• generalisierte neurologische Symptome	**30-60 %**
- Desorientierung	13-52 %
- Lethargie	11-43 %
- Konvulsionen	15-40 %
- Verhaltensstörungen	20-37 %
- Meningismus	11-16 %
- Koma	4-5 %
• fokale neurologische Symptome	**40-80 %**
- Hemiparese	22-49 %
- Hirnnervenbeteiligung	17-42 %
- Visusstörungen	8-15 %
- zerebelläre Symptome	2-15 %
- Sprachstörungen	5-7 %
- extrapyramidale Symptome	0,8-12 %
- Sensibilitätsstörungen	0,5-12 %

Tab. 2.42: Leitsymptome der zerebralen Toxoplasmose (Ergebnisse unterschiedlicher Studien).

Das klinische Bild variiert zwischen einem schleichenden Prozeß, der sich über Wochen entwickelt und einer akuten Bewußtseinsstörung mit oder ohne fokale neurologische Zeichen.

2.4.2.3.2. Okuläre Toxoplasmose

Toxoplasma gondii ist für 4 % der Retinochorioiditiden bei AIDS-Patienten verantwortlich und stellt damit nach der sehr viel häufigeren CMV-Retinitis die zweithäufigste Ursache einer retinalen Infektion dar. Die häufigsten Symptome des ophthalmologischen Befalls bei AIDS-Patienten sind

• Augenschmerzen,

• Photophobie

• Visusverlust

Im fundoskopischen Bild zeigt sich typischerweise eine fokal nekrotisierende Entzündung von Netz- und Aderhaut (☞ Abb. 2.66a+b). Bei 85 % der Patienten finden sich bereits vorbestehende alte Narben.

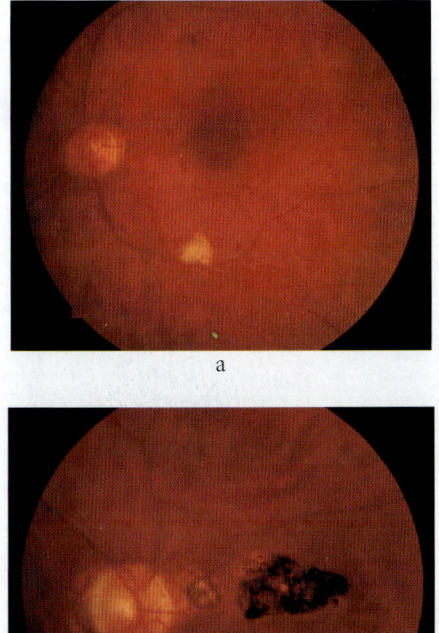

a

b

Abb. 2.66: **a**: fundoskopisches Bild einer Toxoplasmoseretinitis. **b**: abgeheilte Toxoplasmoseretinitis nach Therapie.

Die Diagnose wird durch das fundoskopische Bild gestellt und durch eine Besserung der Befunde unter einer Therapie gegen Toxoplasma gondii bestätigt. Zudem konnte der Erreger im Retinabiopsat nachgewiesen werden oder aus dem Glaskörperaspirat isoliert werden.

2.4.2.3.3. Pulmonale Toxoplasmose

Fälle von pulmonalen Erkrankungen, die durch Toxoplasma gondii verursacht wurden, sind beschrieben. Das klinische Bild besteht in einer langwierigen fieberhaften Erkrankung mit Husten und Dyspnoe und ist zumeist klinisch nicht von einer Pneumocystis carinii-Pneumonie (PCP) zu unterscheiden.

Die pulmonale Toxoplasmose ist daher eine der wichtigsten Differentialdiagnosen, wenn bei einem AIDS-Patienten mit Verdacht auf eine PCP kein Pneumocystis carinii im Sputum oder in der bronchoalveolären Lavage nachweisbar ist.

Bei der Diagnose einer pulmonalen Toxoplasmose hilft neben dem klinischen Bild im Kontext einer Immunsuppression das Röntgenbild des Thorax, welches, wie bei der PCP, bilaterale interstitielle Infiltrate zeigen kann sowie bilaterale hiläre Lymphome und Pleuraergüsse. Die endgültige Diagnose der Infektion durch Toxoplasma gondii wird durch den Nachweis des Erregers in der bronchoalveolären Lavage gesichert. Dies kann mikroskopisch oder aber mit Hilfe der PCR geschehen.

2.4.2.3.4. Disseminierte Toxoplasmose

Eine disseminierte Toxoplasmose ist eine seltene Komplikation der HIV-Infektion. Bei diesen Patienten findet man ein septisches Krankheitsbild mit hohem Fieber und Desorientierung bis hin zur Apathie, sowie eine disseminierte intravasale Gerinnung, ein Multiorganversagen und stark erhöhte LDH-Werte. Dieser Verlauf ist oft mit einer pulmonalen Symptomatik verbunden. Die Krankheit schreitet schnell voran, und ihre Mortalität ist sehr hoch.

2.4.2.4. Diagnose

Während die Diagnose der Toxoplasmose bei immunkompetenten Erwachsenen in der Regel mit serologischen Untersuchungen leicht zu erbringen ist, gestaltet sich die Diagnose der Reaktivierung einer Toxoplasmoseinfektion bei Patienten mit der Immunschwäche AIDS aufgrund der gestörten Antikörperproduktion schwieriger. Wichtig ist daher neben dem klinischen Bild die Kenntnis der Helferzellzahl und der Befunde in den bildgebenden Verfahren (Computertomographie und/oder Kernspintomographie) bei der zerebralen Toxoplasmose. Bei den sehr viel selteneren extrazerebralen Manifestationen einer Toxoplasmose müssen die entsprechenden Untersuchungen in Abhängigkeit vom klinischen Bild durchgeführt werden.

Zumeist wird eine medikamentöse Therapie der Toxoplasmose aufgrund der Verdachtsdiagnose begonnen und die Diagnose durch die Besserung der Symptomatik unter der Therapie bestätigt.

Die Tab. 2.43 faßt die wichtigsten Richtlinien für das diagnostische Vorgehen bei Verdacht auf eine Toxoplasmose zusammen.

Diagnostik bei Verdacht auf Toxoplasmose
Bei Verdacht auf eine zerebrale Toxoplasmose
• Toxoplasmoseserologie (SFT)
• Bildgebung (CT oder MRT, evt. PET)
• Beginn einer empirischen Therapie
• Evtl. PCR aus Blut oder Liquor
• Evtl. Versuch eines Erregernachweises aus Blut oder Liquor in Zellkulturen bei Nichtansprechen nach 14-tägiger effektiver Therapie Hirnbiopsie
Bei Verdacht auf extrazerebrale Manifestationen in Abhängigkeit von Klinik
• Röntgen Thorax und BAL bei V.a. pulmonale Toxoplasmose
• Fundoskopische Untersuchung bei V.a. okuläre Toxoplasmose

Tab. 2.43: Richtlinien für das diagnostische Vorgehen bei Verdacht auf eine Toxoplasmose.

2.4.2.4.1. Serologische Verfahren

Die serologische Diagnostik der Toxoplasmose bei Patienten mit AIDS muß als unzuverlässig angesehen werde. Sie kann genutzt werden, um Patienten zu identifizieren, die eine positive Serologie und somit ein höheres Risiko haben, eine Toxoplasmose zu entwickeln. Es empfiehlt sich deshalb routinemäßig, jeden HIV-positiven Patienten auf IgG-Antikörper gegen Toxoplasma gondii zu untersuchen. Bis zu 98 % der Patienten mit AIDS, die an einer akuten Toxoplasmose erkranken, haben eine positive Serologie im Sabin-Feldmann-Test. Eine Erhöhung der IgG-Antikörpertiter finden sich nur bei ca. 30 % und IgM-Antikörper nur bei 4,8 % der Patienten. Der Verlauf der Antikörper stellt somit keine Hilfe bei der Diagnose einer akuten Toxoplasma gondii-Infektion dar. Die akute Toxoplasma gondii-infektion stellt jedoch eine echte Rarität dar.

2.4.2.4.2. Direkter Erregernachweis

■ Histologie

Histologische Präparate können bei der Lymphknotentoxoplasmose als Ergänzungsuntersu-

chung zur Serologie und zur differentialdiagnostischen Abgrenzung gegenüber anderen benignen oder malignen Lymphadenopathien herangezogen werden (☞ Abb. 2.67a+b).

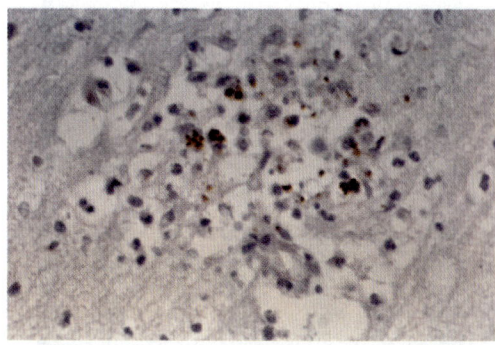

a

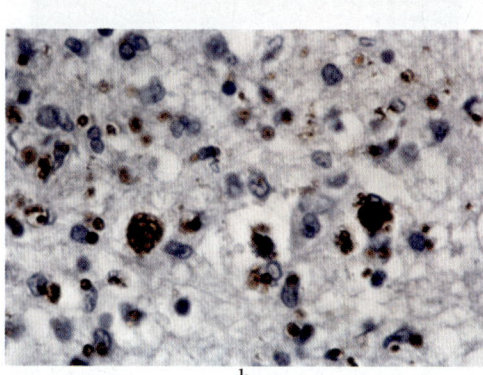

b

Abb. 2.67a+b: Toxoplasma gondii in der Hirnbiopsie (Immunperoxidasefärbung). **a**: 40 x Vergr., **b**: 100 x Vergr.

Das Ziel liegt hierbei im Nachweis von charakteristischen histologischen Veränderungen (Piringer-Lymphadenopathie) mit Tachyzoiten oder freien Antigenen im Gewebe.

■ Erregernachweis

Die Isolierung von Toxoplasma gondii aus Blut oder anderen Körperflüssigkeiten ist ein starker Indikator für eine aktive Erkrankung und somit ein wichtiges diagnostisches Kriterium. Die mikroskopische Untersuchung der Proben ist aufgrund der geringen Erregerzahl zumeist erfolglos. Manchmal gelingt er bei einer pulmonalen Toxoplasmose in der bronchoalveolären Lavage (☞ Abb. 2.68a+b).

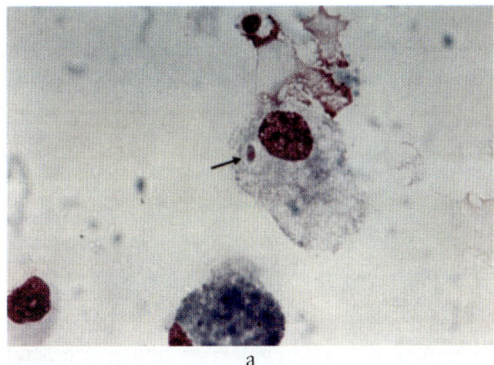

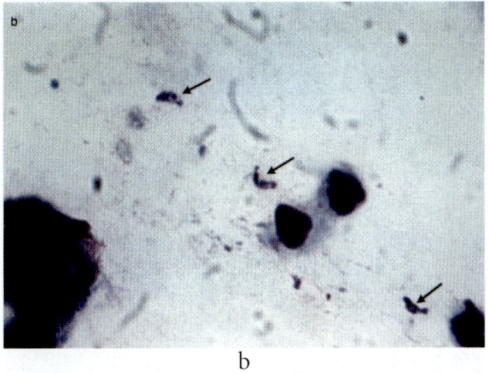

Abb. 2.68a+b: Toxoplasma gondii in der bronchoalveolären Lavage. **a**: intrazellulär gelegener Parasit, **b**: freie Parasiten.

Erfolgversprechender ist der Nachweis des Parasiten im Tierversuch (Mäuse) oder nach Inokulation auf Zellkulturen. Die Sensitivität dieser Verfahren liegt bei 40 bis 60 %, allerdings benötigt der Nachweis des Parasiten im Tierversuch bis zu 40 Tage.

■ Polymerase-Kettenreaktion (PCR)

Toxoplasma gondii konnte mit der PCR in Nervengewebe, im Liquor cerebrospinalis, in der bronchoalveolären Lavage und im venösen Blut nachgewiesen werden. Beim Nachweis von Toxoplasma gondii im venösen Blut lag nach eigenen Untersuchungen die Spezifität der PCR bei 100 %, die Sensitivität allerdings nur bei 25 %. Auch die PCR-Untersuchung im Liquor scheint in ersten kleineren Studien zwar eine hohe Spezifität, aber nur eine geringe Sensitivität (unter 50 %) zu haben.

■ Antigennachweis

Neuere Methoden, welche Antigene von Toxoplasma gondii im Serum oder in anderen Körperflüssigkeiten nachzuweisen versuchen, zeigen vielversprechende Ergebnisse. Ihre Bedeutung bei der Diagnose der zerebralen Toxoplasmose muß allerdings noch in weiteren Studien genauer beurteilt werden.

2.4.2.4.3. Bildgebende Verfahren

Bei allen HIV-positiven Patienten mit neurologischen Symptomen sollte eine zerebrale Bildgebung mit Hilfe der Computertomographie (CT) oder die Kernspintomographie (MRT) durchgeführt werden.

Die Herde einer zerebralen Toxoplasmose sind typischerweise an der Grenze von weißer Substanz zum Mark und in der subkortikalen grauen Substanz, vor allem im Thalamus und den Basalganglien, lokalisiert.

In der Computertomographie stellen sie sich als multiple ringförmig oder nodulär anreichernde hypodense Herde dar. In der Mehrzahl der Fälle gehen die Herde mit einem perifokalen Ödem einher (☞ Abb. 2.69).

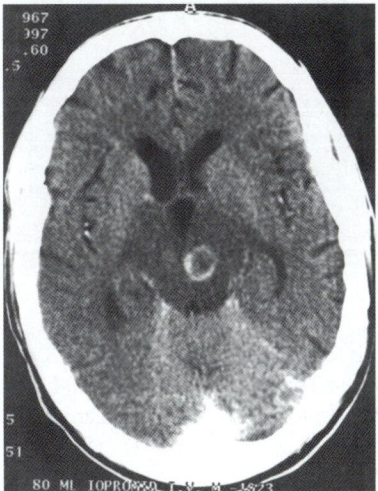

Abb. 2.69: CT-Schädel einer zerebralen Toxoplasmose. Es zeigt sich eine fokale Raumforderung mit Ödem und ringförmigem KM-Enhancement.

Die Kernspintomographie zeigt charakteristischerweise multiple diskrete iso- oder hyperdense Herde mit einem Durchmesser von zumeist weniger als 2 cm, die scharf umrandet sind. Nach Kontrastmittelgabe (Gadolinium) weisen sie eine kreisförmige homogene oder ringförmige Anreicherung auf (☞ Abb. 2.70a-c).

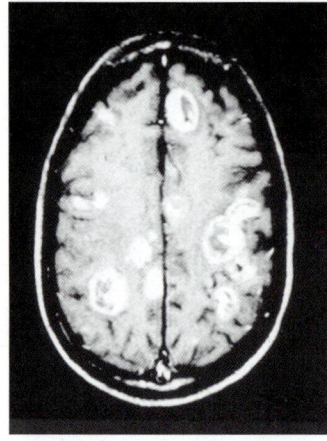

a

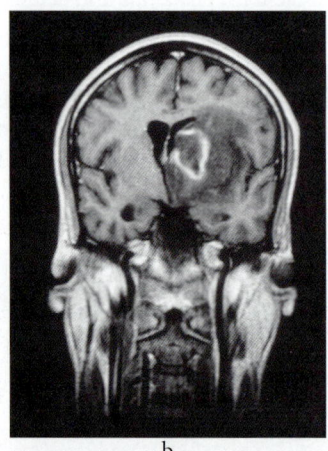

b

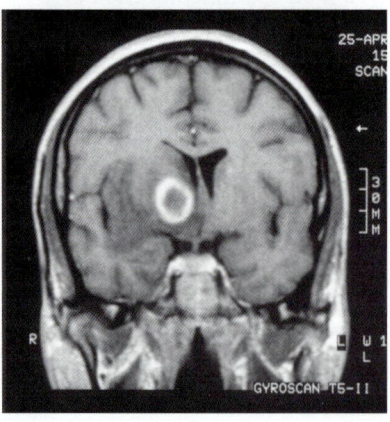

c

Abb. 2.70a-c: MRT-Schädel einer zerebralen Toxoplasmose, jeweils mit KM-Ringenhancement.

Vor allem beim Darstellen von Läsionen im Bereich der hinteren Schädelgrube und in unmittelbarer Nähe zum Schädelknochen ist das MRT der
Computertomographie überlegen. Zudem ermöglicht die Kernspintomographie eine bessere topo-
graphische Zuordnung, die in der Abgrenzung der
zerebralen Toxoplasmose zur wichtigsten Differentialdiagnose, dem zerebralen Lymphom, von
Bedeutung ist. So sprechen multiple Läsionen mit
einem Durchmesser unter 2 cm in den für die Toxoplasmose typischen Lokalisationen eher für eine
Toxoplasmose, eine eindeutige Abgrenzung von
einem Lymphom ist allerdings oft erst durch eine
Verlaufskontrolle unter einer spezifischen Therapie gegen Toxoplasma gondii möglich.

Eine bessere Abgrenzung einer zerebralen Toxoplasmose von einem Lymphom gelingt durch neue
Verfahren, wie dem PET und den SPECT. Zerebrale Lymphome zeigen als maligne Prozesse mit hohem Metabolismus eine vermehrte Anreicherung
des Kontrastmittels (18F-fluoro-2-deoxyglucose)
im PET und des Thalliums im SPECT. und sind so
von einer zerebralen Toxoplasmose mit fehlender
Aktivität zu unterscheiden.

2.4.2.4.4. Hirnbiopsie

Der diagnostische Wert der Biopsie fokaler zerebraler Raumforderungen bei HIV-positiven Patienten ist sehr hoch. In unterschiedlichen Studien
konnten bei 87,5 % bis 96 % der Fälle eine definitive Diagnose erbracht werden, die in 44 % bis 56 %
der Fälle eine therapeutisch Konsequenz nach sich
zog. Nach den Ergebnissen verschiedener Studien
scheinen Patienten mit negativer Serologie für Toxoplasma gondii von einer frühzeitigen, zum Zeitpunkt der Diagnose einer fokalen Läsion vorge-
nommenen Biopsie zu profitieren, während bei se-
ropositiven Patienten keine Verminderung der
Mortalität durch eine frühzeitige Biopsie im Vergleich zu einer empirischen Therapie erreicht werden konnte. Allerdings sind die Komplikationen
dieses sehr invasiven diagnostischen Verfahrens
mit in Erwägung zu ziehen, so daß eine Biopsie erst
bei Nichtansprechen bzw. Progredienz unter einer
empirischen Therapie gegen Toxoplasma gondii
empfohlen wird.

2.4.2.5. Therapie

2.4.2.5.1. Allgemeine Therapieoptionen

Eine Therapie der zerebralen Toxoplasmose bei Patienten mit AIDS ist zwingend indiziert. Aufgrund der Schwierigkeiten bei der endgültigen Diagnose dieser Erkrankung wird eine Therapie zumeist nach Erheben der Verdachtsdiagnose begonnen. In diesen Fällen ist erst die Verbesserung der klinischen und radiologischen Befunde unter der Therapie das entscheidende Argument für die Bestätigung der Diagnose.

> Die Therapie der Wahl bei einem Patienten mit Verdacht auf zerebrale Toxoplasmose ist die Kombination von Pyrimethamin und einem Sulfonamid (z.B. Sulfadiazin oder Sulfalen).

Unter einer Therapie mit Sulfadiazin zwingen die Nebenwirkungen in 40 bis 70 % der Fälle zu einem Abbruch der Therapie, mit dem Langzeitsulfonamid Sulfalen scheint es seltener zu Nebenwirkungen zu kommen. Das Lincosamid Clindamycin hat sich in diesen Fällen als gute, wenn auch etwas geringer wirksame Alternative zu den Sulfonamiden in der Kombination mit Pyrimethamin erwiesen. Bei einer Therapie mit Pyrimethamin sollte immer Folinsäure gegeben werden, um die myelotoxischen Nebenwirkungen abzuschwächen.

> Bei Patienten, bei denen eine intravenöse Therapie nötig ist, hat sich die Kombination von Clindamycin und Cotrimoxazol bewährt.

Neue Therapieansätze mit ermutigenden Ergebnissen in allerdings kleinen Kollektiven von HIV-Patienten mit zerebraler Toxoplasmose sind

- die Kombination von Pyrimethamin und Clarithromycin, Pyramethamin und Azithromycin, Pyrimethamin und Doxycyclin sowie
- die Monotherapie mit Atovaquon

Einen Überblick über die einzelnen Medikamente zur Therapie der Toxoplasmose gibt Tab. 2.44.

Wahl	Medikamente	Dosierung
1. Wahl	Pyrimethamin (Daraprim®)	2 x 50 mg p.o.
	Sulfalen (Longum®)	initial 2 g p.o., dann 1 g jeden 3. Tag
	Folinsäure (Leukovorin®)	2 x 5 mg p.o.
2. Wahl	Pyrimethamin (Daraprim®)	2 x 50 mg p.o.
	Clindamycin (Sobelin®)	4 x 600 mg p.o.
	Folinsäure (Leukovorin®)	2 x 5 mg p.o.
Intravenöse Therapie	Clindamycin (Sobelin® Sol.)	4 x 600 mg in je 500 ml NaCl
	Cotrimoxazol (Bactrim®)	4 x 1 Amp. (Trimethoprim 80 mg + Sulfamethoxazol 400 mg) in 250 ml NaCl
Weitere Therapieoptionen	Pyrimethamin (Daraprim®)	2 x 50 mg p.o.
	plus Clarithromycin (Mavid®)	2 x 500 mg p.o.
	Pyrimethamin (Daraprim®)	2 x 50 mg p.o.
	plus Doxycyclin (Vibramycin®)	1 x 200 mg p.o.
	Pyrimethamin (Daraprim®)	2 x 50 mg p.o.
	plus Azithromycin (Zithromax®)	1 x 1.200 mg p.o.
	Atovaquon-Susp. (Wellvone®)	2 x 750 mg p.o. (5 ml)

Tab. 2.44: Optionen in der Therapie der zerebralen Toxoplasmose.

Zu der Therapie der extrazerebralen Toxoplasmose gibt es derzeit keine klaren Untersuchungen. Es scheint allerdings, daß auch in diesem Fall die **Kombinationstherapie aus Pyrimethamin, Sulfalen und Folinsäure die beste Therapie** darstellt. Bei disseminiertem Verlauf mit dem Bild eines septischen Schocks sind entsprechende intensivmedizinische Maßnahmen nötig.

Die **supportive Gabe von Kortikosteroiden hat keinen Einfluß auf den Therapieerfolg** und sollte daher nach Möglichkeit nicht eingesetzt werden, da sie das in der Bestätigung der Verdachtsdiagnose wesentliche therapeutische Ansprechen auf die antiparasitäre Therapie nur verzögert beurteilbar machen und bei einem zerebralen Lymphom sogar durch deren initiale Rückbildung zur fälschlichen Diagnose einer zerebralen Toxoplasmose führen können. Eine Ausnahme bilden große, klinisch relevante Hirnödeme mit Hirndruckzeichen, Krampfanfällen und drohendem Koma.

Die Behandlungsdauer der zerebralen Toxoplasmose sollte 6 Wochen betragen. Der Erfolg der Behandlung wird in erster Linie an dem Rückgang der klinischen und radiologischen Befunde beurteilt. Das Fieber sinkt normalerweise innerhalb der ersten Tage der Behandlung, und die neurologischen Symptome beginnen bei 75 % der Patienten nach 7 Tagen und bei 90 % nach 14 Tagen zurückzugehen. Der Rückgang der radiologischen Zeichen hinkt der klinischen Entwicklung etwas nach, nach 14 Tagen findet man allerdings bei 95 % der Patienten einen Rückgang der Läsionen in den bildgebenden Verfahren. Wir empfehlen eine CT- bzw. MRT-Kontrolle 4 Wochen, bei fehlendem klinischen Ansprechen auf die Therapie 2 Wochen nach Therapiebeginn.

2.4.2.5.2. Nebenwirkungen

Nebenwirkungen bei der medikamentösen Therapie der zerebralen Toxoplasmose sind häufig und zwingen oft zum Umstellen der zunächst begonnenen Therapie.

■ Pyrimethamin

Die Nebenwirkungen von Pyrimethamin äußern sich vor allem in einer Knochenmarkssuppression mit nachfolgender Leukozytopenie, Thrombozytopenie und Anämie. Bei Patienten mit zerebralem Anfallsleiden sind zentralnervöse Störungen (z.B. Krämpfe) möglich. Zudem kann es zum Auftreten von Exanthemen kommen. Um der Knochenmarkssuppression entgegenzuwirken, sollten täglich 10 mg Leukovorin (Tetrahydrofolsäure) geben werden.

■ Sulfonamide

Die Nebenwirkungen der Sulfonamide bestehen vor allem in allergischen Reaktionen (Fieber, Exanthem bis hin zum Stevens-Johnson-Syndrom), in einer Nierenschädigung (Auskristallieren der Sulfonamide, Nierenkoliken, Hämaturie, Oligurie), in gastrointestinalen Beschwerden und in myelotoxischen Reaktionen (Neutropenie, Agranulozytose, aplastische Anämie). Zur Prävention der Nephropathie eine ausreichende Hydratation, eine Alkalisierung des Urins und schließlich eine Dosisreduktion empfohlen.

In 40 bis 70 % der Fälle zwingen die Nebenwirkungen von Sulfadiazin zu einem Abbruch der Therapie. Unter dem Langzeitsulfonamid Sulfalen scheint es seltener zu Nebenwirkungen zu kommen.

■ Clindamycin

Die häufigsten Nebenwirkungen von Clindamycin sind allergische Hautreaktionen, gastrointestinale Manifestationen und Erhöhung der Leberwerte, seltener kommt es zu myelosuppressiven Effekten; eine gefürchtete Nebenwirkung ist die pseudomembranöse Kolitis.

2.4.2.5.3. Vorgehen bei Nichtansprechen auf eine medikamentöse Therapie

Nach Beginn der antiparasitären Therapie muß engmaschig der klinische Verlauf und die Entwicklung der radiologischen Befunde beobachtet werden. Kommt es im Laufe von 7 bis 10 Tagen zu keiner Verbesserung der Symptomatik oder verschlechtert sich das klinische Bild unter der Therapie, muß eine andere Ätiologie der fokalen neurologischen Läsionen gesucht werden, und eine diagnostische Hirnbiopsie sollte durchgeführt werden.

Als Differentialdiagnosen für eine fokale neurologische Läsion kommen bei einem HIV-Patienten mit einer CD4-Zellzahl unter 200/µl in erster Linie das primär zerebrale Lymphom und die progressive multifokale Leukencephalopathie in Frage, aber auch Tuberkulome, Kryptokokkome, Abszesse durch Candida oder ein zerebraler Befall durch Microsporidien wurden beschrieben.

Sekundäre NHL können, ebenso wie die seltenen Metastasen eines Kaposi-Sarkoms, fokale neurologische Symptome verursachen. Zudem können einige nicht infektiöse Prozesse für fokale neurologische Symptome verantwortlich sein, wie vaskuläre Erkrankungen, welche bei HIV-Patienten eine höhere Prävalenz haben als in der Normalbevölkerung, sowie zerebrale Anfallsleiden.

In Abb. 2.71 soll ein Schema für das diagnostische Vorgehen beim Auftreten fokaler neurologischer Symptome bei einem Patienten mit der Immunschwäche AIDS gegeben werden.

2.4.2.6. Prophylaxe

2.4.2.6.1. Primärprophylaxe

Die Toxoplasmose stellt eine der häufigsten opportunistischen Infektionen bei AIDS-Patienten dar, und eine Primärprophylaxe ist daher indiziert.

Da die Toxoplasmose zumeist aus einer Reaktivierung einer vorangegangenen Infektion entsteht, stellt die Serologie ein wichtiges Kriterium bei der Definition einer Zielgruppe für eine Primärprophylaxe dar. Das Risiko der Reaktivierung einer latenten Infektion ist zudem direkt abhängig von dem Ausmaß der Immunsuppression. 90 % der zerebralen Toxoplasmosen entstehen bei Patienten, deren CD4-Lymphozyten unterhalb von 100/μl gefallen sind, bei den restlichen Patienten liegt die CD4-Zellzahl unter 200/μl. Es wird daher empfohlen, eine primäre Prophylaxe dann einzuleiten, wenn bei einem HIV-positiven Patienten mit positiver Serologie für Toxoplasma gondii die Zahl der CD4-positiven Zellen unter 200/μl gefallen ist. Da zu diesem Zeitpunkt in der Regel ebenfalls mit einer Prophylaxe gegen Pneumocystis carinii begonnen wird, empfiehlt sich eine Prophylaxe mit Cotrimoxazol aufgrund der Einfachheit der Verschreibung, der guten Kenntnis über die Handhabung des Medikamentes und seiner Wirksamkeit gegenüber beiden Erregern: *Pneumocystis carinii* und *Toxoplasma gondii*. Unterschiedliche Dosierungsmodalitäten sind hierbei möglich und sollten den Wünschen des Patienten angepaßt werden (1 Tablette Cotrimoxazol 80/400 mg täglich oder 3 Tabletten Cotrimoxazol-forte 160/800 mg pro Woche).

Den Patienten, die eine negative Serologie für Toxoplasma gondii aufweisen, werden hygienische Maßnahmen zur Vermeidung einer Infektion empfohlen. Der Kontakt mit Katzenkot sollte vermieden, nur ausreichend erhitztes Fleisch gegessen, und bei der Verarbeitung von rohem Fleisch sollten Handschuhe getragen werden.

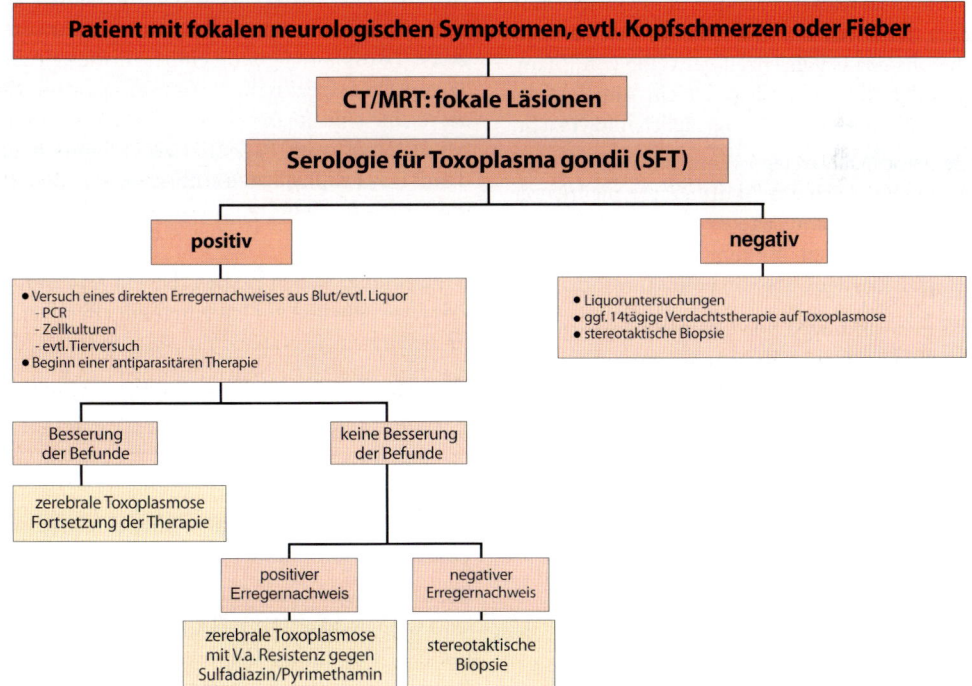

Abb. 2.71: Flußschema zum diagnostischen Vorgehen bei fokalen neurologischen Symptomen bei HIV-Patienten.

2.4.2.6.2. Sekundärprophylaxe

Eine sekundäre medikamentöse Prophylaxe nach einer akuten Toxoplasmose ist bei Patienten mit AIDS indiziert, um einen Rückfall, der in 50 bis 80 % der Fälle eintritt, zu vermeiden. Zu dieser hohen Rate an Rückfällen kommt es, da Toxoplasma gondii in Gewebezysten persistiert, die nicht durch die Therapie erreicht werden.

> Auch für die sekundäre Prophylaxe ist die Kombination aus Pyrimethamin und einem Sulfonamid die Therapie der Wahl, allerdings in niedrigeren Dosen.

Die Wirksamkeit der Prophylaxe wurde in einer europäischen Studie überprüft, bei der es unter dieser Kombination bei nur 10 % der Patienten zu einer Reaktivierung der Infektion kam. In einer Vergleichsgruppe, die Pyrimethamin und Clindamycin als Sekundärprophylaxe erhielt, kam es bei 22 % der Patienten zu einem Rezidiv. Andere Autoren empfehlen eine Monoprophylaxe mit Pyrimethamin wegen des selteneren Auftretens von Nebenwirkungen; diese geht allerdings mit einem erhöhten Rezidivrisiko einher. Zu beachten ist bei der prophylaktischen Therapie mit Pyrimethamin zudem der durch Enzyminduktion beschleunigte Metabolismus bei gleichzeitiger Gabe von Rifampicin oder Antikonvulsiva, der ein Anheben der Pyrimethamindosis auf 75 mg täglich nötig macht.

Nebenwirkungen treten bei einer Prophylaxe mit einer im Vergleich zur Akuttherapie niedrigeren Dosierung insgesamt seltener auf. Zur Reduktion der myelotoxischen Wirkung von Pyrimethamin ist die gleichzeitige Gabe von Folinsäure indiziert.

Einen Überblick über die möglichen Prophylaxen gibt Tabelle 2.45.

Wahl	Medikamente	Dosierung
1. Wahl	Pyrimethamin (Daraprim®)	2 x 25 mg p.o.
	Sulfadiazin (Sulfadiazin-Heyl®)	2 x 1 g p.o.
	Folinsäure (Leukovorin®)	1 x 5 mg p.o.
2. Wahl	Pyrimethamin (Daraprim®)	2 x 25 mg p.o.
	Clindamycin (Sobelin®)	4 x 300-600 mg p.o.
	Folinsäure (Leukovorin®)	1 x 5 mg p.o.
3. Wahl	Pyrimethamin (Daraprim®)	2 x 25 mg p.o.
	Folinsäure (Leukovorin®)	1 x 5 mg p.o.

Tab. 2.45: Optionen in der Sekundärprophylaxe der zerebralen Toxoplasmose.

2.4.2.6.3. Absetzen der Prophylaxe

Der im Rahmen der effektiven antiretroviralen Kombinationstherapie beobachtete Anstieg der Helferzellzahl bei HIV-positiven Patienten geht auch mit einer Restoration der Immunantworten gegen Toxoplasma gondii einher. Inwieweit diese Toxoplasma-spezifische Immunrekonstitution ausreicht, eine Reaktivierung der Toxoplasmose bei HIV-positiven Patienten zu verhindern und damit eine Prophylaxe zu erübrigen, ist in den letzten Jahren in mehreren Studien untersucht worden.

Diese Studien haben gezeigt, daß ein Absetzen der Primärprophylaxe bei Patienten mit effektiver antiretroviraler Therapie (Viruslast unter 50 Kopien/ml) und Helferzellen über 200 pro mm3 für mehr als 12 Wochen sicher ist. In einer schweizer Kohortenstudie an 199 HIV-positiven Patienten, die diese Kriterien erfüllten, kam es nach Absetzen der Primärprophylaxe zu keiner Reaktivierung einer zerebralen Toxoplasmose über eine medianen Beobachtungszeitraum vom 1,5 Jahren.

Die Daten zum Ansetzen der Sekundärprophylaxe sind weniger klar. Die IDSA Richtlinien von 1999 für die "Prävention Opportunistischer Infektionen HIV-positiver Patienten" empfehlen eine lebenslange Fortführung der Sekundärprophylaxe. Einige neuere Studien an kleinen Patientenkollek-

tiven haben jedoch keine Reaktivierung einer zerebralen Toxoplasmose nach Absetzen der Sekundärprophylaxe bei Patienten mit effektiver antiretroviraler Therapie und Helferzellzahlen über 200
pro mm3 gezeigt. Jedoch sind Studien an größeren
Patientenkollektiven nötig, um die Sicherheit des
Beendigen einer Sekundärprophylaxe bei HIV-
positiven Patienten mit Zustand nach zerebraler
Toxoplasmose zu bestätigen.

2.4.2.7. Zusammenfassung

Die Toxoplasmose ist eine häufige opportunistische Infektion bei AIDS und tritt fast ausschließlich bei Patienten mit einer Helferzellzahl unter
200/µl auf. Sie manifestiert sich im ganz überwiegenden Teil der Fälle (95 %) in Form einer zerebralen Toxoplasmose und stellt die häufigste Ursache fokaler neurologischer Symptome bei HIV-
Patienten dar. Die wichtigste Differentialdiagnose
ist das zerebrale Lymphom. Neben der Klinik sind
die Kenntnis der Toxoplasmenserologie und die
Ergebnisse der zerebralen Bildgebung (CT und
MRT) entscheidend für die Erhebung der Verdachtsdiagnose. Bei Verdacht wird mit einer antiparasitären Therapie begonnen und die Diagnose
ex juvantibus aus der Besserung der klinischen und
radiologischen Befunde gesichert. Die gängigen
Kombinationstherapien bestehen aus Pyrimethamin und einem Sulfonamid bzw. Pyrimethamin
und Clindamycin. Zur Minderung der myelotoxischen Nebenwirkungen wird zudem Folinsäure
verabreicht. Nach abgeheilter Toxoplasmose ist
eine Sekundärprophylaxe dringend indiziert. Zudem empfiehlt sich eine Primärprophylaxe mit
Cotrimoxazol bei Patienten mit einem positiven
Sabin-Feldmann-Test und einer Helferzellzahl
unter 100/µl. Neuer Studien haben gezeigt, daß
diese Primärprophylaxe unter effizienter antiretroviraler Therapie mit einem Anstieg der Helferzellzahl über 200 pro mm^3 abgesetzt werden kann.

2.4.3. Kryptosporidiose

Kryptosporidien sind obligat intrazelluläre Parasiten, welche epitheliale Zellen des Verdauungstrak-
tes und der Atemwege infizieren können. *Crypto-
sporidium parvum* kann sowohl bei immunsupprimierten als auch immunkompetenten Personen zu
gastrointestinalen und, seltener, zu pulmonalen
Symptomen führen.

Die Kryptosporidiose gehört zu den AIDS-
definierenden Erkrankungen.

2.4.3.1. Erreger und Epidemiologie

Kryptosporidien sind Protozoen, die in ihrem Entwicklungszyklus zuerst eine Schizogonie, dann eine Gamogonie durchlaufen. Sie werden als Oozysten, die 4 Sporozoiten enthalten, im Stuhl ausgeschieden. Die Infektion des Menschen erfolgt
durch orale Aufnahme von Oozysten mit der Nahrung oder mit Wasser.

Kryptosporidien sind wenig wirtsspezifisch und
können von Nagetieren, Wiederkäuern oder
Haustieren durch mit Faezes kontaminiertes
Trinkwasser auf den Menschen übertragen werden. Mit Kryptosporidien verunreinigtes Wasser
führte zum Beispiel 1993 in Milwaukee zu einem
großen Ausbruch an wäßriger Diarrhoe, bei dem
nach Schätzungen etwa 400.000 Menschen betroffen waren. Kryptosporidien werden jedoch auch
direkt von Mensch zu Mensch (z.B. fäkal-oral)
übertragen. So sind zum Beispiel Ausbrüche von
Infektionen in Kindertagesstätten und Kranken-
häusern beschrieben.

Kryptosporidien sind gegen viele Desinfektions-
mittel resistent und werden durch übliche Chlor-
konzentrationen im Trinkwasser nicht abgetötet.
Sie sind weltweit verbreitet und haben in Entwicklungsländern eine höhere Prävalenz als in Europa
und Nordamerika. In Nordamerika konnte bei
etwa 2,2 % aller Patienten mit AIDS eine Kryptosporidien-Infektion nachgewiesen werden, bei 10-
20 % der Patienten mit AIDS und Diarrhoe wurde
eine Kryptosporidiose diagnostiziert. In den letzten Jahren wird eine Abnahme der Prävalenz beobachtet.

2.4.3.2. Klinik

Die häufigste Manifestation der Kryptosporidien-
Infektion beim Menschen ist eine Diarrhoe ohne
Fieber oder mit allenfalls subfebrilen Temperaturen. Charakteristisch ist eine wäßrige Diarrhoe,
manchmal mit Schleimbeimengungen, jedoch
ohne Erythrozyten und Leukozyten.

Bei immunkompetenten Personen kommt es, so-
fern Krankheitssymptome auftreten, nach einer
Inkubationszeit von 3-12 Tagen zu einer kurz an-
dauernden Erkrankung (1-2 Wochen) mit vollständiger spontaner Heilung. Hingegen erleiden
AIDS-Patienten eine lang andauernde, zum Teil

lebensbedrohliche Erkrankung mit einer wäßrigen Diarrhoe und ausgeprägten Flüssigkeits- und Elektrolytverlusten (☞ Tab. 2.46). Häufig geht die Symptomatik mit Gewichtsverlust einher. Weniger häufig kommt es zu abdominellen Schmerzen, Übelkeit, Erbrechen und subfebrilen Temperaturen. Auch uncharakteristische Symptome wie Myalgien, Schwäche, Kopfschmerzen und Anorexie können auftreten. Der Verlauf der Erkrankung ist jedoch unterschiedlich und hängt vom Grad der Immunsuppression ab. Bei Patienten mit mehr als 200 CD4-Zellen/µl heilt die Infektion in der Regel nach 2-3 Wochen aus.

Bei AIDS-Patienten ist des weiteren eine pulmonale Kryptosporidiose mit Zeichen der pulmonalen Obstruktion, Husten, Dyspnoe und Heiserkeit beschrieben - oftmals als Koinfektion mit CMV, Pneumocystis carinii oder Mycobacterium avium intracellulare - sowie eine Infektion der Gallenblase und Gallengänge bis hin zur gangränösen Cholecystitis.

Häufige Symptome	Seltene Symptome
• Wäßrige Diarrhoe	• Abdominelle Schmerzen
• Gewichtsverlust	• Übelkeit, Erbrechen
• Exsikkose	• Subfebrile Temperaturen
	• Myalgien
	• Kopfschmerzen
	• Anorexie

Tab. 2.46: Klinik der intestinalen Kryptosporidien-Infektion.

2.4.3.3. Diagnostik

Diagnostische Methoden beruhen im wesentlichen auf dem Nachweis von Oozysten im Stuhl (☞ Abb. 2.72). Drei Färbemethoden werden dazu im allgemeinen verwandt: eine Auramin-Färbung, eine modifizierte Ziehl-Neelsen-Färbung und ein Immunofluoreszenztest mit monoklonalen Antikörpern gegen Oozysten. Es wird empfohlen, drei Stuhlproben von verschiedenen Tagen zu untersuchen, da die Anzahl der Oozysten im Stuhl fluktuiert.

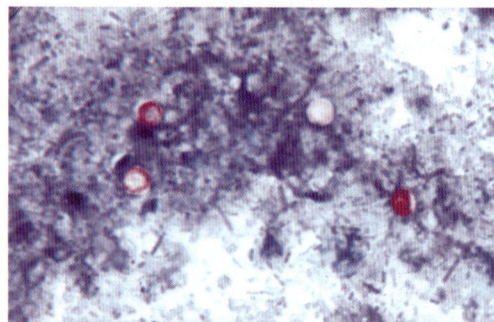

Abb. 2.72: Kryptosporidien-Oozysten im Stuhl (Kinyoun-Färbung).

Darüber hinaus sind ELISAs mit Antioozysten-Antikörpern zum Nachweis von Kryptosporidien-Antigen im Stuhl entwickelt worden. Die Sensitivität dieser Nachweisverfahren ist jedoch derzeit noch nicht ausreichend. Serologische Tests zum Nachweis von Serum-Antikörpern haben sich in der Routine nicht durchgesetzt.

Histologisch lassen sich Kryptosporidien in den Mikrovilli der intestinalen Mukosa durch HE- oder PAS-Färbung darstellen. Biopsiematerial kann im Rahmen von endoskopischen Untersuchungen gewonnen werden (☞ Abb. 2.73a+b). Diese invasive Methode spielt bei der Diagnostik der Kryptosporidien-Infektion eine nur untergeordnete Rolle, kann jedoch versucht werden, wenn bei chronischer Diarrhoe ohne Fieber der Nachweis im Stuhl nicht gelingt.

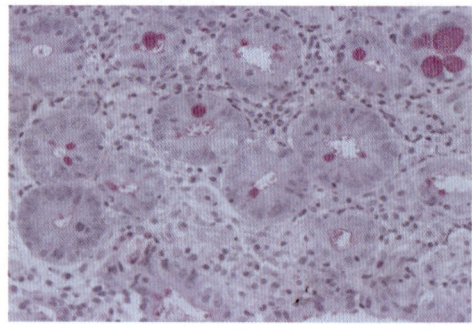

a

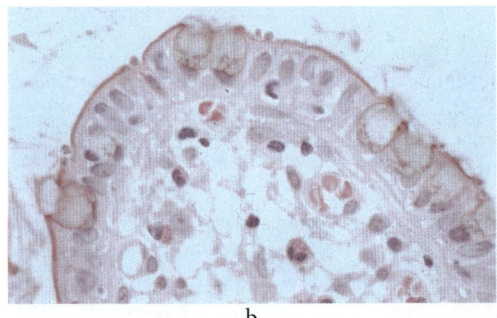

Abb. 2.73a+b: **a**: Kryptosporidien in der Dünndarmbiopsie (PAS-Färbung). Im Bürstensaum reichlich Parasiten. **b**: In der Gallenblase geringer Parasitennachweis (HE-Färbung).

2.4.3.4. Therapie

Es gibt derzeit keine Behandlung, die sicher zur Eradikation der Kryptosporidien-Infektion führt. Aufgrund anekdotischer Berichte wurde Paromomycin in einer Dosierung von 4 x 500 mg täglich angewandt. In einer kontrollierten Studie zeigte sich jedoch, daß diese Behandlung klinisch zu keinem Vorteil gegenüber einem Placebo führte und sich die Symptomatik mancher Patienten aufgrund des unterschiedlichen Verlaufs der Erkrankung auch ohne Therapie besserte. Auch Azithromycin wurde zur Behandlung von Kryptosporidien-Infektionen angewandt und führte bei manchen Patienten zum Sistieren der Diarrhoe. In einer Dosierung von 500 mg täglich ist Azithromycin jedoch nicht effektiv. Die Wirksamkeit von Nitazoxanide wird diskutiert. Auch Hyperimmunkolostrum führte bei manchen Patienten bei enteraler Anwendung zur Besserung der Symptomatik.

Eine Kryptosporidien-Infektion bei Patienten mit AIDS sollte mit einer intensivierten antiretroviralen Therapie behandelt werden. Bei schweren Verlaufsformen der Kryptosporidien-Infektion steht außerdem der Flüssigkeits- und Elektrolytersatz im Vordergrund der Behandlung, wenn möglich durch orale Rehydratationslösungen oder gegebenenfalls durch parenterale Therapie. Zur symptomatischen Therapie der Diarrhoe können motilitätshemmende Mittel wie Loperamid, Codein, Tinctura opii oder stärker wirksame Opioide gegeben werden (☞ Tab. 2.47). Bei manchen Patienten wurde Octreotid, ein langwirksames Somatostatin-Analogon, erfolgreich angewandt. Allerdings erwies sich Octreotid in einer Placebo-

kontrollierten Studie bei AIDS-Patienten mit Diarrhoe nicht wirksamer als das Placebo. Eine Behandlung mit Octreotid kann dann versucht werden, wenn die maximale Dosierung von motilitätshemmenden Substanzen zur Beeinflussung einer Diarrhoe nicht ausreicht. Weitere Studien sind notwendig, um die Wirksamkeit von Octreotid in höherer Dosierung zu überprüfen.

Wirkstoff	Dosierung
Loperamid	p.o., zu Beginn 4 mg/ Tag, dann nach jedem ungeformten Stuhl 2 mg, nicht mehr als 12 mg tgl.
Tinctura opii	p.o., 2 x 10 Tr. bis 4 x 10 Tr. tgl.
Octreotid	s.c., 3 x 0,05 mg, steigerbar bis auf 0,3 mg alle 8 Std.

Tab. 2.47: Symptomatische Therapie der chronischen Diarrhoe bei AIDS.

2.4.3.5. Chemoprophylaxe

Es gibt derzeit keine prophylaktische Behandlung von Kryptosporidien-Infektionen. Zur Infektionsprophylaxe können Hygienevorschriften eingehalten werden. Immunsupprimierte Patienten sollten über Infektionswege und Ansteckungsmöglichkeiten informiert werden.

2.4.3.6. Zusammenfassung

Kryptosporidien sind Protozoen, die bei immunsupprimierten Personen zu einer langandauernden, zum Teil lebensbedrohlichen Erkrankung mit wäßriger Diarrhoe und ausgeprägtem Flüssigkeits- und Elektrolytverlust führen. Die Diagnose gelingt durch Nachweis von Kryptosporidien-Oozysten im Stuhl. Es gibt derzeit keine Behandlung, die sicher zur Eradikation der Kryptosporidien-Infektion führt. Im Vordergrund der Behandlung steht eine intensivierte antiretrovirale Therapie sowie die symptomatische Therapie mit ausreichendem Flüssigkeits- und Elektrolytersatz.

2.4.4. Mikrosporidiose

Mikrosporidien sind sporenbildende, sich obligat intrazellulär entwickelnde Protozoen.

Die meisten Mikrosporidien-assoziierten Erkrankungen sind bei schwer immundefizienten Patienten mit AIDS beschrieben.

2.4.4.1. Erreger und Übertragungswege

Mikrosporidien kommen weltweit als Parasiten in fast allen Tierklassen vor. Bei AIDS-Patienten sind bislang vor allem Mikrosporidien-Arten aus den Gattungen Enterocytozoon, Encephalitozoon und Trachipleistophora beschrieben.

In ihrem Entwicklungszyklus durchlaufen Mikrosporidien 3 Phasen:

- *Proliferative* Phase mit ungeschlechtlicher Teilung in der Wirtszelle
- *Sporogonie-Phase* zur Bildung von intrazellulären Sporen
- *Infektiöse* Phase, bei der Sporen ausgeschieden werden und neue Wirtszellen infizieren können

Mögliche Infektionsquellen für den Menschen sind andere bereits infizierte Menschen oder Tiere, die Mikrosporidien-Sporen im Stuhl, Urin oder Bronchialsekret ausscheiden. Als Erregerreservoir gelten Säuger und Vögel.

Die Mehrzahl der Mikrosporidien-assoziierten Erkrankungen bei Patienten mit AIDS werden durch Enterocytozoon bieneusi verursacht. Epidemiologische Studien zeigten, daß Enterocytozoon bieneusi bei 7-50 % von schwer immunsupprimierten Patienten (CD4-Zellzahl < 100/μl) mit chronischer Diarrhoe ohne Nachweis von anderen Durchfallerregern nachweisbar war. Manche Autoren zweifeln jedoch an einem Zusammenhang zwischen Mikrosporidiose und chronischer Diarrhoe, da bei einer Studie, die intestinale Biopsien bei HIV-infizierten Patienten mit und ohne Diarrhoe verglich, kein signifikanter Unterschied im Vorkommen von Mikrosporidien nachgewiesen wurde. Des weiteren sind asymptomatische HIV-infizierte Patienten mit intestinaler Mikrosporidien-Infektion beschrieben.

2.4.4.2. Klinik

Die häufigste klinische Manifestation einer Infektion mit Mikrosporidien bei AIDS-Patienten ist eine **chronische Diarrhoe**, doch können auch Atemwege, Gallenwege, Urogenitalorgane, Augen, Muskeln und das Zentralnervensystem befallen sein (☞ Tab. 2.48).

2.4.4.2.1. Enterocytozoon bieneusi

Enterocytozoon-Infektionen führen durch Befall des Dünndarmepithels zu chronischer Diarrhoe mit Blähungen, unspezifischen Oberbauchbeschwerden und Gewichtsverlust. Phasen chronischer Diarrhoe können mit Phasen normalen Stuhlgangs abwechseln. Koinfektionen mit einem oder mehreren anderen Durchfallerregern sind beschrieben.

Enterocytozoon bieneusi konnte außerdem in den Gallenwegen, der Gallenblase, im Ductus pancreaticus, im Bronchialepithel, in der Trachea und in der Nasenschleimhaut nachgewiesen werden. Klinische Manifestationen eines solchen Befalls können eine Cholangiopathie, Cholecystitis, Sinusitis, Rhinitis, Bronchitis und Pneumonie sein.

2.4.4.2.2. Encephalitozoon intestinalis

Infektionen mit Encephalitozoon intestinalis sind bislang selten nachgewiesen worden. Sie können zu chronischer Diarrhoe durch Befall des Dünndarms und zur Cholecystitis durch Infektion der Gallenwege führen. Encephalitozoon intestinalis kann in die Nieren und Atemwege disseminieren, so daß der Erreger auch im Urin und im Bronchialsekret nachweisbar sein kann.

Häufige Symptome	Seltene Manifestationen
• Wäßrige, nicht blutige Diarrhoe	• Pneumonie
• Gewichtsverlust	• Nephritis
• Abdominelle Beschwerden	• Cholangitis
	• Cholecystitis
	• Bronchitis
	• Sinusitis
	• Rhinitis
	• Disseminierte Infektion

Tab. 2.48: Klinik der Enterocytozoon bieneusi- und Encephalitozoon intestinalis-Infektion.

2.4.4.2.3. Encephalitozoon cuniculi und Encephalitozoon helleri

Klinische Manifestationen der Infektion mit Encephalitozoon cuniculi und Encephalitozoon helleri sind aufgrund nur weniger Beschreibungen nicht genau definiert.

Nach derzeitigem Wissensstand können Nieren, ableitende Harnwege, Leber, Peritoneum, Atemwege, Konjunktiven, Kornea und das Zentralnervensystem befallen sein.

2.4.4.2.4. Trachipleistophora hominis

Die Infektion mit Trachipleistophora hominis wurde in wenigen Fällen mit einer Myositis assoziiert.

2.4.4.3. Diagnose

Die Diagnose der Mikrosporidien-Infektion wird durch den direkten Nachweis der Parasiten gestellt. Im Vordergrund steht der lichtmikroskopische Nachweis von Mikrosporidien-Sporen im Stuhl, jedoch ist die Diagnose je nach Befall auch aus Gewebeproben, Duodenalaspirat, Urin, Sputum, Nasensekret, Bronchiallavage-Flüssigkeit und Konjunktivalabstrich möglich (☞ Tab. 2.49).

Es empfiehlt sich, zur Diagnostik die Proben zunächst mit einer Fluoreszenz-Färbung anzufärben und anschließend (bei Verdacht auf Mikrosporidien-Sporen in der Fluoreszenz-Färbung) gegebenenfalls zur Bestätigung eine Trichrom-Färbung (modifiziert nach Weber) anzufertigen (☞ Abb. 2.74).

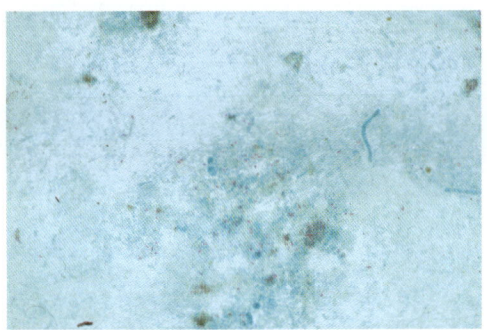

Abb. 2.74: Mikrosporidien-Sporen im Stuhl (Trichrom-Färbung).

Die lichtmikroskopische Untersuchung alleine ermöglicht in der Regel keine Artdiagnose; ergänzend sind elektronenmikroskopische, immunologische oder molekularbiologische Untersuchungen notwendig.

In der Routinediagnostik stehen serologische Tests zum Nachweis von Mikrosporidien-Antikörpern und molekularbiologische Methoden nicht zur Verfügung.

Bei gastrointestinalen Symptomen	Bei seltenen Manifestationen
• Stuhl (1-4 g)	• Urin (1-2 dl)
	• Gallensaft
	• Duodenalaspirat
	• Sputum
	• Nasensekret
	• Gewebeproben
	• Bronchiallavageflüssigkeit
	• Konjunktivalabstrich

Tab. 2.49: Untersuchungsmaterial für die Diagnostik von Mikrosporidien-Infektionen.

2.4.4.4. Therapie

Eine spezifische Therapie von Mikrosporidien-Infektionen ist bislang nicht bekannt. Jedoch scheint die antiretrovirale Therapie durch Verbesserung der Immunitätslage eine wirksame Behandlung darzustellen.

Anekdotischen Berichten zufolge ist eine kurative Therapie von Encephalitozoon intestinalis mit Albendazol möglich. Bei einigen Patienten führte eine 2- bis 4-wöchige Behandlung mit 400 mg Albendazol 2 x täglich zur klinischen Besserung und zum Verschwinden von Encephalitozoon intestinalis-Sporen aus Stuhl und Urin. Weiterführende Studien sind notwendig, um das Dosierungsschema und die Notwendigkeit einer Erhaltungstherapie zu überprüfen. Im Gegensatz dazu gibt es bislang nur begrenzten Erfolg bei der Behandlung von Enterocytozoon-Infektionen. Zwar führte eine Behandlung mit Albendazol (2 x 400 mg täglich) über 4 Wochen bei einigen Patienten zu einer signifikanten klinischen Besserung, doch ließen sich Mikrosporidien auch nach Therapieende noch in Gewebeproben und Stuhl nachweisen.

Möglicherweise stellt Thalidomid eine wirksame Behandlung von Diarrhoe und Gewichtsverlust durch Enterocytozoon bieneusi dar. Wenngleich einzelne Patienten von der Thalidomidtherapie profitiert haben, fehlen derzeit noch größere kontrollierte Studien, die diesen Zusammenhang belegen.

Durch topische Anwendung von Fumagillin konnte bei einigen Patienten mit einer Keratokonjunktivitis eine Besserung der Symptomatik erzielt

werden. Über die systemische Anwendung von Fumagillin bei der Behandlung von Infektionen mit
Mikrosporidien wird diskutiert. Auch liegen Berichte über erfolgreiche Therapieversuche von Infektionen mit Enterocytozoon bieneusi durch Nitazoxanide vor.

Neben der antimikrobiellen Therapie ist bei der
Behandlung der Mikrosporidien-Infektion auf einen ausreichenden Flüssigkeits- und Elektrolytersatz, vor allem bei heftiger wäßriger Diarrhoe, zu
achten (☞ Tab. 2.50). Zur symptomatischen Therapie können motilitätshemmende Mittel wie Loperamid, Tinctura opii oder stärker wirksame
Opiate gegeben werden. Auf die Rolle von Octreotid bei der Behandlung der AIDS-assoziierten Diarrhoe wurde im Abschnitt "Therapie der Kryptosporidien-Infektion" hingewiesen.

behandeln, die Behandlung der häufigeren Infektion mit Enterocytozoon bieneusi ist jedoch bislang nur begrenzt möglich.

Symptomatische Therapie	
Wirkstoff	Dosierung
Loperamid	p.o., zu Beginn 4 mg, dann nach jedem ungeformten Stuhl 2 mg, nicht mehr als 12 mg tgl.
Tinctura opii	p.o., 2 x 10 Tr. bis 4 x 10 Tr. tgl.
Octreotid	s.c., 3 x 0.05 mg, steigerbar auf 0,3 mg alle 8 Std.
Antimikrobielle Therapie	
Wirkstoff	Dosierung
Albendazol	p.o., 2 x 400 mg tgl., 14-28 Tage

Tab. 2.50: Therapie von Mikrosporidien-Infektionen.

2.4.4.5. Chemoprophylaxe

Bislang werden keine Medikamente zur Prophylaxe der Mikrosporidien-Infektion eingesetzt.

2.4.4.6. Zusammenfassung

Mikrosporidien sind Protozoen, die vor allem bei
schwer immundefizienten Personen zur Erkrankung führen. Die häufigste klinische Manifestation
einer Mikrosporidien-Infektion ist eine chronische Diarrhoe, doch können auch je nach
Mikrosporidien-Art Atemwege, Urogenitalorgane, Gallenwege, Augen, Muskeln und das ZNS befallen sein. Die Diagnose wird durch den Nachweis
von Mikrosporidien-Sporen im Stuhl oder anderen Körpersekreten und Gewebeproben gestellt.
Nach bisherigen Beobachtungen lassen sich Infektionen mit Encephalitozoon sp. mit Albendazol

HIV-assoziierte Neoplasien

3. HIV-assoziierte Neoplasien

3.1. Kaposi-Sarkom

Das Kaposi-Sarkom (KS) wurde erstmals 1872 von dem in Wien tätigen ungarischen Dermatologen Moritz Kaposi (1837-1902) beschrieben. Dieser von ihm beschriebene Tumor war eine seltene Hautgeschwulst, die in erster Linie ältere Männer im Mittelmeerraum betraf. In der Folgezeit wurden verschiedene Verlaufsformen anhand klinischer und epidemiologischer Beobachtungen unterschieden. Erneute Aufmerksamkeit erlangte das Kaposi-Sarkom durch die hohe Inzidenz bei HIV-infizierten Patienten.

> Etwa 30-50 % der HIV-infizierten Homosexuellen entwickeln im Verlauf ihrer Erkrankung ein KS (daher auch die Bezeichnung "Epidemisches Kaposi-Sarkom").

Heutzutage werden folgende vier Formen des Kaposi-Sarkoms unterschieden (☞ Tab. 3.1):

Durch die auffallenden Hautläsionen wird die HIV-Erkrankung nach außen ersichtlich. Für die Kranken bedeutet das meist eine erhebliche psychische Belastung. In späten Stadien mit ausgedehntem kutanem oder viszeralem Befall ist die Lebensqualität erheblich gemindert. Besonders der Befall der inneren Organe, vor allem der Lunge und des Magen-Darm-Trakts, kann bei HIV-infizierten wesentlich zur Mortalität beitragen. Das Kaposi-Sarkom hat daher für Arzt und Patienten eine unverändert große Bedeutung.

3.1.1. Histologie

Das Kaposi-Sarkom geht vermutlich von Endothelzellen aus, jedoch kommen ebenso glatte Muskelzellen, primitive pluripotente mesenchymale Zellen oder Fibroblasten in Frage. Bisher haben auch verschiedene, auf den Tumorzellen exprimierte Oberflächenantigene wie

- CD31
- CD34
- α-Aktin
- Faktor-8
- Faktor-13a

nicht zur Identifizierung des Ausgangszelltyps beitragen können.

Histologisch lassen sich die vier klinischen Formen des Kaposi-Sarkoms nicht unterscheiden. Die Läsionen können allerdings nach morphologischen Kriterien in drei Stadien eingeteilt werden:

- In der Frühform, dem **Patch-Stadium**, besteht das KS aus vielen, meist kleinen, irregulären Gefäßen und Gefäßspalten

Form	Auftreten	Klinik	Verlauf
Klassisches KS	Männer zwischen 50 und 80 Jahren	Extremitätenbefall	Langsam progredient, 10-15 Jahre Überlebenszeit
Afrikanisches KS	• Männer zwischen 25 und 40 Jahren, Zentralafrika • Kinder	• Lokalisierte knotige Läsionen • Generalisierte Lymphome	• Relativ langsame Progredienz • Rchnelle Progredienz
Kaposi-Sarkome bei iatrogen immunsupprimierten Patienten	z.B. Zustand nach Nierentransplantation	Lokalisiert oder generalisiert	Rückbildung nach Absetzen der immunsuppressiven Therapie möglich
Epidemisches KS	HIV-Infektion, vorwiegend bei homosexuellen Männern	Disseminiert, meist an Haut oder Schleimhäuten beginnend	Abhängig von der immunologischen Situation des Patienten

Tab. 3.1: Formen des Kaposi-Sarkoms.

- Im folgendem Stadium, dem **Plaque-Stadium**, zeigt sich eine deutlich gesteigerte Proliferation von Spindelzellen. Die Spindelzellen finden sich zwischen den Kollagenfasern und sind bevorzugt in der Umgebung von Hautgefäßen gelegen. Die Anzahl und Dichte der zum Teil bizarr gestalteten vaskulären Tumoranteile nimmt zu (vgl. Abb. 3.1)

- Im **nodulären Stadium** durchziehen die Spindelzellformationen den Tumor in Faszikeln und rufen so das charakteristische "sarkomatöse" Erscheinungsbild hervor. Die Spindelzellen weisen bis auf eine geringgradige Pleomorphie und erhöhte Mitoserate keine schwerwiegenden Atypien auf

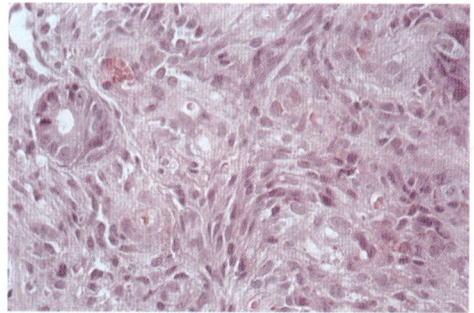

Abb. 3.1: Histologie des Kaposi-Sarkoms. Gemischtes Bild mit zum Teil gefäßreichen, zum Teil soliden Abschnitten.

- In **allen Stadien** können perivaskuläre Infiltrate von Lymphozyten, Plasmazellen und Makrophagen sowie einzelne nekrotische Areale intraläsional vorliegen. Pathognomonisch sind Extravasate von Erythrozyten in Spalträumen zwischen den Spindelzellansammlungen

3.1.2. Ätiologie und Pathogenese

Ätiologie und Pathogenese des KS sind noch nicht eindeutig geklärt. Gegenwärtig wird zwei Forschungsgebieten besondere Aufmerksamkeit gewidmet:

- auf der einen Seite der **komplexen Kaskade von Zytokinen**

- auf der anderen Seite der Suche nach einem **auslösenden Erreger**

In den vergangenen Jahren konnte eine Reihe von Zytokinen identifiziert werden, die einen regulatorischen Einfluß auf das Wachstumsverhalten von aus einem Kaposi-Sarkom abstammenden Zellen in der Zellkultur haben. Dazu gehören

- *Interleukin* 1 und 6

- *Platelet Derived Growth Factor* A und B (PDGF)

- *Fibroblast Growth Factor* (FGF)

- *Transforming Growth Factor* β (TGF-β)

- *Granulocyte-Macrophage Colony Stimulating Factor* (GM-CSF)

- *Oncostatin* M

- *VPF* (Vascular Permeability Factor)

Ein Teil diese Zytokine wird von HIV-infizierten CD4-Lymphozyten gebildet (im Sinne einer parakrinen Stimulation). Interessanterweise sezernieren die Spindelzellen selbst auch derartige Zytokine (im Sinne einer autokrinen Stimulation). Neben den genannten Zytokinen sind für eine Anzahl anderer Faktoren regulatorische Einflüsse auf das Wachstum und die Regulation des KS beschrieben.

Es ist aufgrund epidemiologischer Beobachtungen sehr wahrscheinlich, daß das Kaposi-Sarkom durch ein infektiöses Agens ausgelöst oder zumindest entscheidend mit beeinflußt wird. Dabei stehen heute zwei mögliche Erreger im Vordergrund.

- Zum einen könnte das **HI-Virus selbst** für die Entstehung des KS verantwortlich sein. Über die Bedeutung der von HIV-infizierten Lymphozyten produzierten Zytokine wurde bereits berichtet. Hinzu kommen Beobachtungen, daß ein Genprodukt des HI-Virus, das tat-Protein, eine deutliche Stimulation der Proliferation kultivierter Kaposi-Sarkom-Zellen bewirkt. Diese Proliferation kann durch Anti-tat-Antikörper blockiert werden. In vivo konnte die Entwicklung von Tumoren, die vom Kaposi-Sarkom histologisch kaum zu unterscheiden sind, in tat-transgenen Mäusen nachgewiesen werden.

- Zum anderen wurden 1994 DNA-Sequenzen des **humanen Herpes Virus-8** (HHV-8, andere Bezeichnung: KSHV = Kaposi-Sarkom Herpes-Virus) in KS-Läsionen mittels einer erst vor kurzem entwickelten Technik, der "repräsentativen Differenzanalyse" (RDA), nachgewiesen. Der DNA-Nachweis gelang in Proben von Patienten mit HIV-Infektion, ohne HIV-Infektion, von Patienten mit klassischem KS und mit endemischem, afrikanischem KS. Dabei wiesen die Sequenzen in den unterschiedlichen Proben eine 98 %ige Übereinstimmung auf. Auch in peripheren Blutzellen von 52 % der HIV-Patienten mit KS konnte HHV-8 nachgewiesen werden, aber nur bei 8 % der HIV-Patienten ohne KS. Es scheint so, dass Patienten mit Nachweis von HHV-8 in peripheren Blutzellen ein erhöhtes Risiko haben, im weiteren Verlauf der HIV-Infektion an einem KS zu erkranken. Unabhängig vom KS wurde HHV-8 allerdings auch in anderen Tumoren, vor allem in Lymphomen HIV-Infizierter, aber auch in verschiedenen Geweben Gesunder nachgewiesen. Ob also tatsächlich ein Kausalzusammenhang besteht, muß abgewartet werden.

Die Suche nach einem infektiösen Auslöser des KS hat noch einen weiteren Grund: **Das Kaposi-Sarkom tritt nahezu ausschließlich bei homo-oder bisexuellen Männern auf.** Bei HIV-positiven Hämophilen ist es dagegen eine Rarität. Auch in den ganz seltenen Fällen eines KS bei HIV-positiven Frauen waren die männlichen Geschlechtspartner überwiegend bisexuell. Es ist daher sehr wahrscheinlich, daß ein sexuell übertragbarer Erreger eine wichtige Rolle bei der Initiierung eines KS spielt. Mögliche Erreger in diesem Zusammenhang sind die humanen Papillomviren 6, 16, 18, die humanen Herpesviren 6, 7 und 8 oder das Zytomegalievirus.

Allerdings könnte für die Geschlechtsspezifität auch ein anderer Mechanismus verantwortlich sein: HIV-Infizierte mit Kaposi-Sarkomen zeigen einen auffallenden Mangel an Sexualhormonen. Diese endokrinologischen Defizite gehen deutlich über die bekannten hormonellen Mangelsituationen bei sonstigen AIDS-Patienten hinaus. Ebenso werden die hypophysären Hormone LH und FSH mit einer besseren Kontrolle der malignen Transformation in Verbindung gebracht.

> Aus den komplexen Beobachtungen wird deutlich, daß es sich beim KS um eine multifaktorielle Erkrankung handelt.

Basierend auf den dargestellten Ergebnissen läßt sich die zur Zeit gültige Vorstellung der Pathogenese wie folgt zusammenfassen:

- Unabhängig vom auslösenden Agens differenzieren sich die noch unbekannten Ausgangszellen unter dem Einfluß von Zytokinen in die charakteristischen Spindelzellen

- Diese aktivierten Spindelzellen exprimieren selbst eine Anzahl von Zytokinen

- Diese Zytokine stimulieren einerseits im Sinne einer autokrinen Aktivität das Wachstum der Spindelzellen und sind gemeinsam mit parakrin aktiven HIV-infizierten Lymphozyten für ein autonomes unkontrolliertes Wachstum verantwortlich

- Andererseits fördern sie die Proliferation von

  - endothelialen Zellen
  - Fibroblasten
  - Makrophagen und
  - Lymphozyten

- Auf diese Weise wird das histologische Bild der charakteristischen Neoangiogenese des Kaposi-Sarkoms und der entzündungsähnlichen Infiltrate hervorgerufen

3.1.3. Epidemiologie

Das Kaposi-Sarkom ist der **häufigste Tumor bei HIV-infizierten Patienten** und erreicht in Deutschland eine kumulative Inzidenz von etwa 30-50 %. Als AIDS-definierende Erkrankung stellt das KS bei immerhin 18 % der Patienten die AIDS-Erstmanifestation dar. Allerdings ist das Auftreten prinzipiell von der immunologischen Situation des Betroffenen unabhängig.

> Ohne zugrundeliegende HIV-Infektion oder eine sonstige Form einer zellulären Immundefizienz gilt das KS in Mitteleuropa als Rarität.

Es tritt häufiger bei Patienten mit sexueller Übertragung des HI-Virus als bei parenteraler Infektion auf. Insbesondere homo- und bisexuelle Männer sind häufig betroffen, während bei Frauen ein KS deutlich seltener auftritt.

In den letzten Jahren hat die Gesamtinzidenz HIV-assoziierter Kaposi-Sarkome ebenso wie die Inzidenz des ICS als AIDS-Erstmanifestation abgenommen. Das KS wird vermehrt als Zweit- oder Drittdiagnose im AIDS-Stadium beobachtet. Die Veränderungen in der Inzidenz und im Zeitpunkt des Auftretens von Kaposi-Sarkomen lassen sich auf die Einführung potenter antiretroviraler Kombinationstherapien zurückführen.

3.1.4. Klinische Symptome und Verlauf

Das klinische Erscheinungsbild und der zeitliche Verlauf des Kaposi-Sarkoms sind extrem variabel.

In der Regel manifestiert sich das Kaposi-Sarkom am Integument oder an Schleimhäuten. Zunächst zeigen sich kleine rötlich-violett oder bräunliche, meist runde oder ovale Makulae (☞ Abb. 3.2a-c). Sie bevorzugen die untere Extremität (☞ Abb. 3.3) und den Rumpf, entlang der Hautspaltlinien ausgerichtet. Die Läsionen werden im weiteren Verlauf größer und zunehmend nodulär oder plaqueförmig. Diese nodulären Tumoren können zu so großen, flächigen Tumormassen konfluieren, daß tiefergelegene Strukturen beteiligt werden und sich ein massives, oft schmerzhaftes Lymphödem entwickelt.

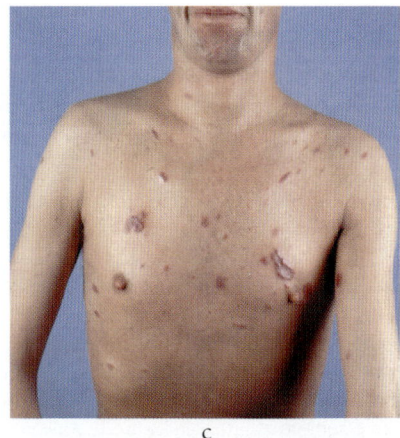

c

Abb. 3.2a-c: Hautbefall durch ein Kaposi-Sarkom. Typisches Bild beginnender Hautläsionen durch ein Kaposi-Sarkom bei zwei verschiedenen HIV-infizierten Patienten.

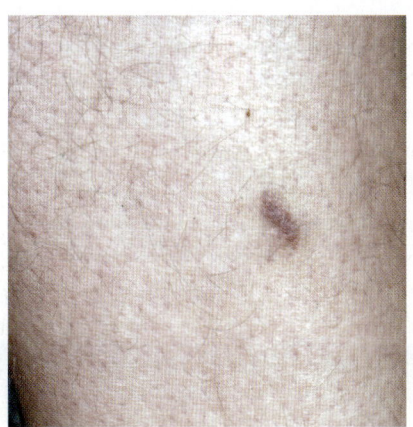

a

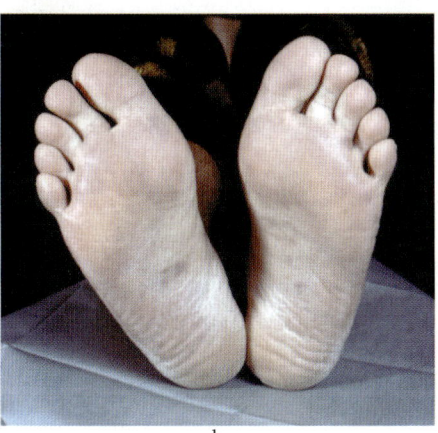

b

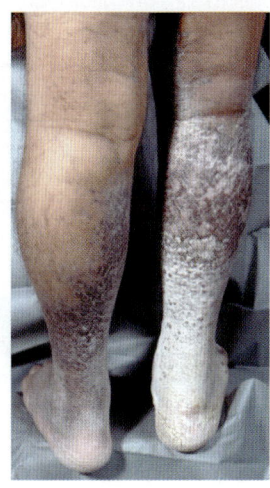

Abb. 3.3: Kaposi-Sarkom der Beine. Ausgeprägter Befall beider Unterschenkel. Auf der rechten Seite regelrechte Ummauerung durch das Zusammenfließen ehemals einzeln stehender Läsionen.

Die Ausbreitung des KS ist kaum vorherzusagen. Meist breitet es sich zunächst in der Haut aus und greift dann auf die Mundschleimhaut und Schleimhaut des oberen Gastrointestinaltraktes über. Der gastrointestinale Befall ist typisch für spätere Krankheitsstadien, in Einzelfällen kann er jedoch dem Auftreten von Hautläsionen vorangehen (☞ Abb. 3.4). Am häufigsten ist der Gaumen (☞ Abb. 3.5a+b), ebenso aber auch Gingiva, Zahnfleisch und Zunge befallen.

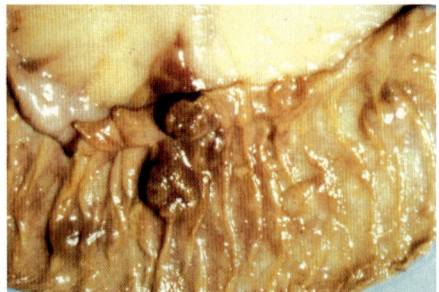

Abb. 3.4: Kaposi-Sarkom des Dünndarms. Dieses ausgeprägte Kaposi-Sarkom im Dünndarm zeigt ein exophytisches Wachstum. Meist sind die Läsionen flach und in erster Linie an ihrer typischen rot-violetten Farbe zu erkennen.

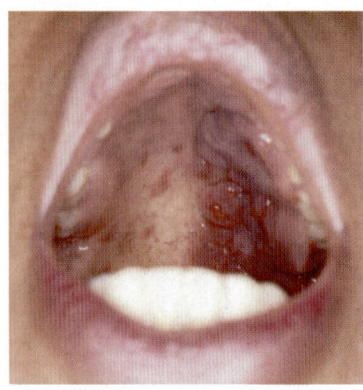

a

b

Abb. 3.5a+b: Kaposi-Sarkom des harten Gaumens. **a:** KS des harten Gaumens bei einer afrikanischen Frau. **b:** KS des harten Gaumens bei einem homosexuellen Mann. Das KS hat das makulopapulöse Stadium verlassen und wächst nun nodulär exophytisch. Es beginnt, die Zähne zu verdrängen.

Bei ausgeprägtem intestinalem Befall können entsprechende Symptome auftreten:

- Bauchschmerz
- Diarrhoe
- Blutungszeichen
- Enteropathie mit Eiweißverlustsyndrom bei Verschluß der regionären Lymphabflußwege im Rahmen eines mesenterialen Lymphknotenbefalls

TIS-Stadieneinteilung des HIV-assoziierten Kaposi-Sarkoms		
	Günstige Prognose (alle Kriterien werden erfüllt; Kennzeichnung durch "0")	**Ungünstige Prognose** (eines der folgenden Kriterien; Kennzeichnung durch "1")
Tumor	• Beschränkt auf die Haut und/ oder Lymphknoten und/oder minimaler Befall der Mundschleimhaut	• Tumorbedingtes Ödem oder Ulzeration • Ausgedehnter Befall der Mundschleimhaut • Befall des Gastrointestinaltraktes
Immunstatus	CD4-Lymphozyten > 200/µl	CD4-Lymphozyten < 200/µl
System-beteiligung	• Keine vorangegangenen opportunistischen Infektionen • Keine B-Symptomatik • Karnofsky-Index > 70 % (☞ Tab. 3.2b)	• Vorangegangene opportunistische Infektionen • B-Symptomatik • Karnofsky-Index < 70 % • Andere HIV-assoziierte Erkrankungen (neurologische Erkrankungen, Lymphome etc.)
B-Symptome = Fieber unklarer Ätiologie; Nachtschweiß; Gewichtsabnahme > 10 %; Diarrhoe, länger als zwei Wochen anhaltend.		

Tab. 3.2a: TIS-Stadieneinteilung des HIV-assoziierten Kaposi-Sarkoms (nach ACTG).

Die Klassifikation erfolgt entsprechend dem TNM-System, z.B. T1I0S0.	
Punkte	Karnofsky-Index
100	Normale Aktivität; keine Beschwerden, kein Hinweis auf Erkrankung
90	Normale Aktivität möglich, geringe Krankheitssymptome
80	Normale Aktivität nur mit Anstrengung, mäßige Krankheitssymptome
70	Unfähig zu normaler Aktivität, aber Selbstversorgung
60	Gelegentlich Hilfe, noch weitgehende Selbstversorgung
50	Ständig Unterstützung und Pflege, häufig medizinische Versorgung erforderlich
40	Überwiegend bettlägerig, spezielle Hilfe und Pflege erforderlich
30	Dauernd bettlägerig, jedoch keine akute Lebensgefahr
20	Schwerkrank, aktive unterstützende Therapie, evtl. Hospitalisierung
10	Moribund

Tab. 3.2b: Karnofsky-Index.

Als **Komplikationen** können sich eine **Obstruktion mit Ileussymptomatik** durch ausgedehnte Tumoren oder zystische Formationen im Mesenterium oder gar eine **Perforation mit Peritonitis** entwickeln. In seltenen Fällen können kleine Tumoren an prädestinierten intestinalen Lokalisationen, z.B. Appendix oder Choledochus, Symptome einer Appendizitis oder eines Ikterus verursachen.

Wenn sich das Kaposi-Sarkom auf die Lungen ausbreitet (bei 47 % der Patienten liegt eine Lungenbeteiligung vor; ☞ Abb. 3.6), können die Durchsetzung des Lungenparenchyms und tumorbedingte Pleuraergüsse zu unstillbarem Hustenreiz und ausgeprägter Dyspnoe führen. Ein Befall der Lungen hat für den Patienten schwerwiegende Konsequenzen und kann durch die Beeinträchtigung der Atmung unmittelbar zum Tode führen.

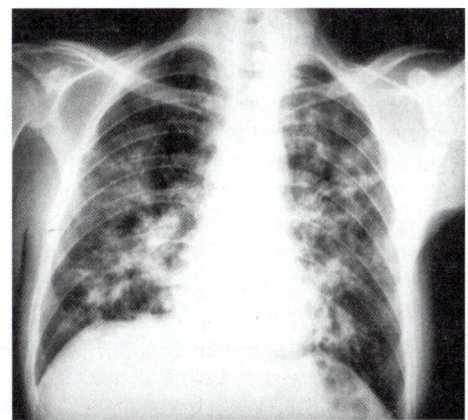

Abb. 3.6: Lungenbefall durch ein Kaposi-Sarkom. Typisch ist die perihiläre Verdichtung auf beiden Seiten mit streifigen Ausziehungen in die Peripherie. Zusätzlich zeigen sich kleinfleckige Verdichtungen, die disseminiert im Parenchym beider Seiten verteilt sind.

Wenn es auch im Einzelfall unmöglich sein kann, den Verlauf und die Prognose vorherzusagen, so werden therapeutisch nicht beeinflußbare Verläufe von wenigen Monaten bis hin zu Überlebenszeiten von mehreren Jahren beobachtet, kann doch anhand einiger Kriterien eine gewisse Orientierung für Patient und Therapeut gegeben werden. In erster Linie gehen Ausmaß des Tumorbefalls, Immunstatus und opportunistische Infektionen mit in die Klassifikation der AIDS Clinical Trial Group (ACTG) ein (☞ Tab. 3.2a).

> Das Auftreten eines kutanen Kaposi-Sarkoms per se ist kein prognostisch schlechtes Zeichen, da seine Manifestation prinzipiell unabhängig vom Immunstatus ist und die Prognose hauptsächlich von letzterem abhängt. Allerdings liegt die mittlere Lebenserwartung ab Diagnosestellung eines KS-Befalls innerer Organe bei 1,5 bis 2 Jahren und bedeutet für die meisten Patienten daher eine schlechte Prognose.

Bei etwa 20 bis 30 % treten aufgrund des KS-Befalls innerer Organe lebensbedrohliche Komplikationen auf. Ähnlich wie auf die Inzidenz scheinen die neueren antiretroviralen Kombinationstherapien auch auf die Prognose einen günstigen Einfluß zu haben.

3.1.5. Diagnostik

Das Bild des Kaposi-Sarkoms bei HIV-infizierten Patienten ist so typisch, daß meist eine Blickdiagnose möglich ist. Prinzipiell ist zur Sicherung der Diagnose die Gewinnung einer Probebiopsie aus den Läsionen anzustreben. Im klinischen Alltag wird jedoch häufig darauf verzichtet, zumal der histologische Typ keinen Einfluß auf Prognose und Therapie hat. Bei guter immunologischer Situation und in frühen Stadien des KS sind daher außer

- einer eingehenden körperlichen Untersuchung (einschließlich oraler und rektaler Untersuchung)
- der Bestimmung von wesentlichen Laborparametern einschließlich der CD4-Zellzahl und
- einem Röntgenbild des Thorax

keine weiteren Untersuchungen notwendig. Auch eine primäre Staging-Untersuchung ist bei der Erstdiagnose nicht erforderlich, da **keine Korrelation von Tumormasse und Prognose** besteht. Nur bei symptomverursachender Erkrankung wird zur Bestimmung der adäquaten therapeutischen Maßnahmen ein Staging durchgeführt, wobei zur besseren Vergleichbarkeit einheitlich die Kriterien der TIS-Klassifikation (☞ Tab. 3.2) angewendet werden sollten.

Die weiteren Maßnahmen richten sich nach dem individuellen Krankheitsverlauf (☞ Tab. 3.3).

Bei Verdacht auf Befall des Gastrointestinaltraktes kommen die Ösophagogastroduodenoskopie einschließlich Endosonographie und die Rektosigmoido-/Koloskopie zum Einsatz. Die Läsionen des Kaposi-Sarkoms erscheinen dabei makulopapulös mit einer Tendenz zum Konfluieren. Ihre Farbe ist rot-violett, manchmal bräunlich (☞ Abb. 3.7a+b). Sie sind häufig von einem gelben "Hof", manchmal auch von Einblutungen umgeben. Zahlreiche Herde enthalten zentrale Ulzerationen.

Diagnostik des Kaposi-Sarkoms
"Basisdiagnostik"
• Körperliche Untersuchung
• Labor einschließlich CD4-Zellzahl
• Röntgenbild des Thorax
Erweiterte Diagnostik
• Sonographie
• Computertomographie
• Magnetresonanztomographie
• Ösophagogastroduodenoskopie
• Rektosigmoido-/Koloskopie
Spezielle Diagnostik
• Dünndarm-Doppelkontrastdarstellung nach Sellinck
• Detektionsszintigraphie mit [111]Indium-markierten Liposomen
• Retrograde Choledochopankreatikographie
• Angiographie, Erythrozytenszintigraphie

Tab. 3.3: Diagnostik des Kaposi-Sarkoms.

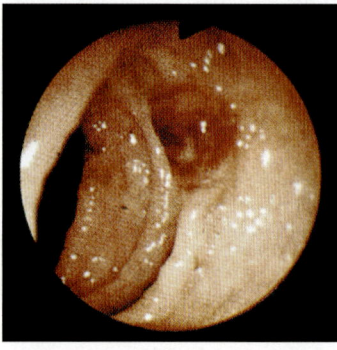

a

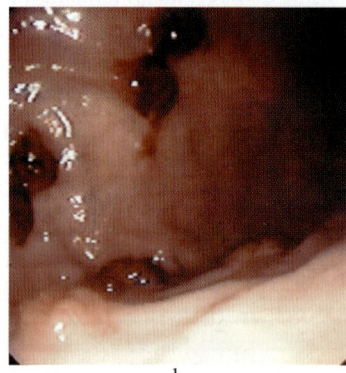

b

Abb. 3.7: Endoskopisches Bild eines Kaposi-Sarkoms im Magen.

Bei der endoskopischen Diagnostik ist das makroskopische Erscheinungsbild der Läsionen entscheidend. Biopsien sind häufig falsch negativ (nur ca. 23 % positive Befunde), da der intestinale Befall oft submukös lokalisiert ist und deshalb der Probenentnahme durch endoskopische Zangen entgeht. Differentialdiagnostisch sind flache und hämorrhagische KS-Läsionen insbesondere im Dickdarm schwer von einem fokalen Befall durch CMV zu unterscheiden. Bei speziellen Fragestellungen wird die röntgenologische Doppelkontrastdarstellung des Dünndarms nach Sellinck durchgeführt. Andere röntgenologische Verfahren wie Magen-Darm-Passage und Doppelkontrastdarstellung des Dickdarms sind diagnostisch wenig aussagekräftig und sollten nur in Ausnahmefällen angewandt werden.

Zur Darstellung des Befalls der parenchymatösen Organe und der Lymphknoten sind Sonographie, Computertomographie und Magnetresonanztomographie geeignet. Bei zweifelhaften Befunden muß eine histologische Sicherung durch sonographisch oder CT-gesteuerte Feinnadelpunktion bzw. Lymphknotenbiopsie erfolgen.

Bei Verdacht auf den Befall der Lungen sollte eine Bronchoskopie mit Biopsie und/oder bronchoalveolären Lavage zur Bestätigung der Diagnose und Abgrenzung gegen eine Pneumocystis-carinii-Pneumonie und eine Lungentuberkulose durchgeführt werden.

Bei Blutungskomplikationen haben endoskopische Verfahren Vorrang, da sie zur Blutstillung gleichzeitig therapeutisch genutzt werden können. Ist der Nachweis der Blutungsquelle endoskopisch nicht möglich, empfiehlt sich die Durchführung einer Angiographie oder einer Erythrozytenszintigraphie.

3.1.6. Therapie

Aufgrund der Variabilität des klinischen Verlaufes muß auch die - momentan noch rein palliative - Therapie immer individuell gewählt werden. Bisher konnte allerdings keine Verlängerung der Überlebenszeit durch eine Therapie nachgewiesen werden, so daß generell der Grundsatz gilt, **so zurückhaltend wie möglich** zu sein. Dies gilt besonders bei anatomisch unauffällig lokalisierten Einzelläsionen, die zudem nur langsam zahlreicher werden. Supportive und symptomatische Thera-

pien sollten möglichst ausgeschöpft werden, bevor aggressivere Schemata zur Anwendung kommen.

Ziel der Therapie ist die Erhaltung bzw. Verbesserung der Lebensqualität. Besonders bei Patienten, die durch sichtbare Tumoren erheblich entstellt sind, die unter massiven Begleitödemen/Tumormassen oder einer gestörten Atmung von pulmonalem KS leiden, kann eine chemotherapeutische Intervention zu einer erheblichen Lebensverlängerung und Verbesserung der Lebensqualität führen. Ob dieses Ziel erreicht werden kann, läßt sich im Einzelfall kaum vorhersagen. Eine ausführliche Besprechung von Nutzen und Risiko mit dem Patienten vor Beginn einer Therapie ist daher unabdingbar.

> In folgenden Situationen ist eine Therapie im allgemeinen indiziert:
> - Lebensbedrohlicher Verlauf (rasche Progredienz)
> - Symptomverursachende Läsionen (z.B. viszerale Manifestation, Respirationstrakt oder GI-Trakt mit Organdysfunktion)
> - Kosmetische Erfordernisse

Die Wahl des therapeutischen Vorgehens hängt von ebenso zahlreichen Faktoren wie die prinzipielle Therapieentscheidung ab (☞ Tab. 3.4):
- Lokalisation und Ausdehnung des Kaposi-Sarkoms
- Progredienz
- Anzahl der CD4-Lymphozyten
- Anamnese opportunistischer Infektionen
- allgemeine Symptome (☞ TIS-Klassifikation, Tab. 3.2) und nicht zuletzt
- der Behandlungswunsch des Patienten

müssen berücksichtigt werden.

Wenn die Kaposi-Läsionen für den Patienten subjektiv erträglich sind, ist eine abwartende therapeutische Haltung angezeigt. Wird eine Therapie für notwendig erachtet, stehen als vorübergehend wirksame Therapieformen einerseits lokale Maßnahmen wie Kryotherapie, intraläsionale Injektion von Chemotherapeutika und Bestrahlung zur Verfügung, andererseits die systemische Applikation von Interferonen im frühen Stadium (CD4 > 200/μl) und von Chemotherapeutika im späten Stadium.

Therapiemöglichkeiten des Kaposi-Sarkoms		
Lokal	Systemisch	Supportiv
• Kryotherapie	• Interferon (CD4+ > 200/µl)	• Antiretrovirale Therapie
• Bestrahlung	• Mono-, Polychemotherapie (CD+ < 200/µl)	• Prophylaxe opportunistischer Infektionen
• Exzision	• β-HCG-Therapie	• Hämatologische Wachstumsfaktoren
• Endoskopie		
• Lokale Zytostatika-, Interferonapplikation		

Tab. 3.4: Therapiemöglichkeiten des Kaposi-Sarkoms.

Keine Therapie

Bei Patienten, die durch das Kaposi-Sarkom weder physisch noch psychisch beeinträchtigt sind und eine sogenannte minimale Erkrankung haben, kann der Spontanverlauf abgewartet werden (also keine KS-spezifische Therapie **aber** an antiretrovirale Therapie denken). Als "minimale Erkrankung" werden - für medizinische Laien mitunter schlecht verständlich - weniger als 25 Hautläsionen ohne massive Ödembildung und viszerale Beteiligung definiert.

Antiretrovirale Kombinationstherapie

Alle Patienten mit KS sollten unbedingt eine antiretrovirale Kombinationstherapie, möglichst unter Einschluß eines Proteasehemmers, erhalten. Hierunter sind **ohne** weitere KS-spezifische Therapien wiederholt Vollremissionen beschrieben worden (☞ auch Kap. 5.3.).

Exzision/Chirurgische Therapie

Eine Exzision der KS-Läsionen ist nicht angezeigt, da sich das Kaposi-Sarkom in der Regel über den sichtbaren Anteil hinaus in den Lymphspalten der Haut und entlang der Gefäßlogen fortsetzt. Es kommt häufig zu Rezidiven im Narbenbereich.

Darüber hinaus führen Traumatisierungen des Gewebes über den sogenannten isomorphen Reizeffekt (Köbner-Phänomen) zur Provokation neuer Kaposi-Sarkome.

Absolute Indikationen zur chirurgischen Exzision sind jedoch der mechanische Ileus durch Obstruktion im Gastrointestinaltrakt sowie lebensbedrohliche Blutungen, die einer endoskopischen Blutstillung nicht zugänglich sind. Bei Schmerzen oder lokalen Kompressionen durch solitäre Läsionen besteht eine relative Indikation zur chirurgischen Entfernung.

Bei Blutungskomplikationen sind endoskopische Verfahren Therapie der Wahl. Mit Elektrokauterisierung, Laser- oder Argongaskoagulation sowie Unterspritzung der blutenden Areale mit sklerosierenden Substanzen werden die Blutungen therapiert.

Bestrahlungstherapie

Bei kosmetisch oder funktionell bedeutsamen Einzelläsionen, d.h. solchen die Schmerzen oder Kompressionssymptome verursachen (Nase, Augenlider, Penis etc.) kann eine Bestrahlung mit Röntgenweichstrahlen angewandt werden. In der Regel sind bei initialen makulösen oder flachnodulären Kaposi-Sarkomen nur 4-5 Einzeldosen zu 4-5 Gy (3x/Woche) erforderlich. Größere Kaposi-Sarkome werden mit bis zu 30 Gy Gesamtdosis bestrahlt. Die Patienten müssen über die residualen Hyperpigmentierungen nach erfolgreicher Bestrahlung aufgeklärt werden. Eine depigmentierende Nachbehandlung ist im Gesicht mit sogenannten Bleichsalben z.B. Pigmanorm® (100 g entspricht Hydrochinon 5 g, Tretinoin 0,1 g, Hydrocortison 1g) möglich.

Eine Bestrahlung mit schnellen Elektronen ist bei einem großflächigen Kaposi-Sarkom (am Unterschenkel und in der Leistenregion oft, im Gesicht gelegentlich mit Lymphödem einhergehend) mit einer Eindringtiefe bis zu 2 cm indiziert. Dabei werden 5x/Woche Einzeldosen von 2 Gy bis zu einer Gesamtherddosis (GHD) von 40 Gy angewandt.

Bei intestinalem Befall ist eine Bestrahlung im Bereich von Mundhöhle, Ösophagus, Magen und Anorektum möglich. Der Erfolg ist jedoch nicht so gut wie bei Haut- oder Lymphknotenbefall. Einzelläsionen werden mit Röntgenweichstrahlung in

Einzeldosen von 4 Gy oder einer äquivalenten fraktionierten Dosis bestrahlt; bei großflächigen Kaposi-Sarkomen erfolgt die Bestrahlung mit schnellen Elektronen bis zu einer Gesamtherddosis von 20 Gy. Läsionen im Bereich der Mundschleimhaut und des Rachenraums können mit Cobalt bestrahlt werden. Auch hier werden Einzeldosen von 2 Gy bis zu einer Gesamtherddosis von 20 Gy angewendet. Bei Patienten mit ausgeprägter Immundefizienz ist jedoch schon bei dieser geringen Schleimhautdosis mit einer klinisch relevanten Mukositis zu rechnen! Andere unerwünschte Nebenwirkungen der Cobalt-Bestrahlung sind Perforation und Fistelbildung. Ihr Vorteil besteht in der geringen Myelosuppression.

Photodynamische Therapie

Die topische Therapie des Kaposi-Sarkoms wurde um die sogenannte photodynamische Therapie erweitert. Diese Therapieform beruht auf dem Prinzip, daß die Tumorzellen durch eine Substanz besonders lichtsensibel gemacht und dann von einer Laser- oder Lichtquelle zerstört werden. Zur Anwendung kommen hierbei δ-Aminolaevulinsäure und andere Photosensibilisatoren, auch die topische Applikation von Photosensibilisator-Creme ist möglich. Die topische Anwendung hat den Vorteil fehlender systemischer Wirkung. Neue Substanzklassen sind daher in Entwicklung.

Kryotherapie

Die Kryotherapie kommt bei solitären makulopapulösen Läsionen unter 1,0 cm Durchmesser zur Anwendung. In erster Linie werden kosmetisch störende Läsionen im Gesicht und in der Mundhöhle auf diese Weise behandelt. Flüssiger Stickstoff wird dazu direkt mit einem Watteträger oder im sog. Kryovac-Sprühverfahren aufgebracht. Es muß deutlich (2-3 mm) über den sichtbaren Tumorrand hinaus behandelt werden, um Randrezidive zu vermeiden. Häufig muß die Behandlung mehrfach hintereinander durchgeführt werden. In der beliebigen Wiederholbarkeit liegt aber auch ein großer Vorteil dieser Methode. Für großflächige (größer als 1 cm im Durchmesser) oder knotige Tumoren ist sie wegen Nekrosenbildung und stark verzögerter Wundheilung nicht geeignet.

Intraläsionale Injektionen

Mit intraläsionalen Injektionen können vor allem kosmetisch störende KS im Gesicht bis maximal 2 cm Durchmesser behandelt werden. Auch wenige, kleine Tumoren an den Extremitäten oder am Rumpf sind dieser Behandlungsform zugänglich. Zur Anwendung kommt Vincristin. Dazu wird 1 mg Vincristin (1 ml Lösung) mit 1- bis 2 %iger Xylocain-Lösung auf 10 ml verdünnt. Von dieser 0,1 mg/ml-Lösung werden je nach Größe der Läsion 0,5 bis 1,0 ml mit einer Tuberkulin-Spritze fächerförmig intraläsional gespritzt. In den ersten Tagen (selten bis zu Wochen) nach der Injektion kann es zu Schmerzen, Sensibilitätsstörungen und gelegentlich zu einer oberflächlichen Nekrose kommen. Bei Infiltration im Bereich der Füße ist mit kurzfristigen Gehbeschwerden zu rechnen. Die intraläsionale Vincristin-Behandlung ist nicht indiziert bei akral lokalisiertem Kaposi-Sarkom!

Der Therapieerfolg zeigt sich wie bei den anderen Behandlungen weniger am Verschwinden der Läsionen als am Kleiner- und Hellerwerden. Bei optimalem Erfolg bleibt ein hellbrauner Fleck zurück. Sollte ein noch tastbarer Tumor zurückgeblieben sein, kann eine erneute Infiltration nach 14 Tagen durchgeführt werden.

Interferon

Eine Behandlung mit Interferonen ist bei rasch progredientem disseminiertem KS mit Ödemen oder Neigung zu Exulzerationen indiziert. Voraussetzung für die Wirksamkeit der systemischen Therapie mit rekombinantem α-Interferon ist ein ausreichender Immunstatus mit > 200 CD4-Lymphozyten/μl, keine B-Symptome oder durchgemachte opportunistische Infektionen.

Die Ansprechrate bei Zellzahlen unter 200 CD4-Lymphozyten/μl liegt bei nur 7 %. Sie steigt mit zunehmender Zellzahl auf 45 % bei mehr als 400 CD4-Zellen/μl. Der Immunstatus muß daher unbedingt beachtet werden.

Eingesetzt wird z.B. Interferon-α 2a nach einem individuellen Dosierungsschema. Dabei wird die Dosis von 3 Mio. IE über eine Woche bis auf 18 Mio. IE täglich s.c. gesteigert. Bei guter Verträglichkeit kann bis auf 36 Mio. IE erhöht werden. Bei einsetzender Remission (in der Regel nach 2-3 Monaten) werden zunächst das Dosierungsintervall auf 3x/ Woche und später auch die Einzeldosis reduziert. Die optimale Dauer einer Therapie mit Interferon-α 2a ist noch nicht bestimmt worden.

Wenn der Patient auf die Behandlung anspricht, sollte sie jedoch mindestens so lange fortgesetzt werden, bis kein Tumor mehr nachweisbar ist. Die Remissionsdauer beträgt 8 bis 24 Monate.

Die Nebenwirkungen von Interferon bestehen in einem grippeähnlichen Bild mit Fieber, Kopfschmerzen, Abgeschlagenheit und Anorexie, seltener Neutropenie und Hepatotoxizität. Oft bessern sich diese Beschwerden im Laufe der Therapie. Symptomatisch erfolgt die Gabe von fiebersenkenden Medikamenten, z.B. Paracetamol oder Novaminsulfon. Selten zwingen die hepatotoxischen Nebenwirkungen zum Therapieabbruch.

Theoretisch sind in Kombination mit antiretroviralen Substanzen geringere individuelle Interferon-Dosen erforderlich. Durch Hemmung der Virusreplikation von HIV-1 auf verschiedenen Ebenen entfalten die beiden Substanzgruppen eine synergistische Wirkung. Mit Ausnahme von Zidovudin existieren aber noch keine Daten über Sicherheit und Art der Anwendung. Eine Kombination mit Proteaseinhibitoren sollte möglichst innerhalb von Studien durchgeführt werden.

Auch eine lokale Applikation von rekombinantem α-Interferon kann therapeutisch eingesetzt werden. In seltenen Fällen kann eine intraläsionale Applikation von Interferon eine vorübergehende Remission erzeugen. Die Indikation dazu besteht bei solitären symptomatischen Läsionen im Bereich der Haut. Im Gastrointestinaltrakt ist eine lokale, endoskopische Applikation möglich und kann bei relativer Kontraindikation gegen eine systemische Anwendung, z.B. bei schlechtem Allgemeinzustand, als symptomatische Maßnahme durchgeführt werden. Die Ansprechraten sind jedoch gering und Remissionen nur von kurzer Dauer.

Chemotherapie(-kombinationen)

Generell ist eine zytostatische Chemotherapie bei einem Stadium T1, I1 und S1, rascher Progression sowie bei disseminiertem symptomatischem Befall oder auch Versagen anderer Therapieformen indiziert. Derzeit werden bevorzugt liposomale Anthrazykline zur Therapie des Kaposi-Sarkoms eingesetzt. Mit Einführung der liposomal verkapselten Anthrazykline (☞ unten) und mit dem ausgesprochen guten Ansprechen auf diese Substanzgruppe sind die vorher häufig verwendeten Polychemotherapiekombinationen in ihrer Bedeutung

deutlich in den Hintergrund getreten. Erst wenn die liposomal verkapselten Anthrazykline und Paclitaxel nicht mehr wirksam sind oder aus anderen Gründen nicht gegeben werden können, sind die früher gebräuchlichen Kombinationen aus Vincristin/Vinblastin und Bleomycin in Betracht zu ziehen (☞ unten). Die erreichbaren kompletten Remissionsraten liegen bei knapp 40 % sind aber meist nur kurz anhaltend.

Eine antiretrovirale Therapie sollte während einer zytostatischen Chemotherapie beibehalten werden, zumal der Verlauf des KS insbesondere durch Proteaseinhibitoren offenbar günstig beeinflußt wird. Problematisch kann die Addition von Nebenwirkungen sein. Beispielsweise zwingt die Myelotoxizität von Zidovudin (AZT) meistens zu einer Dosisreduktion oder einem Ausweichen auf Alternativpräparate. Bei allen Kombinationstherapien ist die Gabe von hämatopoetischen Wachstumsfaktoren (z.B. G-CSF) in der Phase der Myelosuppression zu erwägen.

■ Chemotherapie mit liposomalem Daunorubicin oder liposomalem Doxorubicin

Eine Neuerung in der Chemotherapie - und mittlerweile Therapie der Wahl - stellen **liposomales Doxorubicin** (Doxil®) und **liposomales Daunorubicin** (Daunoxome®) dar. Beide Substanzen erzielen gute therapeutische Effektivität mit Remissionsraten von 65 bis 80 % bei einer deutlich reduzierten Rate unerwünschter Wirkungen. Der Wirkstoff wird in sterisch stabilisierte Liposomen eingebracht. Es resultiert eine verminderte Aufnahme durch das RES und eine Verlängerung der Halbwertszeit auf 33 bis 43 Stunden im Vergleich zu freiem Doxorubicin (10 Minuten!). Es durchdringt leichter die Phospholipidmembranen der Gefäßstrukturen in den Kaposi-Läsionen und führt auf diese Weise zu einer bis zu 10-fach höheren intraläsionalen Wirkstoffkonzentration. Die unspezifische Abgabe an gesundes Gewebe wird reduziert und damit auch die unerwünschte Toxizität. Liposomales Daunorubicin wird in einer Dosierung von 40 mg/m^2 alle 2 Wochen, liposomales Doxorubicin 20 mg/m^2 alle 3 Wochen intravenös appliziert (beide in 250 ml Glucose 5 % über 30-60 min). Unter liposomalem Daunorubicin werden Ansprechraten bis 65 % (partielle und komplette Remissionen) angegeben. Ein Ansprechen der Therapie ist im Mittel nach 2 Zyklen (4 Wochen) zu erwarten. Die mittlere Remissionsdauer beträgt 3-4 Monate. Nach Absetzen der Behandlung muß allerdings mit einer raschen Progression des Kaposi-Sarkoms gerechnet werden.

Die unerwünschten Nebenwirkungen von liposomalem Doxorubicin und Daunorubicin sind Myelosuppression (davon 40 % Neutropenie WHO-Grad 4), Alopezie, Stomatitis, Übelkeit/Erbrechen und Obstipation. Hepatotoxizität tritt vereinzelt auf, die Kardiotoxizität ist noch nicht beurteilbar (empfohlene kumulative Gesamtdosis 175 mg/m^2). Wegen der ausgeprägten Myelosuppression ist die unterstützende Gabe von **hämatopoetischen Wachstumsfaktoren** sinnvoll.

Als eine weiter ähnlich wirkende Substanz zeigte **Paclitaxel** bei rezidivierten und therapierefraktären Kaposi-Sarkomen gute Ergebnisse mit geringer Nebenwirkungsrate. Die Dosierung beträgt 100 mg/m^2 i.v. über 3 h, 14tägig. Bei Rezidiven und refraktären Verläufen nach anthrazyklinhaltiger Vortherapie werden ca. 50 % partielle Remissionen, sonst stabile Erkrankungen mit maximalem Effekt nach 1-3 Monaten beobachtet. Unerwünschte Nebenwirkungen von Paclitaxel sind Myelosuppression (Grad 1 und 2), milde Alopezie, selten Übelkeit/Erbrechen, allergische Reaktionen, Myalgien. Es empfiehlt sich die supportive Gabe von H1- und H2-Antagonisten sowie Kortikosteroiden vor Applikation. Außerdem sollte ab Tag 5 mit **hämatopoetischen Wachstumsfaktoren** zur Verringerung der Myelosuppression behandelt werden.

▉ Chemotherapie: 2fach-Kombination

Als Kombinationschemotherapie nach Versagen der liposomal verkapselten Anthrazykline und Paclitaxel wird üblicherweise eine **Kombination aus Vincristin und Bleomycin** eingesetzt. Die Dosierung beträgt für Vincristin 2 mg (Tag 1, 8 und 15) und für Bleomycin 0,3 mg/kg Körpergewicht (Tag 1 und 8) mit monatlichen Wiederholungen je nach Ansprechen auf die Therapie und bei Granulozyten von mehr als 1000/µl. Liegt eine **Neuropathie** vor, sei es HIV- oder bereits Vincristin-bedingt, wird Vincristin durch **Vinblastin** ersetzt. Dazu muß jedoch die Zahl der Gesamtleukozyten über 2500/µl liegen. Die wesentliche Nebenwirkung des Bleomycin besteht in einer irreversiblen Lungenfibrose. Ab einer Bleomycin-Gesamtdosis von 400 mg (additiv!) muß damit gerechnet werden.

Die ersten Chemotherapie-Zyklen werden subjektiv meist gut vertragen. Unter Vincristin- und Bleomycingabe bleibt zudem in der Regel das Kopfhaar erhalten. Bleomycin führt nicht selten zu strich- oder plaqueförmigen Hyperpigmentierungen der Haut.

Nach mehreren Zyklen läßt jedoch die Wirksamkeit der Kombination nach. Unter Chemotherapie sind eine PCP- und Toxoplasmose-Prophylaxe obligat erforderlich. Die erreichbaren kompletten Remissionsraten liegen bei knapp 40 %.

▉ Chemotherapie: Monotherapie (außerhalb der liposomalen Anthracycline)

Bei Versagen der 2-fach-Kombination oder schlechtem Allgemeinzustand des Patienten kann auf eine Monochemotherapie ausgewichen werden. Die Substanzauswahl erfolgt nach dem Toxizitätsprofil und der gewünschten Applikationsweise. So sollten beispielsweise

- Patienten mit vorbestehender Panzytopenie Substanzen mit geringer Myelotoxizität wie Vincristin oder Bleomycin erhalten
- Patienten mit Neuropathien eher Bleomycin, Etoposid oder Anthrazykline

Ein anderes Auswahlkriterium ist die Applikationsform: Bleomycin zeigt gleiche Effektivität bei intramuskulärer und intravenöser Applikation, Etoposid kann oral verabreicht werden. Auf diese Weise ist eine individuelle Therapiestrategie in Hinsicht auf die Lebensqualität der Patienten möglich. Mono-Chemotherapie erreichen komplette Remissionsraten bis etwa 30 %.

▉ Neue Therapieansätze

Entsprechend den komplexen Vorstellungen zur Pathogenese des Kaposi-Sarkoms werden vielerlei Substanzen zur Therapie erprobt. Genannt seien

- Hemmstoffe der Angiogenese (Plättchenaktivierender Faktor 4, SP-PG, Thalidomid, Zytokinantagonisten)
- antivirale Substanzen (z. B. Foscarnet)
- verschiedene Zytokine (Interleukin-4, Interferon-α N3, Interferon-β, Interferon-γ) sowie
- andere Substanzen wie
  - Pentoxifyllin
  - löslicher TNF (Tumor-Nekrose-Faktor)-Rezeptor

- Oncostatin M
- All-Transretinoinsäure

Einen vielversprechenden Therapieansatz stellt humanes Choriongonadotropin (β-HCG) dar. In vitro konnte eine gesteigerte Apoptose immortalisierter Zellinien von Kaposi-Sarkomen unter Einfluß von β-HCG nachgewiesen werden. Gleiches gelang in Kurzzeitzellkulturen von hyperplastischen Kaposi-Sarkom-Zellen aus Patientenbiopsien und Ergußpunktaten. In vivo konnte mit β-HCG das Tumorwachstum im Tiermodell (Kaposi-Sarkome auf der Nacktmaus) blockieren. Auch beim Menschen führte die intraläsionale Gabe von β-HCG zur Rückbildung von Kaposi-Sarkomen. Zusätzlich existieren Einzelbeobachtungen von Remissionen bei Frauen mit HIV-assoziiertem Kaposi-Sarkom in der Schwangerschaft, die dadurch erklärt werden, daß β-HCG wegen seiner Ähnlichkeit mit den Untereinheiten des luteinisierenden Hormons eine Wachstumskontrolle auf Tumoren mit starker Neovaskularisierung ausüben kann. Erste klinische Untersuchungen dieses Therapieansatzes werden zur Zeit durchgeführt.

Erfreulicherweise führt auch eine effektive antiretrovirale Therapie (2- oder 3-fach Kombination) in vielen Fällen zu einer Stabilisierung oder sogar zu einer Rückbildung des Kaposi-Sarkoms. Insbesondere die günstigen Effekte von Proteinasehemmern sollten Anlaß sein, HIV-Patienten mit einem KS bevorzugt mit dieser Substanzklasse zu behandeln.

■ **Symptomatische Maßnahmen**

Alle therapeutischen Bemühungen sollten von einer symptomatischen Therapie flankiert werden.

Die oft therapieresistenten **Pleuraergüsse** bei einer Lungenbeteiligung können durch Pleurapunktionen, bei denen bis zu 1500 ml meist exsudativer Flüssigkeit entnommen werden, behandelt werden. Allerdings hilft die Punktion meist nur wenige Tage; die Flüssigkeit läuft schnell nach. Zunächst können noch Diuretika und Humanalbumin versucht und der Erfolg der systemischen Therapie abgewartet werden. Ohne wesentliche Besserung muß eventuell mehrfach eine Pleurodese versucht werden: Nach mehrfacher Punktion eines Pleuraergusses und nahezu vollständiger Entleerung werden 60 mg Bleomycin in den Pleuraraum instilliert. Einstündige Umlagerungen im 5-Minuten-Takt garantieren eine gleichmäßige Ver-

teilung der Substanz. Um möglichen Schmerzen vorzubeugen, werden Morphin-Analoga verabreicht (Kreislaufüberwachung notwendig!). Häufig kommt es jedoch zu Rezidiven, die eine thorakoskopische Behandlung mit Tetracyclin, Zytostatika oder Fibrinkleber erfordern.

Das bei Kaposi-Sarkomen oft ausgeprägte Spannungsgefühl und Schmerzen der Beine und massivem Begleitödem können durch eine konsequente Kompressionstherapie deutlich gebessert werden.

3.1.7. Zusammenfassung

Das Kaposi-Sarkom ist ein Tumor endothelialen Ursprungs, der in unterschiedlichen klinischen Varianten vorkommt. In Mitteleuropa hat das HIV-assoziierte epidemische Kaposi-Sarkom die größte Bedeutung. Bis zu 50 % der HIV-infizierten homosexuellen Patienten erkranken an einem KS. Die Ursache für das Entstehen ist bislang unbekannt. In der Regel manifestiert sich das Kaposi-Sarkom zunächst an der Haut oder der Mundschleimhaut mit kleinen, zahlreichen, rötlichen Flecken. Im weiteren greift es oft auf innere Organe, insbesondere den Gastrointestinaltrakt und die Lungen über. Verlauf und Prognose sind vom Immunstatus des Patienten abhängig und individuell kaum vorherzusagen. Therapeutisch ist Zurückhaltung geboten. Als palliative Maßnahmen können sowohl lokale als auch systemische Behandlungen verwendet werden. Lokalmaßnahmen sind Strahlentherapie, Kryotherapie oder Unterspritzung mit Zytostatika. Zur systemischen Therapie werden Interferon und Chemotherapeutika verwendet. Die Wahl des Behandlungsregimes muß individuell angepaßt werden und wird immer mit symptomatischer Therapie kombiniert.

Auf eine chirurgische Therapie sollte wegen Rezidivhäufigkeit und mangelnder Radikalität verzichtet werden.

3.2. Non-Hodgkin-Lymphome

3.2.1. HIV-assoziierte Non-Hodgkin-Lymphome

Non-Hodgkin-Lymphome (NHL) sind lange schon als ein Krankheitsbild bekannt, dessen Auftreten durch eine Immunsuppression begünstigt wird. Es ist deshalb nicht verwunderlich, daß NHL häufiger bei HIV Patienten auftreten. Ein Zusammenhang mit der HIV-Infektion ist für primäre

ZNS-Lymphome sehr früh, für disseminierte Lymphome jedoch erst später erkannt worden. Ein wesentlicher Grund ist, daß sich die Symptome mit vielen anderen HIV-assoziierten Krankheiten überschneiden und unter Umständen vollständig maskiert werden. Mit wachsender Kenntnis der HIV-Infektion hat sich herausgestellt, daß Non-Hodgkin-Lymphome, die im Rahmen der HIV-Immunsuppression auftreten, einige Charakteristika gemeinsam haben, die sie von anderen NHL unterscheiden, so daß sie mittlerweile eigenständig als HIV-assoziierte Non-Hodgkin-Lymphome abgegrenzt werden. Deswegen hat das Center for Disease Control (CDC) das großzellige B-Zell NHL 1985 als eine AIDS definierende Erkrankung eingeschlossen.

> HIV-assoziierte NHL sind nach dem Kaposi-Sarkom die zweithäufigste Neoplasie und stellen etwa 10-15 % der HIV-assoziierten Tumoren dar und treten ca. 60-200 mal häufiger als in der Normalbevölkerung auf.

Auch Hodgkin-Lymphome treten bei HIV-Patienten häufiger als in der Normalbevölkerung auf. Sie zählen jedoch im Gegensatz zu den NHL nicht zu den AIDS-definierenden Erkrankungen.

3.2.1.1. Ätiologie und Pathogenese

Wie bei vielen Neoplasien so ist die Genese auch der Non-Hodgkin-Lymphome multifaktoriell und nicht eindeutig geklärt.

Der durch das HI-Virus verursachte Immundefekt ist einer der wesentlichen Faktoren, die eine NHL-Entstehung ermöglichen. Ob auf zellulärer Ebene ein direkter Zusammenhang zwischen der HIV-Infektion und den NHL besteht, ist noch unklar.

Als gesichert gilt eine Assoziation der NHL mit dem Epstein-Barr-Virus (EBV). Eine Reaktivierung von einer latenten EBV- Infektion gekoppelt mit einer Stimulation durch das HI-Virus führt zur Steigerung der Zellproliferation von aktivierten B-Lymphozyten und zur malignen Transformation. Dabei entstehen zunächst polyklonale B-Zellymphome. Während der B-Zellproliferation geschehen Fehler im Immunglobulingenrearrangement oder Mutationen des ras- oder p53-Gens und diese können schließlich zu einem vollständig transformierten, EBV-enthaltenden monoklonalen B-Zell-Lymphom führen. Aber auch ohne eine EBV-Infektion (ca. 40 % der AIDS assoziierten Lymphome) kommt es zu einer B-Zellstimulation durch ein HIV getriggerten Anstieg von inflammatorische Zytokinen (IL-1, IL-6, IL-10, TNF-β).

Weiterhin besteht eine Assoziation mit dem Humanen Herpes Virus-6 (HHV). Bei reduziertem Immunstatus führt eine Reaktivierung des HHV-6 durch persistierende Infektion von T-Helfer-Lymphozyten und polyklonale B-Zellstimulation zur weiteren Dysregulation des Immunsystems. Darüber hinaus aktiviert HHV-6 die EBV-Replikation. Als weiteres Virus der Herpesgruppe wird das HHV-8, das wahrscheinlich einen wesentlichen Anteil in der Pathogenese des Kaposi-Sarkoms hat, bei HIV-assoziierten Lymphomen beobachtet. Es ist in erster Linie mit den "Body-cavity-Lymphomen" (☞ Kap. 3.2.3.2.) assoziiert. Interessanterweise fehlen diesen Lymphomen die bekannten Genumlagerungen (gene rearrangements).

Polyklonale B-Zell-Proliferation ist ein Zeichen einer HIV-Erkrankung und findet sich so nicht bei anderen immunsupprimierenden Erkrankungen. Burkitt Lymphome sind typische Lymphome bei immunsuppressiven Zuständen und finden sich deshalb bei HIV-Erkrankungen häufiger als die anderen NHL Subtypen, die nicht mit einer Immunsuppression einhergehen. Das Burkittlymphom ist charakterisiert durch eine Translokationen des c-myc Gens auf das Chromosom 8q24 und auf Immunglobulingene. Die daraus entstehenden Mycüberexpressionen führen zu zellulärer Proliferation und Inhibition von Differenzierung.

Diese Veränderungen werden in unterschiedlichsten Ausprägungen bei den verschiedenen Manifestationsformen der NHL beobachtet. Die große Bandbreite der molekulargenetischen und immunphänotypischen Varianten schlagen sich in einer ebenso großen Bandbreite klinischer Verlaufsformen nieder und machen deutlich, welch große Herausforderungen die NHL an die diagnostischen und therapeutischen Fähigkeiten des behandelnden Arztes stellen.

3.2.1.2. Klassifikation

Die im Rahmen der HIV-Infektion auftretenden NHL gehen fast ausschließlich von B-Lymphozyten aus und werden genauso wie NHL bei nicht HIV-Patienten entsprechend der Kiel-Klassifikation eingeteilt. Es handelt sich vorwiegend um hochmaligne "blastische" Lymphome, deren Häufigkeitsverteilung in Tab. 3.5 dargestellt ist. T-Zellymphome sind eine Rarität.

HIV-assoziierte Non-Hodgkin-Lymphome
85 % hochmaligne
- 40 % lymphoblastisch, davon 60 % Burkitt-like
- 20 % zentroblastisch
- 20 % immunoblastisch
- 20 % nicht klassifizierbar
15 % niedrigmaligne

Tab. 3.5: Häufigkeitsverteilung von HIV-assoziierten Non-Hodgkin-Lymphomen entsprechend der Kiel-Klassifikation.

Diese Einteilung hat prognostischen Wert und ist für die Therapieentscheidung von Bedeutung.

In der englischsprachigen Literatur wird inzwischen die Revised European American Lymphoma (REAL)-Klassifikation verwendet. Ausgehend von letzterer wird derzeit eine eigene Klassifikation für HIV-assoziierte Lymphome entwickelt, die in Tab. 3.6 dargestellt ist. Sie verdeutlicht die große molekularbiologische und immunologische Vielfalt der NHL.

Trotz aller Fortschritte in der Erforschung der NHL ist nach wie vor das histopathologische Bild der Eckpfeiler der Lymphomdiagnose. Häufig ist dabei eine genaue Klassifikation aufgrund großer morphologischer Heterogenität bei den AIDS-assoziierten NHL schwierig. Unter Umständen bestehen auch erhebliche Abgrenzungsschwierigkeiten dieser Lymphome zu lymphozytären Reizformen im Rahmen der HIV-bedingten Lymphadenopathie. Besonders sei hier die Schwierigkeit erwähnt, diese Abgrenzung in Schleimhautbiopsien aus dem Gastrointestinaltrakt zu treffen.

Die klinische Stadieneinteilung hat wesentlich größere prognostische und therapeutische Relevanz. Sie ist ein Maß für die Ausbreitung der Erkrankung und folgt wie bei nicht HIV-Patienten den Festlegungen der Konferenz von Ann Arbor (☞ Tab. 3.7).

Typ	Immunphänotyp	Genetische Veränderung	EBV-Nachweis
Burkitt lymphoma	Oberflächen IgM; keine Expression von bcl-2	c-myc rearrangement (100 %) p53-Mutationen (63 %)	25-40 %
Burkitt-like lymphoma	Variabel	Unbekannt	Unbekannt
Diffuse large cell lymphoma			
• Immunoblastic variant	CD19, CD20	c-myc rearrangement (25 %) bcl-6 rearrangement (19 %)	100 %
• Anaplastic large cell variant	CD30	keine	90 %
• Plasmablastic variant	VS38c	Keine	60 %
• Primary effusion lymphoma	CD19, CD20, CD30	Keine	100 %
- = body-cavity-lymphoma			100 % HHV-8

Tab. 3.6: AIDS-assoziierte B-Zellymphome (Immunphänotypische Merkmale und genetische Veränderungen in Auswahl).

Stadium	
IE	Befall eines extralymphatischen Organs oder Gewebes
II1E	Befall eines extralymphatischen Organs einschließlich der regionalen Lymphknoten oder eines weiteren benachbarten extralymphatischen Organs
II2E	Befall eines extralymphatischen Organs und Lymphknotenbefall, der über die regionalen Lymphknoten hinausgeht
IIIE	Befall eines extralymphatischen Organs und Lymphknotenbefall ober- und unterhalb des Zwerchfells einschließlich eines weiteren lokalisierten extralymphatischen Organs oder der Milz (IIIS)
IVE	Disseminierter Organbefall mit oder ohne Lymphknotenbefall
Zusatz	
A	Ohne Allgemeinsymptome
B	Mit Fieber, Nachtschweiß und/oder Gewichtsverlust (>10 % in den letzten 6 Monaten)

Tab. 3.7: Stadieneinteilung primär extranodaler Non-Hodgkin-Lymphome (Ann-Arbor-Klassifikation). Aufgeführt sind nur primär extranodale Manifestationen, da primär nodale Manifestationen bei HIV-Patienten sehr selten sind.

3.2.2. Klinik, Diagnostik und Therapie

AIDS-assoziierte NHL lassen sich aufgrund der anatomischen Lokalisation der Erstmanifestation in 3 große Gruppen einteilen:

- Systemische Lymphome (nodal und/oder extranodal)
- Primäre ZNS-Lymphome
- "body-cavity-Lymphome"

Die peripheren Lymphome und ZNS-Lymphome unterscheiden sich in vielen Punkten, so daß sie im folgenden getrennt betrachtet werden.

3.2.3. Periphere Lymphome

3.2.3.1. Epidemiologie

> Non-Hodgkin-Lymphome treten bei HIV-Patienten rund 60-200 mal häufiger auf als in der Normalbevölkerung.

Das entspricht in etwa 15 % der HIV-infizierten Patienten. Bei 3-5 % der Patienten handelt es sich um das erste AIDS-definierende Ereignis.

Der überwiegende Teil der Patienten weist zum Zeitpunkt der Diagnose eine mittlere CD4-Zellzahl von 100/µl auf, befindet sich also in einem Spätstadium der Erkrankung. Eine zwingende Korrelation zwischen Erkrankung und CD4-Zellzahl besteht jedoch nicht. Wie beim Kaposi-Sarkom kann ein NHL auch bei CD4-Zahlen über 200/µl auftreten.

HIV-assoziierte NHL haben bei homo- oder bisexuellen Männern eine höhere Inzidenz als bei Drogenabhängigen. Möglicherweise spielt hier die EBV-Infektion oder die Exposition gegenüber anderen Viren (z.B. HHV 8) eine ätiologische Rolle.

Die Inzidenz der Non-Hodgkin-Lymphome hat weiter zugenommen, seitdem die opportunistischen Infektionen besser beherrschbar sind und sich die Lebenserwartung der HIV-Patienten erhöht hat. Der Einfluß der neuen antiretroviralen Therapiemöglichkeiten auf das Auftreten von NHL bleibt abzuwarten.

3.2.3.2. Klinische Symptome und Verlauf

Ein typisches Erscheinungsbild der AIDS-assoziierten Non-Hodgkin-Lymphome gibt es nicht. Die Beschwerden und Symptome des Patienten richten sich in erster Linie nach dem Sitz des Lymphoms und können so variabel wie das Ausbreitungsmuster sein.

Bei etwa 90 % der Patienten besteht zum Zeitpunkt der Diagnose bereits eine disseminierte Manifestation außerhalb der Lymphknoten (extranodal) dem Stadium IV entsprechend. In über 80 % der Fälle besteht auch bereits eine B-Symptomatik. Am häufigsten sind Gastrointestinaltrakt (35-45 %), Knochenmark (20-30 %) und Leber (20 %) betroffen. Das ZNS kann einerseits primär, andererseits sekundär im Rahmen eines disseminierten NHL involviert sein (30-40 % der Fälle). Es wurden jedoch auch ungewöhnliche Lokalisationen wie Myokard, Nebennieren, Oberkiefer, Gallenblase, Orbita und Glutealmuskulatur beschrieben. Auch im peripheren Blut zirkulierende Lymphomzellen können gefunden werden. Zusätzlich ist die HIV-Infektion durch eine trilineäre Abnormalität der Hämatopoese gekennzeichnet. Dies wird erklärt dadurch, das der HI-Virus die hämatopoetischen Stammzellen infiziert und das dadurch wiederum Zytostatika besonders zytotoxisch bei HIV-Patienten wirken.

Wächst das NHL vorwiegend nodal, imponieren die lokalen Verdrängungserscheinungen. Beim Befall parenchymatöser Organe wird das klinische Bild durch Ausfallerscheinungen dieser Organe bestimmt. Einige Beispiele für die klinische Symptomatik sind in Tab. 3.8 zusammengefaßt. Mit zunehmendem Immundefekt werden extranodale und disseminierte Manifestationen mit Infiltration des Knochenmarks häufiger. Klinisch imponieren dann öfter die sog. B-Symptome, also Fieber, Nachtschweiß und Gewichtsverlust. Gerade diese uncharakteristischen Symptome werden oft als HIV-assoziiert (fehl)gedeutet und verzögern eine rechtzeitige Erstdiagnose. Auch durch gleichzeitig vorliegende opportunistische Infekte oder andere Symptome wird oft das klinische Bild verschleiert.

Organ	Symptomatik
Magen	Hämorrhagie, selten Obstruktion
Leber	Lange asymptomatisch; rechtsseitiger Oberbauchschmerz, Ikterus, Anstieg der Transaminasen und Alkalischen Phosphatase
Darm	Beschwerden oft erst bei großer Tumormasse; Bauchschmerzen, Obstruktion, Blutung, Perforation, Peritonitis
Ösophagus	Dysphagie, retrosternaler Schmerz, Hämatemesis
Pankreas	Späte Symptomatik; Schmerz, Ikterus
Milz	Meist asymptomatisch; Raumforderung in bildgebenden Verfahren

Tab. 3.8: Klinische Symptomatik HIV-assoziierter Non-Hodgkin-Lymphome (in absteigender Häufigkeit des Organbefalls).

■ **Body-cavity-Lymphome**

Eine Besonderheit des HIV-Patienten sind die Body-cavity-Lymphome (=primary effusion lymphoma), die klinisch als Pleuraerguß oder Aszites auffallen. In der Regel bleibt das Lymphom auf die Körperhöhle seines Ursprungs beschränkt. In der Zytologie des Punktates zeigen sich die morphologischen Charakteristika eines immunoblastischen oder anaplastischen Lymphoms. Ein Body-cavity-Lymphom gilt als disseminiertes Lymphom und entspricht dem klinischen Stadium IV.

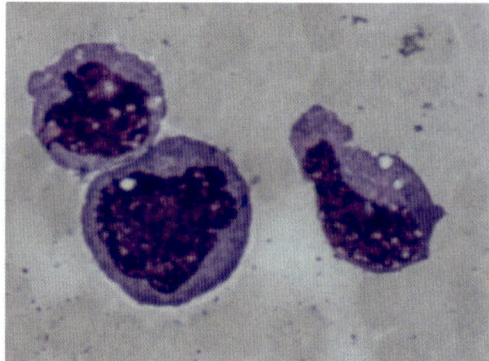

Abb. 3.8: Basophile, an eine Plasmazelle erinnernde, Zellen eines Body Cavity Lymphom (Pleurapunktat, HHV 8 pos., monoklonales rearrangement nachgewiesen).

3.2.3.3. Diagnostik

Eine frühzeitige klinische Lymphomdiagnose wird durch das weite Spektrum AIDS-assoziierter Erkrankungen und das ebenso weite Spektrum der Lymphom-Manifestationen erschwert. Ein Lymphom sollte daher bei nahezu allen Beschwerden in die differentialdiagnostischen Überlegungen mit eingeschlossen werden. Insbesondere bei unklarem Fieber ohne richtungsweisenden Organbefund muß ein NHL ausgeschlossen werden.

Besteht der Verdacht auf ein Lymphom, müssen eine Thorax-Röntgenuntersuchung, eine abdominelle Sonographie, ein Differentialblutbild zur Bestimmung der Lymphozytensubpopulationen und eine Knochenmarkpunktion durchgeführt werden. Zeigt sich in diesen ein malignes Lymphom, so wird zum Staging eine Computertomographie durchgeführt.

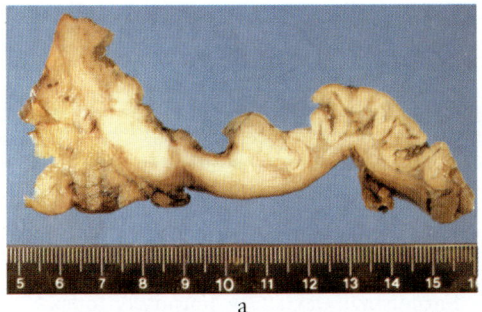

a

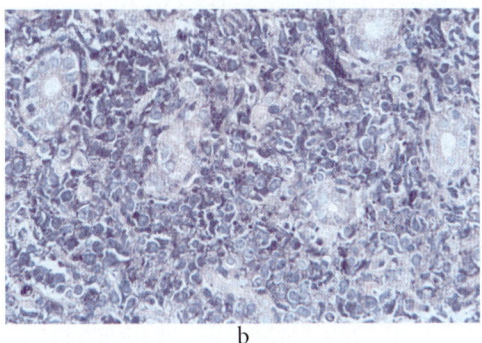

b

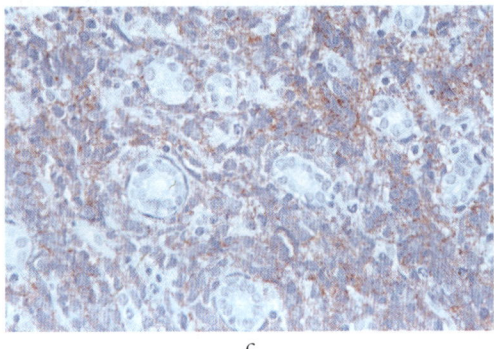

c

Abb. 3.9a-c: a: Hochmalignes Non-Hodgkin-Lymphom im Magen. **b:** Aufgebaut aus mittelgroßen lymphoiden Blasten (Giemsa-Färbung, Vergrößerung 120 x). **c:** Immunhistochemisch Nachweis von CD-20 und Identifizierung des Non-Hodgkin-Lymphoms aus der B-Zellreihe (Vergrößerung 120 x).

Immer anzustreben ist die Gewinnung einer Gewebeprobe zur histologischen Untersuchung (☞ Abb. 3.9a-c). Die notwendigen diagnostischen Maßnahmen orientieren sich an den Symptomen des Patienten bzw. der Lokalisation des vermuteten Lymphoms: beim Vorliegen einer Lymphadenopathie ist die **histologische Untersuchung eines exzidierten Lymphknotens die wichtigste Untersuchungsmethode zur Diagnosesicherung.**

Zur Diagnostik der häufigen Lymphome im Gastrointestinaltrakt werden die abdominelle Sonographie (☞ Abb. 3.10) und die Endoskopie eingesetzt (☞ Abb. 3.11). Bei der Endoskopie sollten reichlich Biopsien entnommen werden. Diese müssen unbedingt auch auf CMV und Mykobakterien untersucht werden. Unter Umständen lassen sich abdominelle Konglomerattumoren nicht diagnostisch klären, ohne daß eine Laparotomie durchgeführt wird.

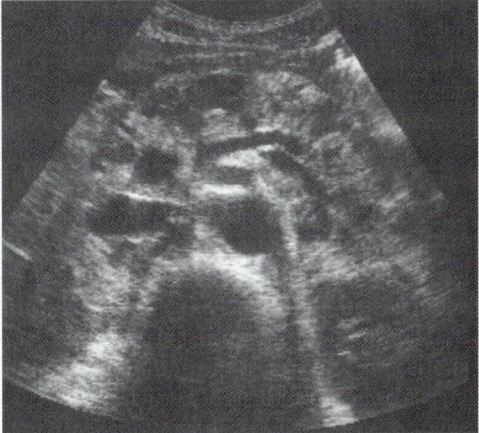

Abb. 3.10: Echoarme Infiltrate eines malignen Lymphoms im Pankreas mit Stauung des Ductus pankreaticus bei einem HIV-Patienten.

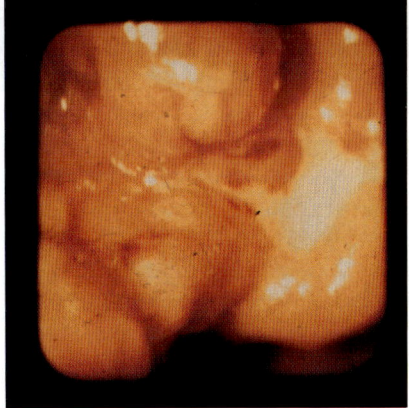

Abb. 3.11: Endoskopisches Bild eines Magenlymphoms.

Eine primäre mediastinale Lokalisation oder pulmonale Infiltration ohne Knochenmarkbeteiligung sind im Rahmen der HIV-Infektion sehr selten. Daher werden eine Mediastinoskopie oder

Lungenbiopsie erst durchgeführt, wenn die Knochenmarkbiopsie ergebnislos geblieben ist.

Zur frühzeitigen Diagnose einer ZNS-Beteiligung sollte immer auch eine Liquorpunktion durchgeführt werden.

Wenn trotz aller Bemühungen keine Diagnose gestellt werden kann, ist ein NHL bei fortbestehender Symptomatik nicht ausgeschlossen, und die Untersuchungen müssen unter Umständen nach einer gewissen Zeit wiederholt werden.

3.2.3.4. Prognose

Auch bei konsequenter Therapie beträgt die mittlere Überlebenszeit lediglich ca. 6 Monate nach Diagnosestellung. Diese schlechte Prognose ist aber mehr der Schwere der Immunsuppression als dem Lymphom zuzuschreiben.

Einige Faktoren erlauben eine gewisse Vorhersage über die weitere Prognose (☞ Tab. 3.9):

- Frühe Lymphomstadien sind mit längeren Überlebenszeiten assoziiert, jedoch befinden sich die meisten Lymphome zum Zeitpunkt der Diagnose bereits in den Stadien III oder IV mit B-Symptomatik oder extranodaler Erkrankung

- Ungünstig auf die Prognose wirken sich zusätzliche opportunistische Infektionen oder ein gleichzeitiges Kaposi-Sarkom aus

- Eine Knochenmarkinfiltration, ein niedriger Karnofsky-Index < 70 und CD4-T-Lymphozyten < 200/µl sind ebenfalls mit signifikant kürzeren Überlebenszeiten assoziiert

- Polyklonale B-Zellymphome und EBV-negative Lymphome haben dagegen insgesamt eine etwas bessere Prognose

- Ein bei aggressiven Lymphomen bei nicht HIV infizierten Personen angewandtem International Prognostic Index (IPI) ist auch bei HIV infizierten Personen anzuwenden. Eine niedrige CD-4 Zellzahl geht dabei mit einer schlechterem IPI Index einher

Prognostisch ungünstig	Prognostisch günstig
• Frühere opportunistische Infektionen	• Keine vorherige AIDS-Diagnose
• Kaposi-Sarkome	• Niedriges Lymphomstadium
• Knochenmarkinfiltration	• Kein extranodaler Befall
• Karnofsky-Index < 70 %	• Karnofsky-Index > 70 %
• CD4-T-Lymphozyten < 100/µl	• CD4-Zellen > 100/µl
• Primäres ZNS-Lymphom	

Tab. 3.9: Prognostische Faktoren der HIV-assoziierten Non-Hodgkin-Lymphome.

3.2.3.5. Therapie

Die Therapie der HIV-assoziierten NHL erfolgt stadienadaptiert. Auch wenn die Prognose eher schlecht ist und die therapeutischen Erfolge zurückhaltend bewertet werden müssen, sollte eine Behandlung dem Patienten nicht vorenthalten werden. Meist besteht ein dringender Behandlungswunsch, da es sich um eine schnell fortschreitende Erkrankung handelt, die dem Patienten Schmerzen und Ängste bereitet.

Die ursprüngliche Unsicherheit ob eine antiretrovirale Therapie während der Therapie weiter verabreicht werden soll, ist von der allgemeinen Praxis abgelöst worden, diese weiter zu verabreichen. Während einer Chemotherapie können die myelosuppressiven Nebenwirkungen ein Absetzen der antiretroviralen Therapie notwendig machen, aber spätestens nach Erreichen der Remission sollte wieder mit ihr begonnen werden. Wichtig ist, daß Interaktionen von Zytostatika und antiretroviraler Therapie beachtet werden. Zidovudine sollte als Therapie wenn möglich ausgesetzt, besser ersetzt werden, da die Myelosuppression durch Chemotherapie deutlich verstärkt wird. Didanosine sollte ebenfalls ersetzt werden, da es die periphere Polyneuropathie durch Vincaalkaloide (z.B. Vincristin) erheblich steigert.

Tab. 3.10 dient als Anhaltspunkt für die stadiengerechte Therapiewahl.

Stadium	Therapie
• Niedrig maligne	• Wie NHL bei Nicht-HIV Patienten
- Stadium I und II	- Strahlentherapie
- Stadium III und IV	- Chemotherapie
• Hoch maligne	
- Stadium IA	- Extended-field-Strahlentherapie (Herddosis ca. 40-45 Gy)
- alle anderen	- Chemotherapie

Tab. 3.10: Therapeutisches Vorgehen in Abhängigkeit vom Stadium des Non-Hodgkin-Lymphoms.

Die großen Studien zu HIV assoziierten Lymphomen sind in der Prä-HAART Ära durchgeführt worden und so schlecht auf die jetzigen Verhältnisse übertragbar. Die HIV-assoziierten NHL hoher Malignität werden mit Polychemotherapie behandelt. Es besteht weitgehend Einigkeit, die Behandlung nach dem CHOP-Protokoll (Cyclophosphamid, Adriamycin, Vincristin = Oncovin, Prednison) durchzuführen (☞ Tab. 3.11). Aggressivere Therapieprotokolle sind nicht gerechtfertigt, da sich die Prognose gegenüber dem CHOP-Protokoll nicht verbessert, aber mehr Nebenwirkungen auftreten. Es lassen sich nicht die gleichen Remissions- und Überlebensraten wie bei nicht HIV- infizierten Patienten erzielen. Als Regel gilt, daß sich in 50 % der Fälle eine komplette Remission erreichen läßt und daß 50 % dieser Patienten ein Rezi-

div erleiden. Die mittlere Überlebenswahrscheinlichkeit liegt bei etwa einem halben Jahr.

Das Standard-CHOP-Protokoll ist in Tab. 3.11 zusammengefaßt. Es handelt sich um ein gut verträgliches Protokoll mit mäßiger Toxizität. Bei Patienten mit ausgeprägtem Immundefekt, Patienten im schlechten klinischen Zustand, anderen opportunistischen Infektionen oder Myelosuppression, muß die Dosierung jedoch reduziert werden.

Therapiert wird bis zum Erreichen einer Vollremission. Darüberhinaus werden zwei Zyklen nach Erreichen der Vollremission verabreicht. In der Regel sind zum Erreichen dieses Ziels sechs Therapiezyklen erforderlich. Sollte wegen lang andauernder Myelosuppression eine Therapiepause durchgeführt werden müssen, so sollte mit z.B. G-CSF eine zu lange Therapiepause vermieden werden.

Zur Verlängerung des rezidivfreien Intervalls nach Erreichen einer Remission (PR oder CR) kann möglicherweise Interferon-α eingesetzt werden. Dies wird derzeit in klinischen Studien geprüft.

Wenn sich mit der Chemotherapie keine Regression erreichen läßt oder ein Progreß stattfindet, kann ein Therapiewechsel erfolgen. Dabei müssen der Allgemeinzustand und die Prognose unbedingt in die Überlegungen einbezogen werden. In der Regel ist das Ausweichen auf Therapieprotokolle mit höherer Toxizität wie bei nicht-HIV-Patienten nicht gerechtfertigt, sondern man wird auf eine palliative Therapie umstellen müssen. Dazu kommt in erster Linie eine Strahlentherapie in Betracht. Eine Bestrahlung wird ebenfalls für

Tag	Substanz	Dosis	Maximum	Applikation
1	Cyclophosphamid	750 mg/m^2	1500 mg	i.v. als Kurzinfusion
1	Adriamycin	50 mg/m^2	100 mg	i.v. als Kurzinfusion
1	Vincristin	1,4 mg/m^2	2 mg	i.v.-Bolus
1-5	Prednison	60 mg/m^2	100 mg	p.o.
Reduktion bei schlechtem klinischen Zustand und 50-100 CD4-Zellen/μl bzw. bei CD4-Zellen < 50/μl Reduktion: Cyclophosphamid 400mg/m^2; Adriamycin 25mg/m^2				
1	Mesna	400 mg i.v. zu den Zeitpunkten 0, nach 4 Std. und nach 8 Std. als Prophylaxe der Urotoxizität von Cyclophosphamid		i.v.-Bolus
1	Antiemesis	HT 3 Antagonist (z.B. 8 mg Zofran)		i.v.-Bolus
Wiederholung des Schemas nach 22 Tagen				

Tab. 3.11: Therapieschema des Standard CHOP-Protokolls.

Restlymphome als konsolidierende Maßnahme nach Abschluß einer Chemotherapie empfohlen.

Ist nicht nur die Peripherie betroffen, sondern gleichzeitig auch das ZNS beteiligt, so erhalten die Patienten eine entsprechende Therapie (☞ Kap. 3.2.4.3.). Dazu wird bei einem isolierten Befall des Gehirns mit Beginn der Chemotherapie eine Bestrahlung des Schädels mit 40 Gy eingeleitet. Wird eine Meningeosis diagnostiziert, wird zusätzlich zu der Bestrahlung Methotrexat intrathekal appliziert. Zunächst werden 15mg 2mal pro Woche bis zur Negativierung der Zytologie, dann einmalig mit jedem weiteren CHOP-Zyklus verabreicht.

Zur Beurteilung des Therapieverlaufes werden Restaging-Untersuchungen durchgeführt. Art und Häufigkeit der Untersuchungen müssen an die Belastbarkeit des Patienten angepaßt werden. In der Regel werden eine Computertomographie, ein Differentialblutbild und eine Knochenmarkpunktion indiziert sein. Um die Therapie adäquat überwachen zu können, sollte angestrebt werden, diese Untersuchungen nach dem 2., 4. und 6. Chemotherapie-Zyklus, dann nach 3, 6, 12, 18 und 24 Monaten durchzuführen.

Da noch viele Unsicherheiten und offene Fragen in der Therapie der HIV-assoziierten NHL bestehen, sollte die Therapie, wenn irgend möglich, im Rahmen einer kontrollierten Studie erfolgen. In Deutschland hat sich daher eine Arbeitsgruppe "HIV-assoziierter Lymphome" der Deutschen Krebsgesellschaft gebildet (Leitung: Prof. Dr. P. Mitrou, Frankfurt). Über das Studiensekretariat kann eine Teilnahme an geeigneten Studien vermittelt werden.

Dr. R. Weiß
Kirchbachstr. 110
28211 Bremen
Tel.: 0170/916 3469

3.2.3.5.1. Supportive Therapie

Die meist eingeschränkte Knochenmarkreserve von HIV-Patienten, die wegen eines NHL chemotherapeutisch behandelt werden müssen, wird durch die myelosuppressive Wirkung der Chemotherapie weiter vermindert. Dadurch steigt die Gefahr opportunistischer und auch bakterieller Infektionen. Aus diesem Grund sollte eine obligate

Prophylaxe gegen PCP, Toxoplasmose und Candidiasis durchgeführt werden (☞ Tab. 3.12).

Zusätzlich sollten auftretende Granulozytopenien < 500/µl durch Gabe von G-CSF abgefangen werden. Die prophylaktische Antibiotikagabe zur Darmdekontamination wird mit Cotrimoxazol und Ciprobay durchgeführt.

3.2.4. ZNS-Lymphome

20 % der HIV-assoziierten NHL sind primär zerebrale NHL. Sie sind damit 1000 mal häufiger als in der Normalbevölkerung. Im Gegensatz zu den peripheren Lymphomen wird ein Auftreten aber erst bei fortgeschrittener Immundefizienz (< 50 CD4-Zellen/µl) beobachtet.

Die durchschnittliche Überlebenszeit primärer ZNS-Lymphome beträgt lediglich 2 Monate.

In etwa 30-40 % der Fälle eines disseminierten Lymphoms ist das ZNS sekundär mitbeteiligt.

3.2.4.1. Klinische Symptomatik

Ein primäres ZNS-Lymphom fällt durch eine neurologische Symptomatik entsprechend seiner Lokalisation auf. Das sind insbesondere

- ein hirnorganisches Psychosyndrom
- neurologische Defizite in variabler Ausprägung
- Krampfanfälle
- Hirndruckzeichen

3.2.4.2. Diagnostik

Die neurologischen Symptome lenken den Verdacht auf ein zerebrales Lymphom oder andere HIV-assoziierte Erkrankungen des ZNS. Es werden dazu eine craniale Computertomographie oder eine Kernspintomographie durchgeführt, die eine verbesserte Aussagekraft in der Darstellung kleiner und diffuser Herde ermöglichen (☞ Abb. 3.12). Die Läsionen sind in erster Linie periventrikulär lokalisiert und werden oft von einem perifokalen Ödem umgeben. In etwa der Hälfte der Fälle handelt es sich um eine unifokale Läsion. In der Computertomographie sind die Herde hypodens, in der Kernspintomographie hypo- bis isointens in der T1- und in der T2-Wichtung, wobei die Ausprägung variabel ist. Nach Kontrastmittelgabe erfolgt eine diffuse Anreicherung.

Indikation	Medikament	Dosierung
PCP- und Toxoplasmose-Prophylaxe	Cotrimoxazol	1 x 80 + 400 mg/Tag
PCP-Prophylaxe (bei Cotrimoxazol-Unverträglichkeit oder negativen Toxoplasmose-AK)	Pentamidin	1 x 200 mg/14 Tage per inhalationem
• Soor-Prophylaxe	Fluconazol	• 1 mal 50mg/Tag
• Bei manifestem Soor		• 1 mal 100mg/Tag
Granulozytopenie unter Therapie <500/µl oder vor Therapie <1000/µl	G-CSF	1 mal 300 mg/Tag s.c.
Darmdekontamination bei Granulozytopenie < 500/µl für mehr als 5 Tage	Ciprofloxacin	2 mal 500 mg/Tag

Tab. 3.12: Prophylaxe opportunistischer Infektionen während einer NHL-Chemotherapie.

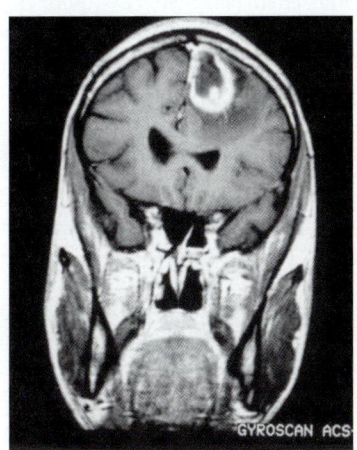

a

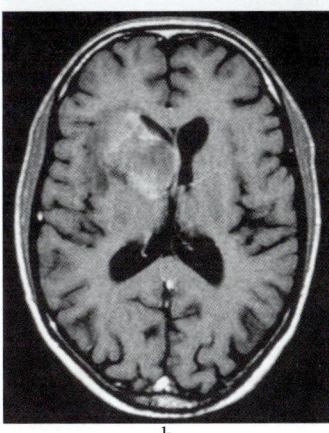

b

Abb. 3.12a+b: MRT des Schädels. Darstellung eines jeweils bioptisch gesicherten zerebralen Non-Hodgkin-Lymphoms.

Des weiteren sollte eine Liquorpunktion zur zytologischen Abklärung erfolgen. In 80 % der Fälle ist der Befund allerdings unspezifisch mit einer geringgradigen Pleozytose und erhöhtem Gesamtprotein. Eine Liquorpunktion sollte auch beim Vorliegen peripherer Lymphome zum Ausschluß einer sekundären ZNS-Beteiligung durchgeführt werden. Über die Wertigkeit der Bestimmung von EBV im Liquor herrscht noch keine Einigkeit. Ein positiver Nachweis von EBV mittels PCR richtet das Augenmerk aber weiter in Richtung Lymphom.

Die größte Unsicherheit besteht in der Abgrenzung eines zerebralen Lymphoms gegenüber einer Toxoplasmose. Eine negative Toxoplasmose-Serologie spricht genauso gegen diese Erkrankung wie eine zuverlässig durchgeführte Prophylaxe. Wo vorhanden, kann eine Positronenemissionstomographie (PET) zur weiteren Differenzierung durchgeführt werden. Dabei wird die metabolische Aktivität der verdächtigten Läsionen mit einer markierten Substanz (in der Regel 18-Fluorodeoxy-Glucose) gemessen. Zerebrale Lymphome zeichnen sich durch eine größere metabolische Aktivität als Toxoplasmoseherde aus. Doch auch mittels PET gelingt die Abgrenzung nicht zuverlässig. Im klinischen Alltag wird wegen dieser Unsicherheit dennoch fast immer mit einer probatorischen Toxoplasmose-Therapie begonnen. Auf diese Weise lassen sich Zeitverluste in der Therapie der Toxoplasmose und eventuelle Residualschäden vermeiden, ohne daß die Diagnose des Lymphoms verschleiert würde. Eine probatorische Kortikoidgabe sollte demgegenüber vermieden werden, läßt sich aber manchmal bei ausgeprägtem Hirnödem nicht umgehen.

Letztendlich gesichert werden kann die Diagnose nur durch eine stereotaktische Biopsie. Diese muß - insbesondere vor dem Hintergrund der sehr eingeschränkten Prognose des zerebralen Lymphoms und des Risikos des Eingriffs - sehr sorgfältig gemeinsam mit dem Patienten überlegt werden.

> Bis zur Hirnbiopsie sollte die systemische Anwendung von Steroiden vermieden werden, da diese eine erhebliche Beeinträchtigung für die pathologische Diagnose darstellt.

3.2.4.3. Therapie

Die Therapieergebnisse des primären ZNS-Lymphoms sind sehr ungünstig. Daher sollte sorgfältig gemeinsam mit dem Patienten überlegt werden, ob und welche Therapie angewendet wird. Vor allem der klinische Zustand des Patienten ist oft limitierend für die Therapie. Ausschließlich zerebrale Lymphommanifestationen werden bestrahlt. Die Bestrahlung erfolgt mit 40 Gy bis zum 2. Halswirbel. Begleitend zu der Radiatio sollte eine systemische Therapie mit Dexamethason durchgeführt werden. In der ersten Woche werden dabei 3-4 mal 8 mg pro Tag gegeben. Diese Dosis wird dann auf 3 mal 2 mg reduziert und schließlich ausgeschlichen.

Wird eine Meningeosis lymphomatosa diagnostiziert, erfolgt zusätzlich eine intrathekale Therapie mit Methotrexat. Es werden 15 mg 2 mal pro Woche verabreicht, bis die Liquorzytologie negativ ist. Dann werden die Intervalle verlängert.

Es ist auch möglich, eine prophylaktische Behandlung von zerebralem Lymphom und Meningeosis durchzuführen. Eine vorbeugende Bestrahlung des Gehirns ist indiziert bei Meningeosis lymphomatosa und jedem peripheren Lymphom im Stadium IV. Eine vorbeugende intrathekale Gabe von Methotrexat wird bei intrazerebralem Lymphom, jedem peripheren Lymphom im Stadium IV, Patienten mit B-Symptomatik oder einer LDH > 800 U/l durchgeführt. Die üblichen Therapieschemata sind in Tab. 3.13 zusammengefaßt.

Art	Dosis	Häufigkeit	Kontrolle	Indikation der Prophylaxe
Therapeutische Radiatio des ZNS	40 Gy	5 mal pro Woche 2 Gy	Kontrolle von Blutbild, Mund- und Rachenschleimhaut	
Therapie der Meningeosis lymphomatosa	15 mg Methotrexat intrathekal	2 x pro Woche	Kontrolle der Liquorzytologie; Therapie bis Zytologie 2mal negativ ist, dann 1mal wöchentlich für 4 weitere Monate, dann mit jedem CHOP-Zyklus	
Prophylaktische Radiatio des ZNS	20 Gy	3 bis 5 mal pro Woche 2 Gy	Kontrolle von Blutbild, Mund- und Rachenschleimhaut	Bei Meningeosis ohne intrazerebralen Herd oder bei peripherem Lymphom im Stadium IV
Prophylaxe der Meningeosis lymphomatosa	15 mg Methotrexat intrathekal	1 mal pro Monat (mit jedem CHOP-Zyklus)	Kontrolle der Liquorzytologie; 24h nach der MTX-Gabe 6mal 15mg Leucovorin in 6stündigen Abständen	Bei jedem intrazerebralen Herd oder bei jedem peripheren Lymphom im Stadium IV, Patienten mit B-Symptomatik oder LDH > 800U/l

Tab. 3.13: Therapie und Prophylaxe von ZNS-Manifestationen.

3.2.4.4. Experimentelle Therapien

Zu den experimentellen Ansätzen gehört heute der Einsatz von Antikörpern (antikörperkonjugierte Immunotoxine, antiidiotypische Antikörper oder Antikörper gegen Oberflächenstrukturen von Lymphozyten). In wie weit aus dem Bereich der NHL Behandlung nicht HIV assoziierter Lymphome bekannte Antikörpertherapien (z.B. anti CD 20, Rituximab$^{®}$) in dieser Patientengruppe sinnvoll eingesetzt werden können, ist zur Zeit Gegenstand von Untersuchungen. Bei manifesten Kontraindikationen gegen eine Chemotherapie, sollte aber diese wirksame Therapie nicht vorenthalten werden, falls das Lymphom CD 20 pos. ist, da keine theoretischen Einwände gegen eine Therapie bei HIV infizierten Patienten spricht. Der Einsatz von anti CD52 (Campath-1$^{®}$) bei niedrig malignen Lymphomen sowie der Stellenwert von Hochdosischemotherapien ist aufgrund fehlender Untersuchungen nicht beurteilbar.

Der Einsatz von Interleukin-6 (Wachstumsfaktor einiger hochmaligner B-Zellymphome oder Interleukin-6-Antikörpern) hat sich nicht bewährt. Antiidiotyp Vakzinierungen zur Verbesserung der Therapie werden zur Zeit ebenso untersucht wie Multidrug resistance transporter Modulationen.

3.2.5. Zusammenfassung

HIV-Patienten erkranken etwa 60mal häufiger als die Normalbevölkerung an Non-Hodgkin-Lymphomen. Fast alle dieser Lymphome sind B-Zellymphome. In der Pathogenese spielen die Assoziation mit einer chronischen Epstein-Barr-Virusinfektion, die HIV-induzierte Immunsuppression und eine große Bandbreite von Genalterationen eine wichtige Rolle. HIV-assoziierte NHL sind meist extranodal disseminiert lokalisiert, am häufigsten im Gastrointestinaltrakt und Knochenmark. Das klinische Bild der NHL ist sehr vielfältig und erschwert durch Überschneidung mit zahlreichen anderen opportunistischen Infektionen eine rasche Diagnose. Die Therapie erfolgt stadienadaptiert. In aller Regel kommt eine Polychemotherapie nach dem CHOP-Schema zum Einsatz. Komplette Remissionen finden sich in ungefähr 50 % der Fälle nach einer Chemotherapie. Dennoch beträgt die mittlere Überlebenszeit nur 6 Monate.

Eine Sondergruppe bilden die primären ZNS-Lymphome. Sie werden meist durch neurologische Ausfälle symptomatisch. Die Abgrenzung in bildgebenden Verfahren gegen eine Toxoplasmose kann unmöglich sein. ZNS-Lymphome werden strahlentherapeutisch behandelt, obwohl die Prognose mit 2 Monaten mittlerer Überlebenszeit infaust ist.

3.2.6. HIV assoziierter M. Hodgkin

Die Inzidenz des M. Hodgkin's ist bei HIV-infizierten Patienten deutlich erhöht. Das relative Risiko für die Entwicklung eines M. Hodgkin bei HIV-infizierten Personen liegt bei 8,5 (95 % CI, 4,1-16). Die Erkrankung zählt zu den häufigsten nicht-AIDS-definierenden Malignomen und tritt in allen Stadien der Immundefizienz auf, insbesondere auch bei höheren CD4-Zellzahlen zwischen 275 /µl und 306 /µl auf.

Bei Diagnose sind die Patienten

- im Vergleich zur HIV-negativen Population jünger (Median 29 Jahre)
- und weisen deutlich häufiger die klassischen B-Symptomatiken auf (90 % vs. 56 %).
- 74 % bis 92 % der Patienten sind bei Diagnosestellung in einem fortgeschrittenen Stadium (Ann Arbor III/IV).
- Ein extranodaler Befall findet sich bei ca. 65 %
- Eine Knochenmarkinfiltration bei ca. 40-50 %
- Ein Leberbefall bei ca. 15 %-40 %

Der **Mischtyp** ist der am **häufigsten** anzutreffende Typ (41 %-100 %),

- der lymphozytenarme Typ macht ca. 20 % der Fälle aus
- es folgt die noduläre Sklerose
- während der lymphozytenreiche Typ selten ist.

Eine prognostische Relevanz erwächst aus den Histologien nicht. Die bevorzugte Hochrisikogruppe sind HIV-infizierte mit intravenösem Drogenkonsum. Die optimale Therapie ist nicht definiert. Verschiedene Chemotherapieregime (MOPP; COPP/ABVD, BEACOPP) zeigen eine niedrigere Rate an Remissionen, eine höhere Anfälligkeit für opportunistische Infektionen unter der chemotherapieinduzierten Immunsuppression in Kombination mit der antiretroviralen Therapie. Die Wahl der Chemotherapie orientiert sich somit v.a.

am Allgemeinzustand des Patienten. Die Prognose ist sehr schlecht und auch bei Erreichen einer Remission ist im allgemeinen nicht von einer Heilung auszugehen.

3.3. Invasives Zervixkarzinom bei HIV-positiven Frauen

3.3.1. Epidemiologie

Das invasive Zervixkarzinom ist das häufigste weibliche Genitalmalignom (30/100.000). Bei vorliegender HIV-Infektion gilt das Zervixkarzinom nach der CDC (Center for Disease Control)-Klassifikation von 1993 als AIDS-definierende Erkrankung. Die Häufigkeit pathologischer zytologischer Abstriche (PAP III und IV) ist bei HIV-seropositiven Patientinnen etwa auf das 10- bis 15-fache gesteigert. Die Inzidenz des invasiven Zervixkarzinoms bei HIV-positiven Frauen ist erhöht.

3.3.2. Pathologie

> Die Erkrankung an einem invasiven Zervixkarzinom steht in einem direktem Zusammenhang mit dem Auftreten von zervikalen intraepithelialen Dysplasien und Neoplasien, die formal-pathogenetisch einer Dysplasie-Karzinom-Sequenz entsprechen.

In Normalkollektiven ist das Auftreten von persistierenden präkanzerösen Dysplasien proportional zur Prävalenz von HPV (Humanes Papillom-Virus)-Infektionen.

Besonderes Risiko birgt die Infektion mit Hochrisiko-HPV-Typen (mehr als 15 Typen), allen voran Typ 16 und 18, bei denen die Integration in das Wirtsgenom möglich ist. Hochrisiko-HPV-Typen bilden die Hüllproteine (E6, E7), die Tumorsuppressor Proteine p53 und das retinoblastoma(rb)-Protein hemmen. Sie steigern so die Anfälligkeit der Zelle für den Eintritt in die replikative Phase. Über 90 % aller invasiven Zervixkarzinome sind HPV-positiv.

Multiple Infektionen mit HPV steigern in ähnlicher Weise wie die Hochrisikotypen das Dysplasierisiko.

HIV und HPV werden auf gleichem Wege übertragen.

- Die Prävalenz bei HIV-positiven Frauen ist erhöht (knapp 60 % bei HIV-positiven Frauen gegenüber 20-30 % bei HIV-negativen Frauen)

Dies mag einerseits das Risikoverhalten als auch die Persistenz von HPV in immunsupprimierten Menschen widerspiegeln.

HIV-positive Frauen haben abhängig vom Grad der Immunsuppression häufiger persistierende HPV-Infektionen (> 6 Monate) im Sinne einer opportunistischen Infektion. Es treten gehäuft multiple Infektionen auf.

- Etwa 60 % der HIV-positiven Frauen sind HPV-Trägerinnen
- Ca. 40 % sind multipel infiziert
  - die Hälfte davon trägt 3 oder mehr Typen von HPV

Die erwartungsgemäß erhöhte Prävalenz von zervikalen Dysplasien und Neoplasien bei HIV-positiven Frauen steht in Verbindung mit persistierenden und multiplen HPV-Infektionen. Das Risiko einer Dysplasie oder Neoplasie unter HPV-Infektion steigt mit dem Grad der Immunsuppression. Hinweise auf eine erhöhte Zahl von Hochrisikotypinfektionen bei Frauen mit einer Helferzellzahl unter $200/\mu l$ sind vorhanden.

3.3.3. Klinik und Prognose

Manifestation und Progreß eines invasiven Zervixkarzinoms bei HIV unterscheiden sich vom Bild des Zervixkarzinoms bei HIV-negativen Frauen.

- Die Tumorerstbefunde bei HIV-positiven Frauen sind in der Regel hoch maligne (Grad 2 und 3)
- Die überwiegende Zahl präsentiert sich mit Stadium III oder IV.
- Multilokularität ist häufig

Bei einem Teil der Patientinnen ist eine perianale Beteiligung zu beobachten (HPV-assoziierte perianale Dysplasien sind beschrieben). Lymphknotenmetastasen treten im Vergleich zu HIV-negativen Frauen doppelt so häufig auf. In allen bisher geschilderten Krankengeschichten fand sich eine Tumorpersistenz oder Rekurrenz.

Die Patientinnen versterben innerhalb weniger Monate bei raschem Tumorprogreß. Die Ursache dieses klinischen Verhalten des Tumors ist ungeklärt. Eine große Rolle wird der Immunsuppression zugeschrieben.

Das invasive Zervixkarzinom bei HIV-positiven Frauen ist ein Karzinom von außergewöhnlicher Bösartigkeit und ist vermutlich bis auf Ausnahmen mit einer infausten Prognose verbunden.

3.3.4. Prophylaxe

Der Prophylaxe kommt eine herausragende Rolle zu. Ein sicheres Monitoring HIV-positiver Frauen ist daher erforderlich.

Die **individuelle Risikoabschätzung** ist vor allem anhand des **HPV-Status** und der **Typisierung** möglich.

Vermutlich ist eine

- asymptomatische Frau mit niedriger Helferzellzahl < 200/µl
- und persistierender HPV-Infektion

wie eine Frau im symptomatischen Stadium zu behandeln.

Möglich sind ein cytologischer Abstrich der Ektozervix (in den USA von den Hausärzten durchgeführt), und der Endozervix unter Spekulumeinstellung.

Zusätzlich kann vom Gynäkologen eine Kolposkopie mit einem Auflichtmikroskop erfolgen, bei der das Epithel morphologisch beurteilt wird. Hier ist die gezielte Biopsie aus suspekten Epithelbezirken möglich.

Eine Gewinnung einer Vaginallavage zum PCR-Nachweis von HPV ist die Methode der Wahl zur Überwachung des HPV-Status. Der HPV-Nachweis im Lavagesekret ist in den meisten mikrobiologischen Laboratorien verfügbar.

Nach den CDC-Richtlinien wird eine jährliche cytologische Untersuchung vorgeschrieben. Es wird keine routinemäßige Kolposkopie gefordert, dies aber freigestellt.

Wünschenswert ist eine gynäkologische Überwachung von HIV-Trägerinnen mittels **Cytologie** in **halbjährlichem** Abstand.

> Bei pathologischer Cytologie sollte sofort eine Kolposkopie erfolgen.

Bei positivem HPV-Status oder Risikofaktoren für HPV (Helferzellzahl kleiner 200/µl, aktuelles Risi-

koverhalten oder in der Vergangenheit Risikoverhalten, HIV-positiver Partner) ist eine routinemäßige Kolposkopie anzuraten.

Insbesondere für diese Risikopatientinnen, aber auch für die gesamte Gruppe der HIV-positiven Patientinnen gilt die sorgfältige Untersuchung des anogenitalen Epithels auf präkanzeröse Läsionen.

Risikofaktoren erster Ordnung neben dem HPV-Status, die das Risiko einer HPV-Infektion und Persistenz widerspiegeln, sind in Tab. 3.14 dargestellt.

Risikofaktoren für (persistierende) HPV-Infektion/zervikale Neoplasien
• Höheres Lebensalter
• Ethnische Faktoren (z.B. Rasse)
• Niedriger sozioökonomischer Status
• Schlechte Sexualhygiene incl. sexuell übertragbarer Krankheiten
• Zahl der Geschlechtspartner (Promiskuität)
• Zahl der Geschlechtspartner beim Partner
• Früher und häufiger vaginaler Geschlechtsverkehr
• Frühe Menarche
• Anzahl der Kinder

Tab. 3.14: Risikofaktoren für (persistierende) HPV-Infektion sowie für zervikale Neoplasien.

Zur Risikominimierung empfiehlt sich neben der gynäkologischen Überwachung ein Versuch zur Steigerung der Immunkompetenz mit einer hochpotenten antiretroviralen Therapie.

3.3.5. Therapie

Die Therapie erfolgt stadiengerecht nach FIGO (Fédération International de Gynécologie et Obstrétique, ☞ vereinfacht Tab. 3.15) bei schlechter Prognose. Es sind jedoch bisher nicht genügend Erfahrungen mit dieser Erkrankung gesammelt worden, um eine abschließende Beurteilung der therapeutischen Möglichkeiten zu erlauben.

FIGO-Stadium	Therapie
Stadium 0 CIN = Carzinoma in situ	Konisation, Lasertherapie, Kryotherapie
Stadium Ia Frühinvasive Form	Hysterektomie
Stadium Ib Begrenzt auf Uterus	OP nach Wert- heim-Meigs
Stadium II Extrauterin, nicht Be- ckenwand oder Vagina un- teres Drittel	Operativ und Strahlentherapie oder nur Strah- lentherapie (Afterloading)
Stadium III Extrauterin bis Be- ckenwand oder Vagina unteres Drittel	Strahlentherapie (Afterloading/ transkutan)
Stadium IV Harnblase, Rektum	Einzelfallentschei- dung

Tab. 3.15: Therapie des Zervixkarzinoms.

3.3.6. Ausblick

Die Prophylaxe wird weiterhin insbesondere in Gestalt der Überwachung des HPV-Status HIV-positiver Frauen an Bedeutung gewinnen. Insbesondere in Europa ist das Problem bisher nicht hinreichend erkannt worden, die epidemiologischen Daten sind überwiegend in den USA gewonnen.

Die größte therapeutische Rolle scheint derzeit wie bei allen HIV-assoziierten Erkrankungen die antiretrovirale Therapie zu spielen. Unter der Vorstellung, daß Immunkompetenz die Persistenz von HPV und damit das Hauptrisiko einer Dysplasie und Neoplasie eliminiert, ist auch unter diesem Gesichtspunkt zu einer frühen antiretroviralen Therapie zu raten.

Eine weitere therapeutische Option liegt zukünftig möglicherweise in der Bekämpfung der persistierenden HPV-Infektion mit Adefovir, von dem eine Aktivität gegen HPV erwartet wird.

3.4. Das Analkarzinom

3.4.1. Prävalenz von Humanem Papilloma Virus (HPV) und Analkarzinomen

Das Analkarzinom ist im Gegensatz zum Zervixkarzinom bei HIV positiven Frauen nicht als AIDS

definierende Erkrankung eingestuft, obwohl seit langem bekannt ist, das mit der Zunahme HIV-positiver Patienten auch die Zahl HIV-assoziierter Analkarzinome, vornehmlich invasive Plattenepithelkarzinome aber auch deren Vorläuferläsionen (Carcinomata in situ) drastisch zunimmt.

> Männliche homosexuelle Patienten, die rezeptiven Analverkehr betreiben und eine HIV-Infektion haben, haben ein 40-80 fach erhöhtes Risiko an einem Analkarzinom zu erkranken.

Besonders erhöht erscheint das Risiko für Männer mit rezeptivem Analverkehr vor dem 30. Lebensjahr, der Verkehr mit >10 verschiedenen Partnern, analen Warzen, Syphilis oder einer Hepatitis. Bei Frauen ist die Wahrscheinlichkeit an einem Analkarzinom zu erkranken dann besonders hoch, wenn sie bereits an einem Zervixkarzinom erkrankt waren (RR 4,6-5,6). Die Infektion mit humanem Papillomavirus (HPV) ist kausal für die Entwicklung eines Analkarzinoms (**über 90 % aller Analkarzinome sind HPV-positiv**) verantwortlich. HIV-positive Männer haben 2-6 mal häufiger als HIV-negative Männer eine anale Infektion mit dem Humanen Papillomavirus (HPV), unabhängig von der Bevorzugung sexueller Praktiken. HIV-Patienten haben ein 7-fach höheres Risiko für eine persistierende HPV-Infektion und dieses Risiko ist reziprok zur CD4-Zellzahl. Anale Dysplasien sind bei HIV positiven homosexuellen Männern mit einer sichtbaren Läsion signifikant häufiger als bei HIV negativen Männern. In situ Karzinome finden sich in einem jüngeren Patientenalter als invasive Karzinome. Virus DNA des HPV wurde in 98 % der HIV positiven Männern gefunden im Vergleich zu 86 % bei den HIV negativen Männern. Die Hochrisiko HPV Serotypen (16, 19, 45) werden zumeist bei den HIV positiven Männern gefunden. Die sich an die HPV-Infektion anschließende anale intraepitheliale Dysplasie ist 2 mal häufiger als bei HIV-negativen Patienten. Die Progressionszeit in eine hochgradige intraepitheliale Dysplasie ist mit 2 Jahren bei dieser Patientengruppe sehr kurz. Auch hier besteht ein klarer reziproker Zusammenhang mit der CD4-Zellzahl. Die Gesamtprognose der Erkrankung ist in jedem Stadium umgekehrt proportional zur Helferzellzahl, wenn keine HAART gegeben wird.

3.4.2. Ätiologie und Pathologie

Die Infektion mit humanem Papillomavirus (HPV) ist kausal für die Entwicklung eines Analkarzinoms (über 90 % aller invasiven Analkarzinome sind HPV-positiv) verantwortlich. Für die HPV gilt das unter dem Kapitel Zervixkarzinom gesagte (☞ Kap.3.3.) Auch beim Analkarzinom birgt die Infektion mit den Hochrisiko-HPV-Typen 16 und 18 ein besonderes Risiko zur Entwicklung eines Tumors. Durchschnittlich 73 % der HIV-positiven Patienten mit einem Analkarzinom sind mit dem HPV-Typ 16 infiziert. Hochrisiko-HPV-Typen bilden die Hüllproteine (E6, E7), die die Tumorsuppressor Proteine p53 und das Retinoblastoma(rb)-Protein hemmen. Sie steigern so die Anfälligkeit der Zelle für den Eintritt in die replikative Phase. Das Vorhandensein oder das Fehlen unterschiedlicher HPV-Typen ist aber nicht mit einer unterschiedlichen Prognose im Falle eines Analkarzinoms vergesellschaftet. Abnormale Zellen werden klassifiziert als Dysplasie, anale intraepitheliale Neoplasie oder als intraepitheliale Plattenepithelläsion. Nur die hochgradige Dysplasie wird als eine Präkanzerose angesehen. Die Bedeutung der milden Dysplasie ist unklar.

3.4.3. Klinik und Prognose

Bei Frauen und nicht homosexuellen Männern finden sich bei etwa 20 % anorektale Warzen. Im Gegensatz dazu werden bei 50 % aller homosexuellen HIV-Patienten mit einem Analkarzinom anorektale Warzen gefunden. Meist ist eine rektale Blutung das typische Frühsymptom eines invasiven Analkarzinoms (☞ Abb.3.13a). Es tritt bei ca. der Hälfte aller Patienten auf. 30 % haben entweder Schmerzen oder das Empfinden einer rektalen Raumforderung, 20 % sind völlig symptomlos. Ähnlich wie die Zervixkarzinome haben die HIV-Patienten mit einem Analkarzinom ein schlechteres Chemotherapieansprechen, eine höhere Rezidivrate und Todesrate sowie ein kürzeres progressionsfreies Überleben als nicht HIV-infizierte Patienten. Die HIV-Patienten versterben innerhalb weniger Monate bei raschem Tumorprogreß und Metastasierung (☞ Abb.3.13b). Die Ursache dieses klinischen Verhaltens des Tumors ist ungeklärt. Eine große Rolle wird der HIV-bedingten Immunsuppression zugeschrieben, da gesehen wurde, daß mit Beginn einer HAART sowohl die Krankheitsprogression als auch die Mortalität gesenkt wird.

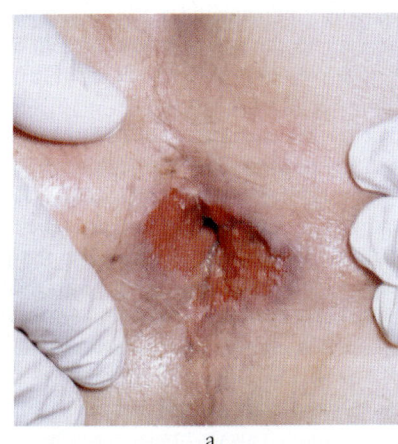

a

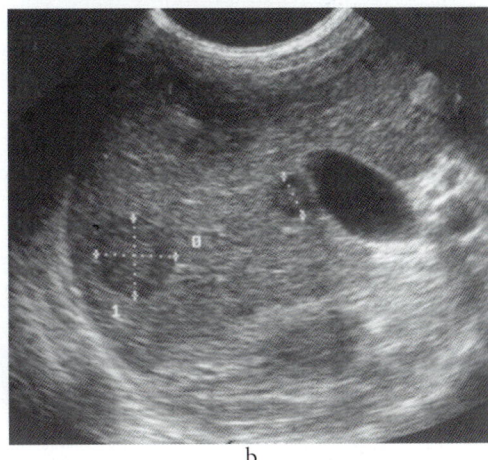

b

Abb.3.13a+b   **a**: invasives Analkarzinom **b**: Lebermetastasen eines Analkarzinoms.

3.4.4. Prophylaxe (Richtlinien für die Früherkennung eines Analkarzinoms)

Bei Erstdiagnose einer HIV-Erkrankung ist eine komplette anogenitale Untersuchung zu fordern. Bei Frauen sind zusätzlich ein Abstrich und eine manuelle Untersuchung des Beckens (☞ Kap. 3.3., Zervixkarzinom) zu empfehlen. Darüber hinaus wird eine jährliche digitale rektale Untersuchung vorgeschlagen. Es wird keine routinemäßige Rektoskopie gefordert, dies aber freigestellt. Bei besonderen Risikofaktoren (vor allem rezeptiver Analverkehr, junger Patient, >10 Partner) wird die rektale Untersuchung alle 6 Monate empfohlen. Wie für den zytologischen Abstrich beim Zervixkarzinom besteht die Indikation zur wiederholten Rektoskopie bei Verdacht auf das Vorliegen für jede histologische Abnormalität i.S. von Dysplasien. Welche Patienten von einem intensiveren Screening bei Dysplasien profitieren, ist nicht klar. Die Gewinnung einer Lavage zum PCR-Nachweis von HPV zur Überwachung des HPV-Status ist nicht etabliert. Bei positivem HPV-Status oder Risikofaktoren für HPV (Helferzellzahl < 200/μl, aktuelles Risikoverhalten oder in der Vergangenheit Risikoverhalten, HIV-positiver Partner, Dysplasien in der Vergangenheit) ist eine routinemäßige, jährliche Rektoskopie anzuraten. Insbesondere für diese Risikopatienten, aber auch für die gesamte Gruppe der HIV-positiven Patienten gilt die sorgfältige Untersuchung des anogenitalen Epithels auf präkanzeröse Läsionen als wichtigste Basisdiagnostik. Zur Risikominimierung empfiehlt sich neben der gründlichen klinischen Überwachung ein Versuch zur Steigerung der Immunkompetenz mit einer hochpotenten antiretroviralen Therapie.

3.4.5. Therapie

Die Stadieneinteilung und Therapie des Analkarzinoms erfolgt auch bei den HIV-Patienten stadiengerecht nach der TNM-Klassifikation bzw. der Klassifikation AJCC/UICC (vereinfacht Tab. 3.16) wie bei nicht HIV-infizierten Patienten. Es sind jedoch bisher nicht genügend Erfahrungen mit dieser Erkrankung bei HIV-Patienten gesammelt worden, um eine abschließende Beurteilung der therapeutischen Möglichkeiten und Grenzen bei dieser Patientengruppe zu definieren. Niedriggrade Dysplasien, die meist nur zufällig entdeckt werden, benötigen im allgemeinen keine weitere Therapie, dagegen ist eine sehr engmaschige rektoskopische Nachkontrolle (alle 3 Monate mit analem Mapping) unbedingt notwendig. Eine hochgradige Plattenepitheldysplasie muß behandelt werden. Die Exzision mit einer elektrischen Schlinge, Laserablation oder die Kryotherapie sind hierfür geeignete Verfahren. Es liegen keine Daten zur Rezidivrate hochgradiger Dysplasien bei HIV-positiven Patienten im Vergleich zu HIV-negativen Patienten vor, so daß im allgemeinen eine **engmaschige Nachsorge** vor allem im ersten Jahr nach Diagnosestellung nötig ist:

- Alle 3 Monate mit analem Mapping im **ersten** Jahr
- Im **zweiten** Jahr alle 6 Monate
- Ab dem **dritten** Jahr alle 12 Monate

Ist es bereits zu einem invasiven Karzinom gekommen (>Stad. I nach UICC), so ist die kombinierte Radio-Chemotherapie die Therapie der Wahl. Die Therapieempfehlungen lehnen sich eng an die Therapien bei nicht HIV-Patienten an. Ziel ist es, durch eine präoperative kombinierte Radio-Chemotherapie das Kontinenzorgan zu erhalte, um die Anlage eines Anus praeter zu vermeiden. Wie bei allen Neoplasien ist der Beginn der HAART der Grundbaustein der Behandlung. Besteht ein invasives Karzinom oder sogar eine Metastasierung, so profitieren Patienten ohne eine HAART nicht von den therapeutischen Möglichkeiten der Behandlung des Analkarzinoms.

Stadium WHO	UICC-Stadium	Therapie (+ HAART)
Stadium 0	Tis N0 M0	Lokale Exzision
Stadium I	T1 N0 M0	Radiotherapie ± simultane Chemotherapie
Stadium II	T2/3 N0 M0	Radiotherapie ± simultane Chemotherapie
Stadium III A	T4 N0 M0 T1-3 N1 M0	Neoadjuvante Radio-Chemotherapie
Stadium III B	T4 N1 M0 jedes T N2/3 M0	Neoadjuvante Radio-Chemotherapie
Stadium IV	jedes T jedes N M1	Systemische Chemotherapie ± Radiotherapie

Tab. 3.16: Stadieneinteilung und Therapie des Analkarzinoms.

3.4.6. Ausblick (Zervix-und Analkarzinom)

Die Interaktionen zwischen einer HIV-Infektion, einer HPV-Infektion und der Entwicklung eines Anal- bzw. Zervixkarzinoms sind bisher nur unzureichend verstanden. Es ist aber durch die epidemiologischen Daten offensichtlich, das die HIV-Infektion zu einem deutlich aggressiveren Verlauf dieser beiden Tumoren führt. Beide Karzinome sind sowohl bei nicht HIV-infizierten als auch bei HIV-infizierten Patienten verhütbare Erkrankungen. Wenn sie früh diagnostiziert werden, können sie zudem geheilt werden. Beim Zervixkarzinom wird die Prophylaxe weiterhin insbesondere in Gestalt der Überwachung des HPV-Status HIV-positiver Frauen ebenso wie eine aggressive Nachbeobachtung (mindestens 1mal/Jahr) nach Entfernung eines Karzinoms an Bedeutung gewinnen. Beim Analkarzinom sollten besonders die Hochrisikogruppen (rezeptiver Analverkehr, junge Männer, >10 Partner) eine engmaschige Überwachung erfahren. Jeder Frau <50 Jahre mit einer zervicalen intraepithelialen Neoplasie (CIN) oder einem invasiven Karzinom sowie jeden männlichen Patient <50 Jahre mit einem Analkarzinom sollte ein HIV-Test angeboten werden.

Bei Vorliegen eines invasiven Karzinoms sollte nicht wegen zu erwartender Komorbidität aufgrund der HIV-Infektion von einer aggressiven Therapie in Anlehnung an die Therapie nicht HIV-infizierter Patienten verzichtet werden, da diese meist jungen Patienten viel eher an ihrem Karzinom versterben als an einer anderen HIV-assoziierten Erkrankung.

Die größte prophylaktische Rolle scheint derzeit wie bei allen HIV-assoziierten Erkrankungen die HAART zu sein. Unter der Vorstellung, daß Immunkompetenz die Persistenz von HPV und damit das Hauptrisiko einer Dysplasie und Neoplasie eliminiert, ist auch unter diesem Gesichtspunkt zu einer frühen antiretroviralen Therapie zu raten. Es bleibt abzuwarten, ob die vielversprechenden Impfstrategien gegen die HPV-Infektion bei sporadischen Zervixkarzinomen ohne Immunsuppression auch in diesem Patientenkollektiv wirksam werden.

HIV-bedingte Systemerkrankungen

4. HIV-bedingte Systemerkrankungen

4.1. Wasting-Syndrom

4.1.1. Einleitung

Das Wasting-Syndrom wurde 1987 in das "Klassifikationssystem von HIV-Infektion und HIV-Krankheit" als AIDS-definierende Erkrankung aufgenommen. Sie beschreibt eine schwere Form der Mangelernährung und ist definiert als *ein erheblicher ungewollter Gewichtsverlust von mehr als 10 % des Ausgangsgewichts* **mit** *entweder chronischen Diarrhöen (zweimal täglich flüssigem Stuhl für mehr als 30 Tage)* **oder** *länger als 30 Tage anhaltender Schwäche oder begleitendem kontinuierlichem Fieber unter Ausschluß anderer Erkrankungen als die HIV-Infektion.*

Neben einem Gewichtsverlust ist das Wasting-Syndrom charakterisiert durch eine Abnahme der Körperzellmasse (body cell mass, BCM). Bei der Körperzellmasse handelt es sich um die Summe aller sauerstoffkonsumierenden und glucoseoxidierenden Zellen, wie die der Muskulatur, der inneren Organe, des Blutes, des Gastrointestinaltraktes, der Drüsen und des Nervensystems. Bei einer Abnahme dieser Zellmasse auf 54 % des Normwertes bzw. einem Gewichtsverlust auf 66 % des Idealgewichts ist der menschlichen Organismus nicht mehr lebensfähig.

Bedauerlicherweise wurde der Verlust der Körperzellmasse als einer der wichtigsten Indikatoren des Wasting-Syndroms nicht in der Definition aufgenommen. Mit der Einführung der hochaktiven antiretroviralen Kombinationstherapien (HAART), dem Rückgang der opportunistischen Erkrankungen und dem positiven Effekt dieser Medikamenten auf dem Gewichtsverlust trat das Wasting-Syndrom in Australien, der USA und in den westeuropäischen Ländern in den Hintergrund. Dafür trat das HIV-assoziiertes Lipodystrophie-Syndrom als unerwünschte Nebenwirkung der Kombinationstherapien in den Vordergrund. Dieses Syndrom ist charakterisiert durch entweder eine Zunahme des Fettgewebes an bestimmten Körperregionen, einen Verlust des Unterhautfettgewebes oder metabolische Komplikationen sowie Kombinationen dieser einzelnen Symptomen. Die Fragen, ob und inwiefern das Auftreten des Wasting-Syndroms durch die Einführung der HAART zu-

rückgegangen ist oder ob eine Zunahme des Fettgewebes beim Einsatz der Kombinationstherapien eine Abnahme der Körperzellmasse möglicherweise maskiert, sind Bestandteil aktueller Diskussionen, ebenso wie die Notwendigkeit der Neudefinition des Wasting-Syndroms in der HAART-Ära.

4.1.2. Ätiologie und Pathogenese

Für den Gewichtsverlust und die Abnahme der Körperzellmasse beim Wasting-Syndrom werden mehrere, meist in Kombination auftretende kausale Faktoren diskutiert, wie

- eine reduzierte Nahrungsaufnahme
- gastrointestinale Störungen
- metabolische Veränderungen

Zu einer reduzierten Nahrungsaufnahme kann es durch Appetitlosigkeit, Kau- und Schluckbeschwerden, Geschmacksveränderungen, Übelkeit und Erbrechen kommen. Diese Beschwerden treten häufig auf bei opportunistischen Erkrankungen, neuralen Veränderungen infolge der HIV-Erkrankung oder als Nebenwirkungen der bei der HIV-Therapie eingesetzten Medikamente. Ferner können soziale Faktoren, depressive Verstimmungen und Antriebslosigkeit zu einer reduzierten Nahrungsaufnahme führen.

Morphologische und funktionelle Veränderungen der intestinalen Mukosa sowie eine gestörte lokale intestinale Immunantwort in Folge einer HIV-assoziierten Enteropathie können zu Störungen der Digestion und Absorption führen. Diese gehen in der Regel mit Diarrhöen einher. Die HIV-assoziierten Enteropathie wird durch das HI-Virus selbst verursacht und spielt eine zentrale Rolle bei der Entstehung des Wasting-Syndroms. Auch opportunistische Infektionen, HIV-assoziierte Malignome oder die bei der HIV-Therapie eingesetzten Medikamenten können die intestinale Nährstoffaufnahme beeinträchtigen und so zu einem erhöhten Substratverlust führen.

Bei HIV-Patienten werden Abnormitäten im Energieverbrauch, Protein- und Fettstoffwechsel beobachtet. Gemeinsam führen diese zu einer negativen Energie- und Stickstoffbilanz. Als Ursache dieser Abnormitäten werden Veränderungen in der Ausschüttung von Zytokinen (TNF-α, Interleukin-1, Interleukin-6, Interferon-α und Interferon-β) und Hormone (die der Gonaden, Nebenniere und Schilddrüse) diskutiert.

4.1.3. Epidemiologie

Leider gibt es keine genaue Angaben über die Prävalenz des Wasting-Syndroms in der Bundesrepublik Deutschland. Dem AIDS-Fallregister werden nur die zur Diagnose AIDS führenden Ersterkrankungen gemeldet. Mit der Einführung der hochaktiven antiretroviralen Kombinationstherapien ist die Zahl der neu diagnostizierte AIDS-Patienten deutlich zurückgegangen. Hiermit ist ebenfalls die Zahl der Patienten mit einem Wasting-Syndrom als AIDS-definierende Ersterkrankung zurückgegangen. Jedoch ist der relative Anteil der Patienten, die mit einem Wasting-Syndrom als Erstmanifestation gemeldet wurden an der Gesamtzahl aller AIDS-definierenden Erstmanifestation ab 1994 Jahren nahezu konstant geblieben.

4.1.4. Klinik

In den Ländern in denen antiretrovirale Kombinationstherapien zur Verfügung stehen ist der Gewichtsverlauf bei den HIV-Patienten wechselnd. Phasen der Gewichtsabnahme folgen Phasen in denen das Gewicht sich stabilisiert oder sogar zunimmt. Mit einer Progression der HIV-Erkrankung kommt es häufig jedoch in der Summe zu einem fortschreitenden Gewichtsverlust (☞Abb. 4.1). Dieser Gewichtsverlust geht mit einem Abbau der Körperzellmasse und Expansion des Extrazellulärraumes einher. Da in den Zellen der Körperzellmasse sämtliche Stoffwechselvorgängen geleistet werden, geht deren Verlust mit einer Einschränkung der Leistungsfähigkeit (Muskelschwäche, Müdigkeit und schlechtes Allgemeinbefinden), der Immunfunktionen und eine Erhöhung des Mortalitätsrisikos einher. Begleitet wird das Wasting-Syndrom von Ernährungsproblemen wie Appetitlosigkeit, Übelkeit, Erbrechen, Diarrhöen und Fieber.

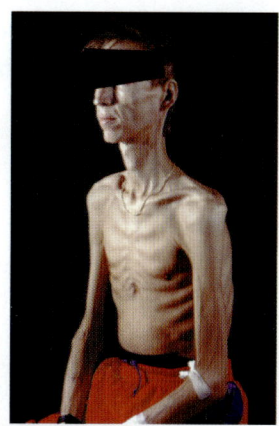

Abb. 4.1: Patient mit Wasting-Syndrom.

4.1.5. Diagnostik

Opportunistische Erkrankungen oder Tumoren, die als Ursache für die Gewichtsabnahme in Frage kommen können, müssen ausgeschlossen werden. Zur differenzierten Diagnose ist nicht nur die Erfassung von Standardgrößen wie Gewicht, Körpergröße, Body-Mass-Index (kg/m^2) und Basislaborparameter, sondern auch eine Bestimmung der Körperzusammensetzung notwendig. Dies ist notwendig, um einen Lipoatrophie als Nebenwirkung der HAART vom Wasting-Syndrom unterscheiden zu können. Zur Bestimmung der Körperzusammensetzung stehen verschiedene Methoden zur Verfügung die in Ihrer Anwendung unterschiedlich teuer, aufwendig und genau sind (Tab. 4.1).

	Präzision (VK[1])	Probleme
Anthropo-metrie	5-10 %	Ungenau
Kreatinin-Höhen-Index	- 20 %	Sammelfehler, Stör-größen
Densito-metrie	< 5 %	Bei Kranken einge-schränkt anwendbar, aufwendig
BIA[2]	< 5 %	Probleme bei verän-derten Flüssigkeitsräu-men cave: Formeln
Gesamt-körperka-lium	3 %	Probleme bei schwerer Malnutrition (verän-dertes K:N-Verhältnis), Diureti-kaeinnahme
Isotopen-dilution	3 %	Keine Differenzierung zwischen extra- und intrazellulärer Flüssig-keit
DEXA[3]	< 5 %	Röntgenstrahlungsbe-lastung
Neutro-nenakti-vierung	1 %	Kosten, Durchführ-barkeit

Tab. 4.1: Bewertung verschiedener Techniken zur Bestimmung der Körperzusammensetzung (M.J. Mül-ler, A. Bosy-Westphal, Aktuel. Ernaehr. Med 2000; 25:60-63).
[1]VK= Variationskoeffirient,
[2]Biometrische Impedanzanalyse,
[3]Dual EnergyX-Ray absorptiometry.

Die bioelektrische Impedanzanalyse hat in der Diagnostik des Wasting-Syndroms einen hohen Stellenwert. Mit dieser Methode kann relativ preis-günstig, einfach und nicht invasiv die Körperzell-masse bestimmt werden. Die BIA basiert auf der unterschiedlichen Leitfähigkeit eines im Körper angelegten Wechselstromes von verschiedenarti-gen Geweben. So ist durch einen hohen Anteil an Wasser und Elektrolyten die Magermasse sehr leit-fähig, während die Fettmasse einen hohen Wider-stand hat. Über je zwei Hautelektroden an Hand und Fuß wird ein homogenes elektrisches Wech-selstromfeld mit konstanter Stromstärke in der zu

messenden Person erzeugt und der Gesamtwider-stand (Impedanz) gemessen (☞Abb. 4.2). Bei mo-dernen BIA-Geräte kann mit Hilfe von phasensen-sitiver Elektronik zusätzlich die Phasenwinkel ge-messen werden. Unter Verwendung dieser Mess-werte, weiterer Daten der Person (Gewicht, Alter, Größe und Geschlecht) sowie spezieller Software können dann mehrere Kenngrößen der Körperzu-sammensetzung (Körperwasser, Körperzellmasse, Extrazellulärmasse u.a.) berechnet werden.

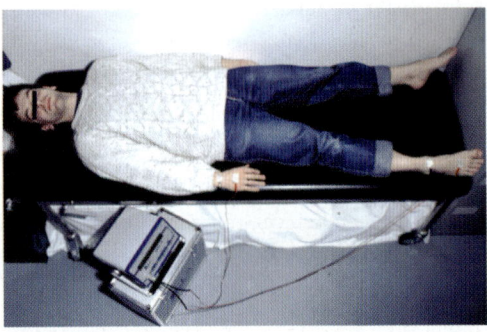

Abb. 4.2: Bioelektrische Impedanzanalyse

4.1.6. **Prophylaxe und Therapie**

Tab. 4.2 gibt eine Übersicht über die aktuellen Therapieansätze. Ein erfolgreiches Therapiekon-zept wird durch die bei den HIV-Patienten vorlie-genden kausalen Faktoren des Wasting-Syndroms bestimmt

Therapeutische Ansätze
• Optimierung der Einstellung mit antiretro-viralen Medikamente
• Behandlung von opportunistischen Infek-tionen
• Psychologische/soziale Betreuung
• Ernährungsberatung- und -therapie
• Appetitstimulantien
• Anabolika-Therapie
• Wachstumshormon
• Zytokin-Modulatoren

Tab. 4.2: Therapeutische Ansätze des Wasting-Syndrom.

Wichtig für die Prophylaxe und auch die Therapie des Wasting-Syndroms ist auf jedem Fall eine opti-male Einstellung mit antiretroviralen Medikamenten, sowie die Behandlung von opportunistischen Erkrankungen, Tumoren und Diarrhöen.

Ernährungsmedizinische Maßnahmen dienen der Vermeidung und Behebung von Nährstoffdefiziten. Ziel ist es, den Verlust an Körperzellmasse zu verhindern, bzw. entgegenzuwirken. Einen Überblick über die mögliche ernährungsmedizinische Maßnahmen gibt Tab. 4.3a.

Ernährungsmedizinische Maßnahmen
• Ernährungsberatung
• Supplemente (Eiweiß-, Vitaminpräparate, MCT-Fette und Glutamin)
• Zusatz- und Trinknahrungen
• Enterale Ernährung
• Parenterale Ernährung

Tab. 4.3a: Ernährungsmedizinische Maßnahmen beim Wasting-Syndrom.

Idealerweise soll eine regelmäßige **Ernährungsberatung** und Ermittlung des Ernährungszustandes von Anfang an in das Behandlungskonzept der HIV-Erkrankung mit einbezogen werden. Wichtig ist es, den Patienten frühzeitig das Wissen über eine abwechslungsreiche und bedarfsdeckende Ernährung zu vermitteln.

Da **Sport** den Erhalt bzw. Aufbau der Körperzellmasse dient, soll hier die Motivation zur Aufnahme einer sportlichen Betätigung ebenfalls erwähnt werden. Im Rahmen der Ernährungsberatung kann rechtzeitig auf individuelle Ernährungsprobleme eingegangen und Defizite in der Nahrungsaufnahme vermieden bzw. ausgeglichen werden. Ist eine bedarfsdeckende Nährstoffzufuhr wegen krankheitsbedingte Komplikationen über die normale Ernährung nicht möglich, so können Supplemente, Zusatz- und Trinknahrungen verabreicht, sowie eine künstliche Ernährung durchgeführt werden. Bei extremem Wasting kann trotz der Möglichkeit einer oralen Ernährung zusätzlich eine vorübergehende Indikation zur künstlichen Ernährung bestehen. Man unterscheidet hier die enterale und parenterale Ernährungsform. Die enterale Ernährung kann gastral, duodenal oder jejunal verabreicht werden. Hierfür werden verschiedenen Sondensysteme angeboten, wie zum Beispiel transnasale Sonden bei kurzer oder perkutane Sonden bei langfristiger Ernährungsdauer. Für die parenterale Ernährung ist ein venöser Zu-

gang notwendig. Je nach Indikation und Ernährungskonzept können Peripher-venöse oder zentralvenöse Komplettlösungen verabreicht werden. Sowohl die enterale als auch die parenterale Ernährungstherapie können mit Hilfe von sogenannten Homecare-Teams der Herstellerunternehmen auch zu Hause durchgeführt werden.

Zur Behandlung der Appetitlosigkeit stehen Megestrolacetat und Dronabinol zur Verfügung. Megestrolacetat ist ein ursprünglich zur Behandlung von Brustkrebs eingesetztes Gestagenderivat. Da es sich in der Praxis gezeigt hat, daß die Einnahme zu einer Steigerung des Appetits und eine Zunahme des Gewichtes führt, wird es auch zur Behandlung von Appetitlosigkeit eingesetzt. Die erreichte Gewichtszunahme ist jedoch mehr durch eine abdominellen Einlagerung von Körperfett bedingt und weniger von einer Zunahme der Körperzellmasse. Bei HIV-Patienten führt die Einnahme von Dronabinol (Delta-9-Tetrahydrocannabinol), eine psychoaktive Wirkstoff der Cannabis-Pflanze, ebenfalls zu einer Steigerung der Nahrungsaufnahme. Eine deutliche Gewichtszunahme ist jedoch beim Einsatz des Präparates nicht ausreichend belegt worden. Dronabinol ist in Deutschland zur Behandlung des Wasting-Syndroms im Rahmen der AIDS-Erkrankung zugelassen.

Eine effektive Zunahme der Körperzellmasse kann durch eine Verabreichung anaboler Steroide, wie z.B. Testosteron, Nandrolon und Oxandrolon erreicht werden. Die Testosterontherapie kann entweder oral, intramuskulär oder transdermal mit Hilfe eines Pflasters durchgeführt werden. Nandrolon wird intramuskulär und Oxandrolon oral verabreicht. Zu beachten ist jedoch, daß Hormontherapien mit einer Reihe von Nebenwirkungen einhergehen. So können Anabolika z.B. zu Schädigungen des Herz-Kreislaufsystems, zu Leberschäden, Virilisierung (Vermännlichung) bei Frauen, Gynäkomastie und Wassereinlagerung führen. Eine sorgfältige Überlegung und Monitoring der Patienten ist beim Einsatz dieser Substanzen daher unumgänglich.

Eine weitere effektive aber kostenintensive Therapie beim Wasting-Syndrom ist der Einsatz von rekombinantem Wachstumshormon (rhGH; ☞ Tab. 4.3b).

Einsatz von rekombinantem Wachstumshormon (rhGH)	
Wirkung (s.c. injiziert)	• Zunahme der Körperzellmasse • Reduktion des Körperfettes • Erhöhte Stickstoffausscheidung über den Urin
Neben-wirkung	• Schwellungen und Steifheit im Bewegungsapparat

Tab. 4.3b: Wirkung und Nebenwirkung von rekombinantem Wachstumshormon (rhGH)..

Subkutan injiziert bewirkt das Hormon eine Zunahme der Körperzellmasse und gleichzeitige Reduktion des Körperfettes und der Stickstoffausscheidung über Urin. Häufig beobachtete Nebenwirkungen sind Schwellungen und Steifheit im Bewegungs- und Stützapparat, Hyperglykämie, Pankreatitis und das Karpaltunnelsyndrom. In der USA ist das Wachstumshormon zur Behandlung des Wasting-Syndromes bereits zugelassen. In Europa wird eine Zulassung für 2002 erwartet.

Als Zytokinmodulator wird zur Zeit Thalidomid untersucht. Dieser Wirkstoff wurde in den 60er Jahren unter dem Namen Contergan® als Sedativum eingesetzt und ist wegen seiner teratogenen Wirkung bekannt. Nachweislich hemmt Thalidomid die Produktion von TNF-α durch Immunzellen und reduziert den TNF-α Serumspiegel. Bei HIV-Patienten mit und ohne Wasting-Syndrom verabreicht, führt Thalidomid zu einem signifikantem Zunahme des Gewichtes und der Körperzellmasse.

4.1.7. Zusammenfassung

Das Wasting-Syndrom beschreibt eine bei der HIV-Erkrankung ungewollte Gewichtsabnahme und ist gekennzeichnet durch einen Verlust der stoffwechselaktiven Körperzellmasse (BCM). Die Abnahme dieser Körperzellmasse geht mit einer Einschränkung der Leistungsfähigkeit und einer erhöhten Risiko der Morbidität und Mortalität einher. Bei dem Wasting-Syndrom handelt es um eine polykausale Erkrankung, bei der u.a. eine unzureichende Nahrungszufuhr, gastrointestinale Störungen und metabolischen Veränderungen als auslösende Faktoren diskutiert werden. Einen hohen Stellenwert bei der Diagnostik des Wasting-Syndroms hat neben der Erfassung von Standgrößen (Gewicht, BMI und Laborparameter) die bio-

elektrische Impedanzanalyse. Mit dieser Methode können Veränderungen der Körperzusammensetzung, wie auch die der Körperzellmasse detailliert bestimmt werden. Therapieansätze ergeben sich aus den dem Wasting-Syndroms zugrunde liegenden Ursachen. Da diese multifaktoriell sind, wird keiner der Therapieansätze allein dem Verlust der stoffwechselaktiven Körperzellmasse entgegenwirken können. Neben der Einstellung einer optimalen antiretroviralen Kombinationstherapie und der Behandlung opportunistischer Infektionen, stehen als Optionen ernährungsmedizinische Maßnahmen, verschiedene Appetitstimulantien, anabole Steroide, das rekombinierte Wachstumshormon und Zytokin-Modulatoren zur Verfügung. Die Hormontherapien und Therapien mit Zytokinmodulatoren sind jedoch Behandlungsansätze experimenteller Natur. Viele der Behandlungssubstanzen sind in Deutschland noch nicht zugelassen. Eine sorgfältige Erwägung der Vor- und Nachteile, sowie ein intensives Monitoring bei einer Behandlung des Wasting-Syndroms mit diesen Substanzen ist wegen den möglichen Nebenwirkungen unerläßlich.

4.2. HIV-Enzephalopathie

4.2.1. Einleitung

Die HIV-Enzephalopathie stellt die weltweit häufigste Ursache einer Demenz in der Altersgruppe der unter 40-jährigen dar. Gleichzeitig ist sie die häufigste neurologische Manifestation der fortgeschrittenen HIV-Erkrankung. Klinisch im Vordergrund stehen meist progrediente Einschränkungen der kognitiven und motorischen Fähigkeiten sowie Verhaltensänderungen. Für den Patienten und sein soziales Umfeld bedeutet diese Erkrankung oft einen wesentlichen Lebenseinschnitt mit einer starken Verminderung der individuellen Lebensqualität und Lebenserwartung.

4.2.2. Terminologie und Definition

Die verschiedenen Begriffe

- *HIV-Enzephalopathie*
- HIV-Demenz
- AIDS-Dementia-Komplex
- HIV-assoziierter Dementia-Komplex

werden als **Synonyme** verwendet. Abzugrenzen hiervon ist die *HIV-Enzephalitis*, die als pathologischer Terminus eine multinukleäre Riesenzellen-zephalitis mit nachgewiesenem HI-Virus im Ge-hirn beschreibt und die nicht als Beschreibung ei-nes klinischen Syndroms herangezogen werden sollte.

Die HIV-Enzephalopathie wurde von den ameri-kanischen Centers for Disease Control (CDC) 1987 als AIDS-definierende Erkrankung charakte-risiert. Bereits vorher war für das gleiche, sehr hete-rogene Krankheitsbild die Bezeichnung AIDS-Dementia-Komplex gewählt worden: Unter dieser Bezeichnung soll die Assoziation dieser Erkran-kung mit AIDS, mit kognitiven Einschränkungen, die zur Demenz führen und mit verschiedenen an-deren neurologischen Einschränkungen wie mo-torischen Defiziten subsumiert werden. Dazu ge-hören auch Myelopathien. Im Gegensatz dazu werden funktionelle psychiatrische Krankheitsbil-der oder Neuropathien als eigene Krankheitsenti-tät verstanden.

Die American Academy of Neurology differenziert zwischen einem "HIV-associated dementia com-plex" (bzw. "HIV-associated cognitive motor complex" mit den Untergruppen "HIV-associated dementia" und "HIV-associated myelopathy") und "HIV-associated minor cognitive/motor dis-order" (MCMD). Zur Beurteilung des Schwere-grades hat sich die Einteilung gemäß dem Memo-rial-Sloan-Kettering-Scale durchgesetzt, wobei ein Stadium von 0,5 dem MCMD und das Stadium 4 dem Vollbild der Erkrankung entspricht (Tab. 4.4).

Entscheidend bei der Diagnose einer HIV-Enze-phalopathie ist der Ausschluß entsprechender Symptome aufgrund von opportunistischen In-fekten, systemischen Erkrankungen, von psychia-trischen Krankheitsbildern - insbesondere bei De-pressionen - und von Medikamentennebenwir-kungen. Die Symptome müssen mindestens einen Monat bestehen, um vorübergehende metaboli-sche Ursachen auszuschließen.

Stadium	Symptome
0	Normale kognitive und motorische Funktion.
0,5	Minimale oder uneindeutige Symptome ohne Beeinträchtigung der Lebensführung und der beruflichen Tätigkeit.
1	Geringgradige motorische und intellektuelle Funktionsbeeinträchtigung; Schwierigkeiten bei anspruchsvolleren Tätigkeiten. Affektadäquat und nicht verhaltensauffällig.
2	Deutliche Beeinträchtigung der motorische und kognitiven Funktionen. Grundsätzliche Fähigkeit zur Selbstversorgung erhalten, jedoch arbeitsunfähig. Charakterveränderungen und Verhaltensstörungen möglich.
3	Schwerwiegende intellektuelle Funktionsstörung mit deutlicher Beeinträchtigung der sprachlichen Ausdrucksfähigkeit und der interpersonalen Kommunikation. Weit fortgeschrittene Einschränkung der Willkürmotorik, typischerweise mit Stand- und Gangauffälligkeit.
4	Abbau sämtlicher intellektueller und sozialer Funktionen bei erhaltenen vegetativen Reflexen. Stuhl- und Urininkontinenz. Schlaffe oder spastische Paraparese oder -plegie.

Tab. 4.4: MSKCC-Skala zur Beurteilung des Schweregrades der HIV-Enzephalopathie.

4.2.3. Epidemiologie

Untersuchungen über die Prävalenz der HIV-Enzephalopathie identifizierten zwischen 7 % und 66 % der HIV-infizierten Patienten als dement. Zumeist jedoch wurde in den Studien ein Anteil von etwa 7-15 % gefunden, bei Patienten im Stadium CDC C von 20-30 %. Die HIV-Enzephalopathie als erstes AIDS-manifestierendes Ereignis wurde in den USA bei ca. 1-3 % der Patienten gemeldet. Seit Einführung der HAART ist die Gesamtinzidenz der HIV-Enzephalopathie rückläufig. Dagegen steigt der Anteil von Patienten, bei denen die HIV-Enzephalopathie die erste HIV-Indexerkrankung darstellt. In den letzten Jahren wurde darüber hinausgehend eine höhere Inzidenz der HIV-Enzephalopathie bei Patienten mit noch suffizienter CD4-Zellzahl (>200/μl) festgestellt.

Als Risikofaktoren für die Entwicklung einer HIV-Enzephalopathie werden unter anderem eine vorbestehende Anämie, ein niedriger Body-Mass-Index, hohes Alter und die Zugehörigkeit zu den Risikogruppen der Homo- und Bisexuellen diskutiert.

4.2.4. Pathogenese und Histopathologie

Die Klärung von Ätiologie und molekularer Pathogenese der HIV-Enzephalopathie ist Gegenstand aktueller Untersuchungen. Die zentralnervöse Infektion mit dem HI-Virus wird vergleichsweise früh nach der Serokonversion beobachtet, wobei offensichtlich infizierte Makrophagen die Überwindung der Blut-Hirn-Schranke ermöglichen. Ausschlaggebend für die Entwicklung der HIV-Enzephalopathie scheinen jedoch indirekte, der cerebralen HIV-nachgeordnete Mechanismen zu sein. So kommt es im Rahmen der zentralnervösen HIV-Infektion zur Freisetzung von proinflammatorischen Zytokinen, exzitatorisch wirkenden Aminosäuren, Metaboliten des Arachidonsäurestoffwechsels sowie freier Radikale. Derartige Substanzen können unter anderem die Sekretion und Wiederaufnahme von physiologischen Neurotransmittern verändern, direkte neurotoxische Effekte hervorrufen sowie das Schwellenpotential und die Erregbarkeit von Nervenzellen beeinflussen. Als gemeinsame Endstrecke dieser unterschiedlichen Faktoren wird eine Überaktivierung des neuronalen NMDA-Rezeptors angesehen, wodurch es zu exzessiver Calciumfreisetzung innerhalb der Nervenzellen mit nachfolgender Schädigung der subzellulären Nervenzellkompartimente kommen kann. NMDA-Rezeptor-Antagonisten und Calcium-Kanal-Blocker werden deshalb z. Zt. in klinischen Studien hinsichtlich ihrer Wirksamkeit bei der HIV-Enzephalopathie untersucht.

Zur histopathologischen Klassifizierung der HIV-Enzephalopathie empfahlen Budka et al. die folgende neuropathologische Terminologie:

- Die Diagnose der *HIV-Enzephalitis* wird durch den Nachweis von multiplen Ansammlungen von Mikroglia, Makrophagen und multinukleä-

ren Riesenzellen, bzw. durch den direkten HIV-Antigen oder HIV-RNA-Nachweis etabliert.

- Bei der *Leukoenzephalopathie* werden Myelon-Verluste und ebenfalls multinukleäre Riesenzellen oder HIV-Antigen oder -RNA in der weißen Substanz identifiziert.

- Die *diffuse Poliodystrophie*, welche früher auch als subakute Enzephalitis bezeichnet wurde, wird durch Veränderungen gekennzeichnet, die vermutlich u.a. durch den Verlust von Neuronen ausgelöst werden.

- Schließlich läßt sich noch eine *vakuoläre Myelopathie* abgrenzen. Hierbei kommt es zur inhomogenen Vakuolisierung in der weißen Substanz im Myelon, insbesondere in den lateralen und posterioren Bahnen des Thorakalmarks.

Diese histologischen Veränderungen schließen sich nicht aus; es können durchaus verschiedene der oben beschriebenen Veränderungen gleichzeitig auftreten. Eine schlüssige Zuordnung der unterschiedlichen histologischen Befunde zu entsprechenden klinischen Verlaufsformen gelang bisher nicht.

4.2.5. Klinik

Die klinischen Symptome der HIV-Enzephalopathie sind individuell sehr variabel und nicht spezifisch. Typischerweise treten sie einschleichend auf, sind dann aber stetig-progredient. Nach Ausbruch der Erkrankung beträgt die kumulative Todesrate innerhalb der ersten 6 Monate ca. 67 % und entspricht damit z. B. dem 3-fachen einer Pneumocystis carinii Pneumonie. Im Vordergrund der Symptome stehen kognitive, affektive und psychomotorische Funktionsstörungen, sowie Persönlichkeitsveränderungen (☞ Tab. 4.5).

So findet man im Bereich der kognitiven Fähigkeiten im Anfangsstadium, bzw. bei milden Verläufen vor allem

- psychomotorische Verlangsamung
- Verschlechterung
  - des Konzentrations- und besonders des Erinnerungsvermögens
  - der geistigen Flexibilität und
  - der Fähigkeit zur Erfassung komplexer Zusammenhänge

Diese Symptome werden mit Zunahme der Erkrankung prominenter, und es läßt sich eine allgemeine geistige Verlangsamung der Patienten beobachten. Entsprechende Symptome treten auch im Rahmen eines Morbus Parkinson oder eines Normaldruck-Hydrozephalus auf und werden als **subkortikale Demenz** beschrieben.

Motorische Schwierigkeiten manifestieren sich anfangs beispielsweise anhand einer Verschlechterung der Handschrift oder durch Gleichgewichtsstörungen. Im Verlauf der Erkrankung rücken Gangstörungen, manchmal auch Tremor oder Myoklonien in den Vordergrund. In seltenen Fällen treten medikamentös leicht beherrschbare epileptische Anfälle auf.

Zusätzlich lassen sich Persönlichkeitsveränderungen beobachten z.B. in Hinblick auf emotionale und soziale Verhaltensweisen. Depressive Reaktionen kommen eher selten vor, können jedoch auch reaktiv entstehen, was differentialdiagnostisch eine kausale Zuordnung erschwert. Manische Reaktionsformen wurden ebenfalls bei HIV-Demenz beschrieben.

Hingegen sind insbesondere in Abgrenzung zur Apathie, wie sie bei der HIV-Enzephalopathie beobachtet wird, Schläfrigkeit oder komatöse Zustände wegweisend für opportunistische Infektionen. Nicht unterschätzt werden dürfen psychische Reaktionen der Patienten auf ihre Situation und die Angst vor der Demenz. Im Spätstadium der Erkrankung werden die Symptome häufig verleugnet.

Parameter	Frühe Symptome	Späte Symptome
Kognitive Fähigkeiten	Unaufmerksamkeit, Vergeßlichkeit, verminderte Konzentrationsfähigkeit	Demenz
Motorische Fähigkeiten	Verlangsamte Bewegung, Ataxie, Ungeschicklichkeit	Paraplegie
Verhalten	Apathie, veränderte Persönlichkeit	Mutismus

Tab. 4.5: Wesentliche klinische Manifestationen im Früh-, bzw. Spätstadium der HIV-Enzephalopathie.

4.2.6. Diagnose

Die *klinisch-neurologische Untersuchung* ist gerade in den Anfangsstadien der Erkrankung häufig unauffällig. Hirnnervenparesen, Koordinationsstörungen, Muskeltonusveränderungen oder Gangunsicherheiten können als erste Hinweise diagnostisch wegweisend sein. Zeichen fokaler neurologischer Ausfälle sind untypisch für dieses Krankheitsbild. Eine sensorische Polyneuropathie wird ebenfalls beobachtet, jedoch ist auch hier die kausale Zuordnung schwierig. Die im späteren Verlauf der Erkrankung auftretende Progredienz der klinischen Symptome, erleichtert die Diagnosestellung.

Der *HIV-Nachweis* im Western-Blot ist selbstverständlich obligat. Die HIV-Enzephalopathie tritt meistens bei einer CD4-Zellzahl unter 200/µl auf.

Liquoruntersuchungen dienen vor allem dem Ausschluß anderer Erkrankungen. Es finden sich bei der HIV-Enzephalopathie typischerweise Zeichen einer intrathekalen Immunglobulinsynthese, eine geringgradige Liquorpleozytose und eine Schrankenstörung. Eine Assoziation zwischen Schweregrad der neurologischen Symptomatik und Liquorkonzentration des β_2-Mikroglobulins ist beschrieben, wobei eine Erhöhung über 3,8mg/dl in ca. 90 % der Fälle mit einer HIV-Enzephalopathie verbunden ist. Die Bestimmung der HIV-RNA-Viruslast im Liquor sowie eine Resistenzbestimmung der viralen Quasispecies aus dem Liquor kann im Einzelfall sinnvoll sein.

Sensitive, aber keineswegs spezifische Ergebnisse erhält man bei *elektroenzephalographischen Messungen*, durch die eine Verlangsamung des Grundrhythmus dokumentiert werden kann. Das EEG wird daher zur Diagnostik der HIV-Enzephalopathie kaum eingesetzt. Die Ableitung ereigniskorrelierter Potentiale ist als nichtinvasive Methode insbesondere geeignet zur objektiven Verlaufsdokumentation der bestehenden peripher- und zentralnervösen Schädigungen.

Aufgrund der hohen Inzidenz feinmotorischer Koordinationsstörungen im Rahmen der HIV-Enzephalopathie haben sich ferner motorfunktionelle Tests (z.B. Spektralanalyse der schnellen alternierenden Zeigefingerbewegungen) zur Screening-Untersuchung von HIV-Patienten etabliert. Diese ursprünglich für Patienten mit Basalganglienerkrankungen entwickelten funktionellen Tests können diskrete Veränderungen der Muskelanspannungs- und Muskelkontraktionszeit bereits zu einem Zeitpunkt nachweisen, bei dem die übrige neurologische Funktionsdiagnostik noch weitgehend unauffällige Befund ergibt. Derartige Verfahren sind somit geeignet für eine frühzeitige Identifizierung von HIV-Patienten, die für die spätere Entwicklung einer HIV-Enzephalopathie prädisponiert zu sein scheinen.

Neuropsychologische Testverfahren werden zur Diagnose und zur Verlaufsbeobachtung dieser Erkrankung eingesetzt. Die damit gewonnenen neuropsychologischen Profile lassen sich zudem differentialdiagnostisch verwerten. So ist in den Anfangsstadien der HIV-Enzephalopathie zumeist die Aufmerksamkeit sowie das Konzentrations-, Sprach- und Rechenvermögen weniger eingeschränkt als das verbale und non-verbale Erinnerungsvermögen und die psychomotorische Schnelligkeit. Zur raschen Beurteilung von neuropsychologischen Defiziten von HIV Patienten eignet sich eine modifizierte Version des MMSE, der sog. HIV Dementia Scale. Hierbei werden lediglich drei Items, die psychomotorische Geschwindigkeit, die Gedächtnisleistung sowie das geometrisch-räumliche Auffassungsvermögen des Patienten untersucht. Von einer signifikanten kognitiven Funktionsbeeinträchtigung ist bei weniger als halbmaximalem Testscore auszugehen. Die zeitaufwendigere Durchführung anderer Testverfahren, z.B. des Mini-Mental-Status, des Zahlen-Kurzzeitgedächtnis-Testes (HAWIE) oder die Überprüfung des figuralen Kurzzeitgedächtnisses mit dem Benton-Test sind notwendig, um die verschiedenen kognitiven Bereiche ausführlich evaluieren zu können. Die Auswertung dieser Tests muß in Hinblick auf Alter und Ausbildung des Patienten vorgenommen werden.

Bei den *radiologischen Nachweisverfahren* steht der Ausschluß von opportunistischen Infektionen und Malignomen im Vordergrund. In der *Computertomographie (CT)* findet sich in 80-95 % der Patienten mit einer HIV-Enzephalopathie eine kortikale und subkortikale Atrophie (☞ Abb. 4.3).

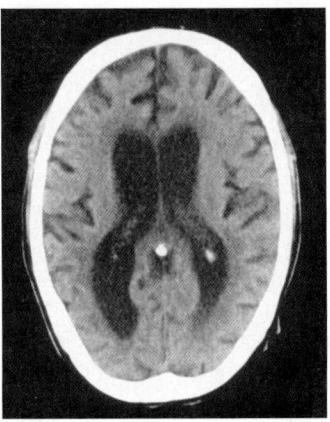

Abb. 4.3: CT-Schädel eines HIV-Patienten. Es zeigt sich eine deutliche Erweiterung der Liquorräume sowie kortikale und subkortikale Hirnatrophie.

Häufig ist die Ausweitung der Ventrikelräume deutlicher als die der subarachnoidalen Räume. Weiterhin finden sich hypodense, parenchymale Veränderungen ohne Kontrastmittelanreicherungen zumeist in der weißen Substanz. Sie können periventrikulär, im Centrum semiovale aber auch in anderen Hirnarealen zu finden sein. Bihemisphärisch-symmetrische Verteilung von parenchymalen Läsionen wird gerade in fortgeschrittenen Stadien beobachtet. Auch wenn sich das CT im Einzelfall zur Verlaufsbeobachtung heranziehen läßt, so gibt es häufig keine klare Assoziation zwischen radiologischen Auffälligkeiten und klinischer Symptomatik. Auch normale CT-Befunde bei fortgeschrittener HIV-Enzephalopathie sind beschrieben.

Bei der Aufdeckung parenchymaler Läsionen ist die *Magnet-Resonanz-Tomographie (MRT)* dem CT überlegen und hierbei besonders die T2-gewichtete MRT. Neben Läsionen in der grauen Substanz wurden in einer Studie bei 43 % der untersuchten Patienten fokale und in 13 % diffuse Veränderungen in der weißen Substanz nachgewiesen. In einer prospektiven Studie bei Patienten mit klinischen Symptomen einer HIV-Enzephalopathie wurden mit Hilfe der MRT in 46 % und in der Kontrollgruppe mit asymptomatischen Patienten in 13 % parenchymale Läsionen und/oder Atrophie nachgewiesen.

Auch hier gilt, daß gerade in Frühstadien der Erkrankung die radiologisch nachweisbaren Veränderungen - wie beispielsweise das Ausmaß der

Atrophie - kaum mit den klinischen Symptomen korrelieren.

Die *MR-Spektroskopie*, die *SPECT* und die *PET* sind sensitive Nachweismethoden. Sie sind aber noch nicht allgemein verfügbar. Mit Hilfe von SPECT-Befunden lassen sich beispielsweise bereits in frühen Stadien der Erkrankung Speicherdefekte darstellen, die mit CT und MRT nicht nachweisbar sind.

Vorgehen bei Verdacht auf HIV-Demenz

- Positiver HIV-Test (Western Blot)

- Fortschreitende Verschlechterung kognitiver Fähigkeiten und von Verhaltensmustern mit Apathie, Einschränkung des Erinnerungsvermögens und geistiger Verlangsamung

- *Neurologische Untersuchung*: diffuse Zeichen einer ZNS-Beteiligung wie Bewegungsverlangsamung, Hyperreflexie oder muskulärer Hypertonie

- *Neuropsycholgische Untersuchung*: progressive Verschlechterung im Rahmen von Verlaufsuntersuchungen in mindestens zwei Bereichen, z. B. verbales und non-verbales Erinnerungsvermögen

- *Liquoranalyse*: erhöhtes β_2-Mikroglobulin, nichtspezifische IgG- und Proteinveränderungen, Ausschluß infektiöser Ursachen

- *Radiologische Nachweisverfahren*: diffuse cerebrale Atrophie, im MRT Nachweis von Hyperintensitäten in der weißen Substanz, Ausschluß opportunistischer Infektionen

- *Ausschluß von*: Intoxikationen, psychiatrischen Erkrankungen, metabolischen Entgleisungen, z.B. bei Hypoxie oder Sepsis sowie von opportunistischen cerebralen Prozessen

---

Tab. 4.6: Vorgehen bei Verdacht auf HIV-Demenz.

Die mannigfaltigen Manifestationsformen der HIV-Enzephalopathie lassen die diagnostischen Schwierigkeiten erahnen. Price and Brew schlagen in etwa folgendes Vorgehen bei Verdacht auf eine HIV-assoziierte Demenz vor (☞ Tab. 4.6).

4.2.7. Differentialdiagnose

Die Differentialdiagnose der HIV-Enzephalopathie (☞Tab. 4.7) beinhaltet infektiöse, maligne und psychiatrische Krankheitsbilder sowie medi-

kamentös-toxische und metabolische Prozesse. Unter den opportunistischen ZNS-Infektionen kann anhand der klinischen Symptome insbesondere die CMV-Enzephalitis und die encephalitische Verlaufsform der cerebralen Toxoplasmose nur schwer von der HIV-Enzephalopathie abgrenzbar sein. Letztere ist gekennzeichnet durch multiple, kleine Abszesse im Bereich der Großhirnhemisspähren, insbesondere im Stammganglienbereich. Die neuroradiologische Diagnostik sowie Liquoruntersuchungen sind hier differentialdiagnostisch richtungsweisend. Toxische und metabolische Hirnschädigungen sind typischerweise mit Bewußtseins- und Vigilanzstörungen verbunden und dadurch von der HIV-Enzephalopathie abgrenzbar. Unter den malignen Erkrankungen kann ein im Frontalhirn gelegenes, primäres ZNS-Lymphom, insbesondere bei bilateraler Lokalisation, eine progressiv-dementielle Symptomatik provozieren. Außerdem müssen differentialdiagnostisch nicht HIV-assoziierte Krankheitsbilder wie Liquorzirkulationsstörungen, vaskuläre Prozesse, hypoxische Hirnschädigungen oder neurodegenerative Hirnerkrankungen anderweitiger Genese berücksichtigt werden. Die Abgrenzung gegenüber psychiatrischen Erkrankungen kann schwierig sein und erfordert neben den genannten Untersuchungen die ausführliche Exploration des psychopathologischen Befundes.

4.2.8. Therapie

Mehrere Studien zeigten, daß Patienten mit HIV-Enzephalopathie sowohl hinsichtlich ihrer kognitiven und psychomotorischen Funktionsfähigkeit als auch bezüglich ihrer Lebensbefindlichkeit und -erwartung von einer antiretroviralen Therapie profitieren können. **Die HIV-Enzephalopathie stellt deshalb eine unabhängige Indikation zur antiretroviralen Therapie dar.** Umstritten ist die Therapieindikation lediglich bei leichten Verläufen und in der Initialphase der Erkrankung.

Die Auswahl der antiretroviralen Präparate sollte sich neben der Resistenzlage des Erregervirus und den individuellen Verträglichkeiten auch an der Liquorgängigkeit des Wirkstoffs orientieren. Als Basismedikation wird das gut liquorgängige Zidovudin (Retrovir®) verwendet, wobei eine Dosissteigerung (bis zu 2g/die) deutlich nachhaltigere therapeutische Effekte hervorrufen kann. Gute Liquorgängigkeit ist auch für die NRTIs Stavudine

Parameter	Cerebrale Toxoplasmose	Primäres ZNS-Lymphom	PML	HIV-Enzephalopathie
Klinik				
Zeitl. Verlauf	Tage	Tage-Wochen	Wochen	Wochen-Monate
Wachheit	Reduziert	Variabel	Erhalten	Erhalten
Fieber	Häufig	Nein	Nein	Nein
Neuroradiologie				
Anzahl der Läsionen	Multiple	Eine (oder wenige)	Multiple	Keine, diffus oder multiple
Morphe/Typ der Läsionen	Verdrängend, ggf. ringförmiges Enhancement	Verdrängend, meist schwaches Enhancement	Nicht verdrängend, kein Enhancement	Atrophie, nicht verdrängend, kein Enhancement
Bevorzugter Ort der Läsion(en)	Basalganglien, Cortex	Periventrikulär, weiße Substanz	Weiße Substanz, oft subkortikal	Weiße Substanz. Basalganglien

Tab. 4.7: Differentialdiagnose wesentlicher zentralnervöser Erkrankungen bei HIV-Infektion.

(Zerit®) und Abacavir (Ziagen®) beschrieben. Unter den NNRTIs zeichnet sich in erster Linie Nevirapine (Viramune®) durch vergleichsweise hohe Liquorpenetration aus. Bei Verabreichung eines Proteaseinhibitors bietet sich die Applikation von Indinavir (Crixivan®) an, das im Vergleich zu allen anderen zur Zeit erhältlichen Proteasehemmern die besten Anreicherung im Liquor zeigt. Neuere Studienergebnisse deuten darauf hin, daß durch die Koapplikation von Indinavir mit Ritonavir (Norvir®) die Liquorkonzentration dieses Präparats gesteigert werden kann. Auch die seit kürzerem kommerziell erhältliche Proteaseinhibitorkombination Kaletra® (Ritonavir/Lopinavir) zeichnet sich durch vergleichsweise hohe Pharmakaspiegel im Liquor aus.

Bei der symptomatischen Behandlung von Patienten mit HIV-Enzephalopathie mit Psychopharmaka ist zu berücksichtigen, daß diese Patienten charakteristischerweise in hohem Maße sensibel gegenüber den Nebenwirkungen von psychoaktiven Substanzen sind. Zu hohe Dosierung derartiger Medikamente kann deshalb schnell zu arzneimittelinduzierten deliranten Zustandsbildern führen. Eine adäquate Sedierung kann in vielen Fällen mit Haloperidol (0,5 mg) erreicht werden. Bei schwer agitiertem Verhalten sind atypische Neuroleptika wie Thioridazine wirksam. Zur thymoleptischen Behandlung hat sich die Applikation von Fluoxetine in 25 % bis 50 % der Normaldosis bewährt. Ritalin (5-10 mg) wurde erfolgreich zur Antriebs- und Appetitsteigerung sowie zur Verbesserung der Auffassungs- und Konzentrationsfähigkeit angewendet.

Besonderheiten in der Therapie von AIDS-Patienten

5. Besonderheiten in der Therapie von AIDS-Patienten

5.1. Der Einsatz von hämato-poetischen Wachstumsfaktoren bei der HIV-Infektion

5.1.1. Einleitung

Krankhafte Veränderungen der Hämatopoese im Knochenmark und der peripheren Blutzusammensetzung gehören zu den Charakteristika der HIV-Infektion. Im Rahmen der fortschreitenden Infektion können hierbei die Granulozyto-, die Erythro- und die Megakaryozytopoese betroffen sein. Ätiologisch sind nicht nur die HIV-Infektion per se und ihre Zweiterkrankungen bedeutsam, sondern auch iatrogen hervorgerufene Zytopenien, die durch die antiretrovirale, antiopportunistische und antineoplastische Behandlung hervorgerufen werden können.

Während zytopenische Komplikationen bei HIV-infizierten Patienten unter den modernen antiretroviralen Kombinationsstrategien einerseits und begleitenden Therapien für Hepatitis-Koinfektion oder Tumorerkrankungen zunehmen, kommt es andererseits parallel unter HAART zu einer deutlichen Abnahme HIV-assoziierter Knochenmarksveränderungen.

In den letzten Jahren sind eine Reihe von spezifischen hämatopoetischen Wachstumsfaktoren beschrieben worden, die gezielt das Heranreifen und die Ausschüttung erwünschter hämatopoetischer Populationen fördern. Zu therapeutischen Zwecken bei der HIV-Infektion sind inzwischen die folgenden Faktoren untersucht worden:

- Granulocyte colony-stimulating factor (G-CSF)
- Granulocyte macrophage colony-stimulating factor (GM-CSF)
- Erythropoetin (EPO)
- Interleukin-3 (IL-3)
- Thrombopoetin (TPO) und der
- Stammzellfaktor (SCF)

Hiervon stehen in Deutschland zur Zeit die folgenden Substanzen kommerziell zur Verfügung:

- Lenograstim (G-CSF, Granocyte®)

- Filgrastim (G-CSF, Neupogen®)
- Molgramostim (GM-CSF, Leucomax®) sowie
- Epoetin (Erythropoetin-α, Erypo®; und Erythropoetin-β, Recormon®)

Grundsätzlich können die angebotenen Wachstumsfaktoren sinnvoll bei der Behandlung von Zytopenien bei HIV-Infizierten eingesetzt werden. Voraussetzung hierzu ist jedoch eine zuvor sorgfältig durchgeführte Differentialdiagnostik. Da die hier geschilderten Behandlungsformen zwar ausgesprochen nebenwirkungsarm sind, jedoch auch kostspielig und belastend sein können, sollten dafür Patienten ausgewählt werden, die über eine entsprechende Compliance verfügen. Im Rahmen dieses klinischen Kompendiums soll sich im folgenden auf die Substanzen beschränkt werden, deren möglicher Nutzen bei HIV-Infizierten hinlänglich demonstriert werden konnte:

- Granulocyten-Kolonie-stimulierende Faktoren und
- Erythropoetin

5.1.2. Epidemiologie

Nach der HIV-typischen Lymphozytopenie stellt die Anämie die am häufigsten diagnostizierte Zytopenie bei HIV-Patienten dar.

ereits 10-20 % der Patienten sind im Initialstadium der Erkrankung anämisch, und deutlich mehr als 80 % aller Erkrankten entwickeln eine Anämie während ihres Krankheitsverlaufs mit einem Gipfel von Häufigkeit und Schweregrad im Stadium AIDS (CDC III). Klinische Studien konnten zeigen, daß sinkende Hämoglobin (Hb)-Konzentrationen gut mit dem Anstieg von Surrogat-Markern zur HIV-Progression korrelieren und weit weniger streng mit dem Auftreten von opportunistischen Zweiterkrankungen assoziiert sind. Abhängig von der Ätiologie und dem Erkrankungsstadium schwanken die Hb-Werte beträchtlich um einen Mittelwert von ca. 10 g/dl (ca. 31 % Hämatokrit).

Bei HIV-Patienten ist häufig gleichzeitig mit einer Anämie auch eine Granulozytopenie zu beobachten. Insgesamt sind bei etwa einem Drittel der CDC I- und CDC II-Patienten sowie bei etwa zwei Dritteln der AIDS-Patienten (CDC III) granulozytopenische Blutbilder zu beobachten. Im Gegensatz zur Anämie korrelieren Inzidenz und Ausmaß der Granulozytopenien jedoch weit weniger stark mit Infektionen. Während Patienten mit Neutrophilenzahlen < 500/µl ein mehr als doppeltes Risiko tragen, an einer bakteriellen Zweitinfektion zu erkranken, kann oberhalb dieses Schwellenwertes keine sichere Infektionsprognose gestellt werden. Es scheint jedoch, daß die Entwicklungsgeschwindigkeit und die Dauer der Neutropenie sowie die Neutrophilenfunktion bei diesen Patienten eine zusätzliche Rolle bei der Entstehung von Sekundärinfektionen spielen.

5.1.3. Ätiologie und Pathogenese

Die Ursachen HIV-assoziierter Granulocytopenien sind ausgesprochen vielfältig und es ist bislang unklar, inwieweit das Virus selbst dabei eine Rolle spielt (☞ Tab. 5.1).

Pathogenetische Faktoren für ein pathologisch verändertes Blutbild
• Myelotoxische Medikamente(☞ Tab. 5.3)
• KM-Infektionen (typische/atypische Mykobakteriosen, CMV, Parvovirus B19)
• KM-Neoplasien (NHL, Hodgkin-Lymphom)
• Malnutrition/Malutilisation (Eisen-, Vitamin B_{12}-, Folat-Defizit)
• Aplastische Anämie (Parvovirus B19, medikamenteninduziert)
• Blutverlust (GIT-Blutung)
• Anti-Neutrophilen-Ak, Erythrozyten-Ak, zirkulierende Immunkomplexe
• Wachstumsfaktormangel

Tab. 5.1: Pathogenetische Faktoren, die bei HIV-Infizierten zu einem pathologisch veränderten Blutbild führen können.

Ein absoluter Vitamin B_{12}-, Folat- oder Eisenmangel scheint bei der Pathogenese HIV-assoziierter Anämien nur gelegentlich relevant zu sein. Statt dessen bietet sich ein Bild der Verwertungsstörung, d.h. trotz normal bis erhöhten Speicherformen von Eisen und Vitaminen kommt es zur Anämie im peripheren Blut. Diese These wird unterstützt von der klinischen Beobachtung, daß entsprechende Supplementierung oft nicht zu einer Revision der Zytopenien führt.

Opportunistische Infektionen und Neoplasien im Knochenmark können bei HIV-Patienten jedoch einer Anämie zugrundeliegen. Ferner sollten rasche Hb-Abfälle immer an eine Blutung denken lassen.

Medikamente stellen einen bedeutenden Faktor bei der Pathogenese der Zytopenien bei HIV-Patienten dar. Einen Überblick gibt Tab. 5.2.

Myelotoxische Pharmaka	
• Aciclovir	• Pyrimethamin
• Amphotericin B	• Sulfadiazin
• Cotrimoxazol	• Zidovudin
• Dapsone	• Trimetrexat
• Doxorubicin	• Vinblastin
• Ganciclovir	• Cyclophosphamid
• Interferon-α	• Etoposid
• Lamivudin	• 5-Flucytosin
• Pentamidin (i.v.)	• Foscarnet

Tab. 5.2: Bei der HIV-Infektion häufig eingesetzte myelotoxische Pharmaka.

Auch wenn die typische Zidovudin (ZDV)-Anämie bei einer Monotherapie mit diesem Wirkstoff inzwischen selten geworden ist, können Substanzkombinationen die myelotoxische Wirkung von ZDV und anderen Medikamenten erhöhen. Inwieweit ein endogener Mangel an hämatopoetischen Wachstumsfaktoren bei der Genese HIV-assoziierter Anämien beteiligt ist, kann derzeit noch nicht umfassend beurteilt werden. Es existieren jedoch einige Hinweise, die dies zumindest in einem Teil der Fälle vermuten lassen.

5.1.4. Differentialdiagnose

Die klinischen Erscheinungsbilder von Anämie und Neutropenie bei HIV-Seropositiven unterscheiden sich prinzipiell nicht von denen, wie sie bei anderen Erkrankungen auftreten. Klassische Anämiesymptome, wie Blässe und Abgeschlagenheit fehlen auch bei HIV-Patienten nicht, werden jedoch häufig von den übrigen Folgen der Infektion überschattet. Der Ätiologie entsprechend, sind spezifische Symptome, wie Plummer-

Vinson-Syndrom, Mundwinkelrhagaden, Hunter-Glossitis, neurologische Erscheinungen oder ein hämolytischer Ikterus selten zu erkennen.

Die Neutropenie bleibt wie bei anderen Erkrankungen asymptomatisch bis zum gehäuften Auftreten von bakteriellen Infektionen bei Neutrophilenzahlen < 500/µl. Anämie und Neutropenie werden i.d.R. frühzeitig, d.h. vor dem Auftreten typischer klinischer Anzeichen, laborchemisch diagnostiziert. Ihrem Auftreten sollte gerade bei Patienten in frühen Stadien Beachtung geschenkt werden, da diese Patienten besonders von einer Behandlung mit Wachstumsfaktoren profitieren können.

Das differentialdiagnostische Vorgehen bei HIV-assoziierten Zytopenien gestaltet sich schwierig und führt häufig nicht zur exakten Identifizierung der Ätiopathogenese. Da myelotoxische Wirkstoffe zu den häufigsten Auslösern von Zytopenien bei HIV-Patienten zählen, sollte demzufolge die Medikamentenanamnese besonders sorgfältig erhoben werden. Tab. 5.3 gibt einen Überblick über bei HIV-Infizierten häufig eingesetzte myelotoxische Substanzen. Hierbei gilt es auch zu beachten, daß viele Substanzen, die selber nicht unbedingt myelosuppressiv wirken müssen, die Giftigkeit myelotoxischer Medikamente steigern. Tab. 5.3 nennt einige Arzneimittel, die den myelotoxischen Effekt des häufig eingesetzten Zidovudine verstärken können.

• Acetylsalicylsäure	• Methadon
• Azol-Antimykotika	• Naproxen
• Chloramphenicol	• Nelfinavir
• Delaviridin	• Oxazepam
• Ethinylestradiol	• Probenecid
• Indinavir	• Ritonavir
• Indometacin	• Lamivudine

Tab. 5.3: Substanzen, die die myelotoxische Wirkung von Zidovudin erhöhen können.

Die Untersuchung des peripheren Blutes ergibt regelmäßig pathologische Befunde. Das rote Blutbild ist typischerweise normozytär und normochrom, und die Erythrozytenmorphologie kann aniso- und poikilozytär sein. Mikrozytäre Anämieformen sind selten, während makrozytäre Veränderungen insbesondere bei Zidovudin-

behandelten Patienten zu beobachten sind. Hierbei ist zu beachten, daß die ZDV-assoziierte Makrozytose sehr oft nicht mit einer Anämie einhergeht.

> Ein typisches Phänomen bei den HIV-assoziierten Anämien ist eine relative Retikulozytopenie mit Polychromasie als Zeichen der Unreife.

Der korrigierte Retikulozytenindex sollte daher stets nach folgender Formel berechnet werden:

$$RI = \frac{\text{Retikulozyten}(\%) \times \text{Hämatokrit}(\%)}{45}$$

Der Normwert beträgt hierbei 1. Bei polychromatischen Retikulozyten muß der Retikulozytenindex nochmals halbiert werden.

Serum-Cobalamin- und Folat-Konzentrationen sind bei ca. 1/3 der HIV-Patienten subnormal. Die absoluten Eisenspiegel und Transferrinspiegel sind regelmäßig erniedrigt, während die Ferritinwerte oft erhöht sind. Das scheinbare Defizit an Vitamin B12 und Eisen korreliert jedoch wie bei anderen chronischen Erkrankungen nicht mit der Anämie bei HIV-Patienten, sondern ist vielmehr als Ausdruck einer Verwertungsstörung anzusehen. Unter den o.g. Parametern kann nur von einem *erniedrigten Ferritinspiegel* auf einen manifesten Eisenmangel geschlossen werden.

Autoimmunologische Untersuchungen, wie der direkte Coombs-Test, der Nachweis einer Hypergammaglobulinämie und die Suche nach zirkulierenden Immunkomplexen, sowie der Nachweis von Alloantikörpern fallen bei HIV-Patienten sehr häufig positiv aus, besitzen allerdings kaum eine klinische Relevanz.

Im Rahmen einer Neutropenie werden häufig hyposegmentierte Granulozyten und eine Zunahme an Stabkernigen beobachtet.

Das Knochenmark zeigt bei HIV-Patienten eine Vielzahl von Veränderungen. Außer dem spezifischen Nachweis von Krankheitserregern oder neoplastischen Infiltrationen können in der Regel aus den morphologischen Veränderungen des Knochenmarks keine Rückschlüsse gezogen werden.

Die endogenen Konzentrationen von EPO sind bei HIV-seropositiven regelmäßig inadäquat niedrig und auch die G-CSF-Spiegel scheinen verhältnismäßig niedrig zu sein. Die Bestimmung dieser Parameter ist jedoch nur selten notwendig.

5.1.5. Therapie

Erythropoetin und G-CSF sind derzeit in Deutschland noch nicht für den Einsatz bei HIV-Infizierten im Sinne des Arzneimittelgesetzes zugelassen. Die folgenden Behandlungsempfehlungen sind daher als Anleitungen für Heilversuche aufzufassen.

5.1.5.1. Erythropoetin

Die Indikationen für einen Behandlungsversuch mit Erythropoetin sind ein therapiebedürftiger Hämoglobin-Abfall (Hb < 90g/l) bei Patienten mit einer sich langsam entwickelnden Anämie, die nicht auf bekannte Ursachen zurückgeführt werden kann, also dem Bild einer Anämie der chronischen Erkrankung (ACD) entspricht. Ferner kann Erythropoetin bei Patienten mit medikamenteninduzierter Anämie eingesetzt werden. Hierbei sollte jedoch zuvor versucht werden, die Dosis der anämieauslösenden Substanz zu reduzieren oder auf ein gleichwertiges Präparat mit anderem Nebenwirkungsspektrum zu wechseln.

Ein Algorithmus für die Behandlung mit rekombinantem Erythropoetin ist in Abb. 5.1 wiedergegeben. Erythropoetin kann intravenös oder subkutan verabreicht werden, die intravenöse Gabe bietet jedoch keine grundsätzlichen Vorteile. Die empfohlene Anfangsdosis bei anämischen HIV-Patienten beträgt 100-150 IE/kg KG s.c./3x/Woche. Kommt es nach vier Wochen nicht zu einem Anstieg des Hb-Wertes > 10 g/l, so empfiehlt sich eine Verdoppelung der Anfangsdosis für weitere vier Wochen. Bleibt hiernach der gewünschte Erfolg weiterhin aus, sollte die Therapie abgebrochen werden. Andernfalls kann die Behandlung bis zum Ziel-Hb-Wert (etwa 120 g/l) fortgeführt werden. Im Falle eines erneuten Abfalls wird die Therapie mit etwa 75 % der zuletzt benötigten Dosierung wiederaufgenommen.

Während der Behandlung wird empfohlen, den Retikulozytenindex zu kontrollieren, der das Dreifache der Norm überschreiten sollte. Es ist wichtig, während einer Behandlung mit Erythropoetin für eine ausreichende Bereitstellung von Eisen zu sorgen. Aus diesem Grunde empfiehlt sich eine entsprechende Supplementierung (bei Serum-Ferritinspiegeln < 100 ng/ml: 200-300 mg Eisen p.o./d).

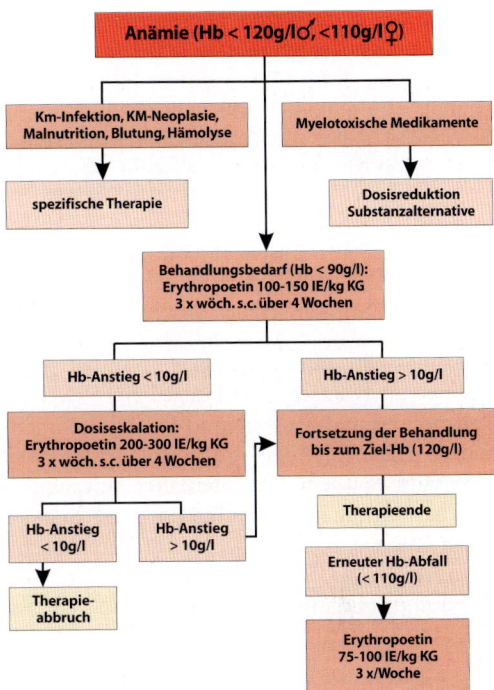

Abb. 5.1: Schema zur Diagnose und Therapie einer Anämie bei HIV-Patienten.

Die Supportivtherapie mit Erythropoetin ist bei HIV-Patienten mit sehr wenig Nebenwirkungen verbunden. Influenza-ähnliche Symptome am Behandlungsbeginn sind selten aber möglich. Erythropoetin sollte zurückhaltend bei Patienten mit Hypertension, ischämischen Gefäßerkrankungen, Gerinnungsstörungen, Thrombozytose, Epilepsie und chronischer Leberinsuffizienz angewandt werden. Wechselwirkungen mit anderen Medikamenten, insbesondere antiretroviralen Substanzen, sind nicht bekannt.

5.1.5.2. G-CSF

G-CSF eignet sich bei HIV-Patienten zur Behandlung ausgeprägter medikamenteninduzierter Neutropenien und zur Bekämpfung neutropenischer Phasen *nach* zytotoxischer Chemotherapie (NHL, Hodgkin-Lymphom, Kaposi-Sarkom). Nach den bislang hierzu durchgeführten Studien ist ein Behandlungsbeginn sinnvoll, wenn die Neutrophilenzahl 500/µl unterschreitet. Die Tagesdosis für den Einsatz von G-CSF bei HIV-Infizierten Erwachsenen und Kindern liegt bei 3-5 mg/kg KG s.c. Maßgeblich für die individuelle Dosisfindung ist jedoch die Neutrophilenzahl im peripheren Blut,

anhand der die benötigte Substanzmenge empirisch ermittelt werden sollte. Die Behandlung mit
G-CSF sollte fortgeführt werden, bis die Neutrophilenzahl 1500/µl deutlich übersteigt. Kommt
es nach Behandlungsende zu einem erneuten Gra-
nulozytenabfall, kann eine Erhaltungstherapie
sinnvoll sein.

G-CSF darf nicht unmittelbar vor oder während
einer zytotoxischen Chemotherapie verabreicht
werden, und der zeitliche Abstand einer G-CSF-
Behandlung nach dem Abschluß einer solchen
Therapie sollte mindestens einen Tag betragen.
Häufige unerwünschte Wirkungen einer G-CSF-
Behandlung sind Muskel- und Knochenschmer-
zen; reversible Erhöhung von γ-GT, LDH, AP, und
Harnsäure-Spiegeln. Bei dauerhafter Anwendung
sind darüber hinaus Thrombozytopenie, Anämie,
Splenomegalie, und Kopfschmerzen zu beobach-
ten. Leber- und Niereninsuffizienz stellen eine
Kontraindikation für die Behandlung mit G-CSF
dar.

5.1.6. Zusammenfassung

Myelodepression und periphere Zytopenien können in allen Krankheitsstadien der HIV-Infektion
auftreten und häufen sich mit fortschreitender
Progression der Erkrankung. Hierbei sind die
HIV-assoziierten Neutropenien und Anämien
prinzipiell einer Behandlung mit rekombinanten
Wachstumsfaktoren zugänglich. Für G-CSF ist ein
sinnvoller Einsatz bei der Bekämpfung von medikamentös bzw. chemotherapeutisch induzierten
Neutropenien gut dokumentiert. Erythropoetin
kann zur Behandlung eines Medikamenten-
induzierten Hämoglobin-Abfalls sowie einer ätiologisch unklaren hyporegenerativen Anämie empfohlen werden.

Die Kosten einer entsprechenden Therapie mit
Wachstumsfaktoren sind als hoch einzustufen.

5.2. Einfluß von HAART (Hoch-aktive antiretrovirale Therapie) auf opportunistische Infektionen

5.2.1. Einleitung

Mit dem Auftreten von AIDS und der Entdeckung
des humanen Immundefizienzvirus als Erreger
dieser Erkrankung stellte sich rasch die Frage nach

möglichen antiretroviralen Therapien. Bereits
1979 war mit dem Nukleosidanaloga Zidovudin
eine Wirkung gegen feline Leukämieviren beobachtet worden. Aufgrund der virologischen, wenn
auch weit entfernten Verwandtschaft wurde Zidovudin in vitro gegen HIV ausgetestet, und es zeigte
sich eine deutliche Hemmung des Wachstums von
HIV in der Zellkultur. Der erste Einsatz von Zidovudin bei Patienten mit fortgeschrittener symptomatischer HIV-Infektion oder bereits manifester
AIDS-Erkrankung (AIDS-Related Complex oder
Pneumocystis carinii-Pneumonie) erbrachte den
Nachweis, daß das Auftreten weiterer opportunistischer Infektionen um etwa die Hälfte abgesenkt
werden konnte. Zusätzlich sank die HIV-assoziierte Letalität auf 15-25 % ab. Weitergehende
Untersuchungen zum Einsatz von Zidovudin bereits im asymptomatischen Stadium der HIV-
Infektion konnten aufzeigen, daß sich die Progression der HIV-Infektion zur AIDS-Erkrankung bei
einem mittleren Beobachtungszeitraum von 12
Monaten um ca. 50 % reduzieren ließ. Allerdings
konnte unter einer Monotherapie mit Zidovudin
innerhalb dieses Patientenkollektivs keine Verbesserung der Überlebensrate gezeigt werden. Auch
bei fortgeschrittenen Patienten, die mit Zidovudin
therapiert wurden, zeigte sich spätestens nach zwei
Jahren ein kompletter Wirkungsverlust des rever-
sen Transkriptasehemmers, was mit dem Auftreten von Medikamentenresistenzen erklärt wurde.
Die begrenzte Wirkdauer einer Monotherapie mit
Zidovudin führte zu der Frage nach möglichem
verbessertem Therapieansprechen unter antiviralen Kombinationsstrategien. 1995 konnte erstmals
unter einer antiviralen Kombinationstherapie
(Kombination von 2 Nukleosidanaloga) gegenüber einer Monotherapie mit Zidovudin ein signifikanter Überlebensvorteil bei HIV-infizierten Patienten gezeigt werden. Nachfolgend konnte in
weiteren Studien die Effektivität einer Kombinationstherapie weiter belegt werden, in denen auch
Tripletherapien (2 Nukleosidanaloga + 1 Protease-
einhibitor) mit Kombinationen aus nur 2 Nukleosidanaloga verglichen wurden. Dabei zeigte sich
ein statistisch signifikanter Überlebensvorteil bei
den Patienten, die mit solchen Kombinationen behandelt wurden, die Proteaseinhibitoren ein-
schlossen. Unter den neuen potenten antiviralen
Kombinationstherapien lag die Häufigkeit von opportunistischen Infektionen 1996 unter 50 % der

erwarteten Erkrankungen. 1998 wurden die Auswirkungen der potenten antiretroviralen Tripletherapien auch "Highly Active Antiretroviral The-
rapy (HAART)" genannt, veröffentlicht. Hierbei
konnte in den USA eine Abnahme der Mortalität
bei Patienten mit fortgeschrittener HIV-Infektion
von 29,4 Todesfällen/100 Personenjahre in 1995
auf 8,8 Todesfälle/100 Personenjahre 1997 festgestellt werden. Die Inzidenz der drei häufigsten opportunistischen Infektionen (PcP, MAI und
CMV-Retinitis) nahm von 21,9 Fällen/100 Personenjahre in 1994 auf 3,7 Fälle/100 Personenjahre
in 1997 ab. In der weitergehenden statistischen
Auswertung zeigte sich, daß in Abhängigkeit von
der Intensität der antiretroviralen Therapie eine
schrittweise Reduktion der Morbidität und Mortalität verbunden war. Die höchste Abnahme zeigte sich unter der potenten Tripletherapie unter
Einschluß eines Proteasehemmers.

Unter Berücksichtigung der unter Proteasehemmertherapie auftretenden Langzeittoxizitäten,
insbesondere Lipodystrophie (☞ auch Kap. 5.3.)
und Fettstoffwechselstörungen sowie der zum Teil
recht komplexen Therapien mit 3 x täglichen Ein-
nahmezeitpunkten pro Tag sowie ausgesprochen
hohen Tablettenmengen, fokussierte sich die weitere Forschung und Entwicklung von antiretroviralen Medikamenten auf die Einführung von ver-
einfachten Therapieregimen mit verändertem Nebenwirkungsspektrum. Innerhalb der letzten drei
Jahre haben sich neben der Proteasehemmertherapie auch andere alternative Proteasehemmer-freie
Therapieregime etablieren können. Hierzu gehört
zum einen die Kombination von 2 Nukleosidanaloga mit 1 non-nukleosidalen reverse Transkrip-
taseinhibitor und andererseits die Gabe von 3 Nukleosidanaloga. Beide Proteasehemmer-sparende
Therapien zeigen gute virologische Ansprechraten, die mit einer Proteasehemmertherapie vergleichbar sind, auf. Gleichzeitig hat sich aber auch
die Proteasehemmertherapie verändert, heute
werden im wesentlichen Proteasehemmerkombi-
nationen eingesetzt, wobei in der Regel eine niedrige Boost-Dosis von Ritonavir (Norvir®) in der Regel mit 2 x 100 mg/d verabreicht wird, um durch
Beeinflussung auf der Cytochrom P450-Ebene den
Spiegel des anderen verabreichten Proteasehemmers so anzuheben, daß eine 2 x tägliche, in der Regel mit deutlich weniger Tabletten einhergehende
Therapieform entsteht. Mittlerweile liegt auch be-

reits das erste entsprechende Proteasehemmer-
kombinationspräparat vor, das in einer Kapsel sowohl eine kleine Boost-Dosis von Ritonavir als
auch den Proteasehemmer Lopinavir enthält.

5.2.2. Antiretrovirale Therapie

In der Tab. 5.4 sind die wichtigsten derzeit zugelassenen antiretroviralen Medikamente bezogen auf
Wirkstoff, Tagesdosierung und wichtigste Nebenwirkungen zusammengefaßt.

Wichtige Medikamenteninteraktionen bestehen
mit einer Fülle von antiretroviralen Substanzen, so
daß vor Gabe einer antiretroviralen Therapie unbedingt die Beipackzettel der jeweiligen Medikamente berücksichtigt werden müssen. Die Einstellung einer antiretroviralen Therapie sollte dem
HIV-Schwerpunktbehandler vorbehalten sein.
Insbesondere auch bei der Gabe von Salvage-
Therapien, wo häufig Proteasehemmerkombina-
tionen zum Einsatz kommen, müssen Dosisanpassungen stattfinden. Die Substanz mit der
stärksten Auswirkung auf das Cytochrom P450-
System und entsprechenden Interaktionen mit anderen Medikamenten ist Ritonavir. Hier muß bei
jeder etwaigen anderen Begleittherapie unbedingt
auf potentielle Medikamenteninteraktionen ge-
achtet werden. Neuere Studien weisen zusätzlich
zu den aufgelisteten Nebenwirkungen unter den
Proteasehemmern erhebliche Stoffwechselveränderungen auf. Hierzu zählen insbesondere Auftreten von Diabetes mellitus und schwere Fettstoffwechselstörungen.

> Die derzeit gängigen Therapieempfehlungen se-
> hen die Kombination aus 2 Nukleosidanaloga
> und 1-2 Proteasehemmern oder 2 Nukleosid-
> analoga und 1 non-nukleosidalen reverse
> Transkriptaseinhibitor oder die Kombination
> von 3 Nukleosidanaloga vor.

Die aktuell gültigen antiretroviralen Therapieempfehlungen sind von den Experten der verschiedenen Fachgesellschaften für den deutsch-
sprachigen Raum in 2002 veröffentlicht worden.
Die entsprechenden Faltblätter mit den Therapieempfehlungen zur HIV-Infektion können über die
Deutsche AIDS-Gesellschaft angefordert oder
über Internet eingesehen werden.

Klasse	Wirkstoff	Tagesdosierung	Wichtige Nebenwirkungen
Nukleosidale reverse Transkriptase-hemmer	Abacavir (Ziagen®)*	2 x 1 Kps à 300 mg 2 x 15 ml (300 mg)	Übelkeit, Durchfall, Hypersensitivitätsreaktion
	AZT (Retrovir®)	2 x 1 Kps à 250 mg 2 x 25 ml	Übelkeit, Magendruck, Kopfschmerz, Anämie, Leukopenie, Myositis
	3TC (Epivir®)	2 x 1 Tbl à 150 mg oder 1 x 1 Tbl à 300 mg oder 2 x 15 ml	Meteorismus, Durchfall
	AZT/3TC als Kombinations-präparat (Combivir®)	2 x 1 Tbl à 300 mg AZT + 150 mg 3TC	Wie bei AZT und 3TC
	AZT/3TC/ Abacavir als Kombinations-präparat (Trixi-vir®)	2 x 1 Tbl à 300 mg AZT + 150 mg 3TC + 300 mg Abacavir	Wie bei AZT, 3TC und Abacavir
	ddI (Videx®)	< 60 kg: 2 x 125 mg oder 1 x 250 mg > 60 kg: 1 x 400 mg oder 2 x 200 mg, 1 x 2 oder 2 x 2 Tbl oder 40 ml Saft oder 1 x 1 Kps oder 2 x 1 Kps	Durchfall, Polyneuropathie, Pankreatitis
	ddC (Hivid®)	3 x 1 Tbl à 0,75 mg > 70 kg Körpergewicht oder 3 x 1 Tbl à 0,35 mg < 70 kg Körpergewicht	Polyneuropathie, orale Ulzerationen, Exanthem
	D4T (Zerit®)	2 x 1 Kps < 60 kg Körpergewicht à 30 mg, > 60 kg Körpergewicht 2 a 1 Kps à 40 mg	Polyneuropathie, Schlafstörungen, Transaminasenerhöhungen, Myalgien
Nukleotidische reverse Transkriptase-hemmer (NtRTI)	Tenofovir (Viread®)	1 x 1 Tbl à 245 mg	Durchfall
Nicht-nukleosidale reverse Transkriptasehemmer (NNRTI)	Nevirapin (Viramune®)	14 Tage 1 x 1 Kps, dann 2 x 1 Kps à 200 mg oder 2 x 20 ml (50 mg/5ml)	Exanthem, Fieber, Transaminasenanstieg
	Delavirdin (Rescriptor®)*	3 x 4 Tbl à 100 mg	Exanthem, Übelkeit, Durchfall
	Efavirenz (Sustiva®)	1 x 3 Kps à 200 mg zur Nacht	ZNS-Nebenwirkungen, Angstträume, Halluzinationen, Exantheme

Protease-hemmer	Saquinavir (Fortovase®)	3 x 6 Kps à 200 mg	Durchfall, Übelkeit, abdominale Beschwerden, Dyspepsie, Lipodystrophie, Fettstoffwechselstörung
	Indinavir (Crixivan®)	3 x 2 Kps à 200 mg nüchtern	Bilirubinämie, trockene Haut, Juckreiz, Nierensteine
	Nelfinavir (Viracept®)	3 x 3 Tbl à 250 mg	Durchfall, Exanthem, Meteorismus, Lipodystrophie, Fettstoffwechselstörung
	Ritonavir (Norvir®)	2 x 6 Kps à 100 mg, Saft (80 mg/ml) 2 x 7,5 ml täglich	Übelkeit, Durchfall, periorale Parästhesien, Transaminasenanstieg, Lipodystrophie, Fettstoffwechselstörung
	Amprenavir (Agenerase®)	2 x 8 Kps à 150 mg oder Saft, Pat. ab 4 J. 17 mg (1,1 ml)/kg KG 3 x tgl. oder 2 x 600 mg tgl. in Verbindung mit 2 x 100 mg Ritonavir tgl.	Durchfall, Übelkeit, Arzneimittelexanthem, Lipodystrophie, Fettstoffwechselstörung
	Lopinavir/ Ritonavir (Kaletra®)	2 x 3 Kps à 133/33 mg	Durchfall, Lipodystrophie, Fettstoffwechselstörung

Tab. 5.4: Antiretrovirale Therapie. * derzeit nur über internationale Apotheke erhältlich.

Adresse: Prof. Dr. med. Norbert Brockmeyer
Vorsitzender der Deutschen AIDS-Gesellschaft
Dermatologische Klinik der Ruhr-Universität Bochum im St. Josef Hospital
Gudrunstr. 56
44791 Bochum
http://www.daignet.de

Die Tab. 5.5 faßt die wesentlichsten Therapieindikationen und -empfehlungen zusammen.

5.2.3. Auswirkungen der HAART auf den natürlichen Verlauf AIDS-assoziierter opportunistischer Infektionen

Neben einer Abnahme von AIDS-assoziierter Morbidität und Mortalität unter den potenten antiretroviralen Kombinationstherapien haben auch verschiedene Gruppen deutliche Verbesserungen oder gar Heilungen opportunistischer Infektionen oder HIV-assoziierter Tumore unter einer HAART beschrieben. Hierzu gehört insbesondere das Kaposi-Sarkom, wo nach Einleitung einer Tripletherapie mit Einsatz eines Proteasehemmers mehrfach Vollremissionen beschrieben worden sind. Parallel hierzu zeigt sich eine über 90 %ige Abnahme der Inzidenz des Kaposi-Sarkoms, so daß bei Patienten, die mit einer HAART begonnen haben, ein Kaposi-Sarkom so gut wie überhaupt nicht mehr zu beobachten ist. Unter Berücksichtigung des Umstandes, daß das Kaposi-Sarkom vornehmlich bei homosexuellen Männern auftritt, zeigt sich im Bonner Patientenkollektiv eine Abnahme des Kaposi-Sarkoms bei homosexuellen HIV-infizierten Männern von 30 % im Jahr 1990 bei den manifest AIDS-erkrankten Patienten auf gegenwärtig 8 %.

Ein gutes Ansprechen auf die antiretrovirale Therapie wurde auch für die progressive multifokale Leukoenzephalopathie beschrieben. Eine Vollremission bzw. deutliche klinische Besserung wurde auch für den Verlauf der Mikrosporidiose oder Kryptosporidiose nach Beginn einer HAART berichtet. Aufgrund der begrenzten Therapiemöglichkeiten dieser Erkrankungen handelt es sich bei diesen Infektionen meist um chronische Verläufe.

Klinisch	HIV-RNA/ml und CD4-Zellzahl/µl	Therapieempfehlung
HIV-assoziierte Symptome	• Unabhängig von den Laborwerten	• Eindeutige Empfehlung zur Therapie auf der Basis mehrerer randomisierter Studien mit klinischen Endpunkten
Asymptomatische Patienten (CDC A)	• < 200 CD4-Zellen	• Eindeutige Empfehlung zur Therapie auf der Basis mehrerer randomisierter Studien mit klinischen Endpunkten
	• 200-350 Zellen/ml + HIV > 30.000 Genomkopien	• Therapie im allgemeinen ratsam auf der Basis von Surrogatmarkerstudien
	• > 350 Zellen/ml	• Mögliche Therapieindikation. Viele Experten raten bei sehr hoher Viruslast zu einem Therapiebeginn. Engmaschige Kontrollen der CD4-, T-Zellen und Viruslast werden dann dringend empfohlen
	• > 500 CD4-Zellen und < 10.000-20.000 Genomkopien	• Therapie vertretbar nach Expertenmeinung, aber eher zurückhaltend
Akutes retrovirales Syndrom (Primärinfektion)	• Unabhängig von Laborwerten	• Therapie im allgemeinen ratsam auf der Basis von Surrogatmarkerstudien

Tab. 5.5: Therapieindikation und -empfehlungen.

Opportunistische Erkrankung	Auswirkung
Kryptosporidiose	Klinische und mikrobiologische Besserung
Mikrosporidiose	Resolution der Erkrankung koinzident mit einer Mindestabnahme der HI-Viruslast von 2 log Stufen
Kaposi-Sarkom	Abnahme der Läsion koinzident mit einer 1-3 log Abnahme der HI-Viruslast
NHL	Deutliche Überlebenszeit- und Prognoseverbesserung bei gleichzeitiger HAART und Chemotherapie bzw. Bestrahlung
Progressive multifokale Leukoenzephalopathie	Remission von Hemiparese und verbesserte radiologische Befunde
Molluscum contagiosum	Resolution schwerer Erkrankung koinzident mit einem 10-fachen Anstieg der Helferzellen
Mycobacterium avium-Komplex	Entwicklung einer MAI-Lymphadenitis zu Beginn der HAART
Cytomegalievirus	Stabilisierung der CMV-Retinitis mit Möglichkeit der Beendigung einer Erhaltungstherapie, Entwicklung einer akuten CMV-Retinitis trotz deutlichem Anstieg der Helferzellen, atypische nicht-retinale Manifestationsform der CMV

Tab. 5.6: Klinische Auswirkungen auf die jeweilige opportunistische Erkrankung.

Innerhalb einer vor kurzem vorgestellten Untersuchung konnte bei neun Patienten in Bezug auf die über ein Jahr bestehenden Symptome unter einer Mikrosporidiose oder Kryptosporidiose ein deutliches klinisches, aber auch mikrobiologisches Ansprechen unter HAART berichtet werden. Es kam jedoch zu keiner vollständigen Erregereradikation, und die Kontrolle der Infektion war klar abhängig von der konsequenten Einnahme und Fortführung der HAART. Bei Patienten, die ihre HAART absetzten und bei denen sich die immunologischen Verbesserungen wieder zurückentwickelten, konnte ein Rezidiv der Erkrankung beobachtet werden.

Die Tab. 5.6 faßt den klinischen Effekt auf die jeweilige opportunistische Infektion durch die HAART zusammen.

Unter der erheblichen immunologischen Verbesserung, die neben dem reinen Anstieg der absoluten Zahl an Helferzellen auch eine Zunahme der Funktionsleistung der Helferzellen umfaßt, lassen sich allerdings auch neue klinische Symptome bei bereits manifest an AIDS erkrankten Patienten, die mit HAART beginnen, feststellen. Wenige Wochen nach Beginn von HAART entwickeln vereinzelte Patienten eine Lymphadenopathie, Fieber, Leukozytose und ausgeprägte Mattigkeit, die häufig zur Einweisung ins Krankenhaus führt. Untersuchungen zeigten eine lokale Mykobakterienadenitis, die auch als Skrofula bei immunkompetenten Kindern bekannt ist. Die Entzündung bei diesen Patienten scheint Ausdruck einer verbesserten Immunantwort zu sein. So zeigt sich auch bei vereinzelten Patienten mit AIDS und replikativer Hepatitis B-Virusinfektion mit HBe-Antigen- und HBs-Antigennachweis zu Beginn der HAART ein akuter Schub der Hepatitis mit Hepatomegalie, Übelkeit und Zunahme der Transaminasen. Nach einem initialen Anstieg der HBV-DNA kommt es zu einem Verschwinden der HBV-DNA zusammen mit einer Serokonversion von HBe-Ag zu anti-HBe. Dies deutet darauf hin, daß mit der Rekonstitution des Immunsystems eine neue erfolgreichere Auseinandersetzung des Immunsystems mit dem Hepatitis B-Virus ermöglicht wird.

5.2.4. Prophylaxen

Die Beobachtung, daß unter einer HAART eine Verbesserung immunologische Parameter wie Helferzellanstieg und Zunahme der zellulären Ab-

wehrkraft des Patienten zu erreichen sind, haben die Diskussion aufgeworfen, ob bei AIDS-Patienten nach überstandenen opportunistischen Infektionen die Sekundärprophylaxen abgesetzt werden können, da sich die Immunfunktion unter einer HAART erholt hat. In der Tat konnte für verschiedene opportunistische Infektionen, insbesondere PcP, Toxoplasmose, CMV und MAI gezeigt werden, daß bei mehrfach nicht meßbarer HIV-Vermehrung im Sinne einer HIV-RNA unterhalb von 50 Kopien/ml sowie wiederholtem Anstieg der Helferzellen über 200 absolut/μl die Sekundärprophylaxe sich für eine entsprechend stattgehabte opportunistische Infektion gefahrlos absetzen läßt. Das Vorgehen für das mögliche Absetzen entsprechender Primär- oder Sekundärprophylaxen für opportunistische Infektionen ist in der Tab. 5.7 zusammengefaßt. Regelmäßig aktualisierte Richtlinien zu Beginn und Absetzen entsprechender Primär- und Sekundärprophylaxen finden sich auch auf der Internet-Webseite des HIV/AIDS Treatment Information Service als sog. "lebendes Dokument" (http://www.hivatis.org).

5.2.5. Zusammenfassung

Bei Patienten mit manifestem AIDS ist nach unmittelbarer Therapie der jeweiligen opportunistischen Infektion oder des HIV-assoziierten Tumors wenn möglich zeitgleich, ansonsten sobald es aufgrund von Medikamenteninteraktionen möglich ist, mit der Einleitung einer HAART zu beginnen.

Es lassen sich hiermit nicht nur die HIV-assoziierte Morbidität und Mortalität um über 50 % senken, sondern es läßt sich auch über die Rekonstitution des Immunsystems ein positiver Effekt auf die meisten opportunistischen Infektionen und HIV-assoziierten Neoplasien teilweise sogar mit Vollremission beobachten. Absetzen von HAART führt jedoch häufig zum jeweiligen Rezidiv der Erkrankung.

5.3. Lipodystrophie unter HAART

5.3.1. Einleitung

Unter der Einnahme von hochaktiven antiretroviralen Medikamente werden bei HIV-Patienten verschiedene morphologische und metabolische Abnormalitäten beobachtet. Es handelt sich hierbei um Veränderungen in der Fettgewebsmasse,

Opportunistische Infektion	Kriterien für den Beginn einer Primärprophylaxe	Kriterien für das Absetzen einer Primärprophylaxe	Kriterien für den erneuten Beginn einer Primärprophylaxe	Kriterien für den Beginn einer Sekundärprophylaxe	Kriterien für das Absetzen einer Sekundärprophylaxe	Kriterien für den erneuten Beginn einer Sekundärprophylaxe
Pneumocystis carinii Pneumonie	CD4-Zellzahl < 200/µl oder oropharyngeale Candidiasis	CD4-Zellzahl > 200/µl für ≥ 3 Monate	CD4-Zellzahl < 200/µl	Vorangegangene Pneumocystis carinii Pneumonie	CD4-Zellzahl > 200/µl für ≥ 3 Monate	CD4-Zellzahl < 200/µl
Toxoplasmose	IgG-Antikörper gegenüber Toxoplasma gondii und CD4-Zellzahl < 100/µl	CD4-Zellzahl > 200/µl für ≥ 3 Monate	CD4-Zellzahl < 100–200/µl	Vorangegangene Toxoplasmose-Enzephalitis	CD4-Zellzahl > 200/ml für > 6 Monate **und** vollendete Toxotherapie mit fehlenden Hinweisen für verbliebene Krankheitsaktivität	
Disseminierte Mykobakteriose (MAI)	CD4-Zellzahl < 50/µl	CD4-Zellzahl > 100/µl für ≥ 3 Monate	CD4-Zellzahl < 50–100/µl	Nachgewiesene disseminierte Erkrankung	CD4-Zellzahl > 100/µl **und** abgeschlossene MAI-Therapie sowie kein Nachweis für verbliebene Krankheitsaktivität	
Kryptokokkose	Keine	Nicht anwendbar	Nicht anwendbar	Nachgewiesene Erkrankung	CD4-Zellzahl > 100–200/ml für > 6 Monate **und** vVollendete Initialtherapie sowie kein Nachweis für verbliebene Krankheitsaktivität	CD4-Zellzahl <100–200/µl
CMV-Retinitis	Keine	Nicht anwendbar	Nicht anwendbar	Nachgewiesener Organbefall	CD4-Zellzahl > 100–150/ml **und** kein Nachweis einer CMV-Retinitis sowie regelmäßige augenärztliche Kontrollen	CD4-Zellzahl <100–150/µl

Tab. 5.7: Kriterien für den Beginn, das Absetzen und erneuten Einsatz von Primär- und Sekundärprophylaxe für das Vermeiden von opportunistischen Infektionen bei Erwachsenen mit HIV-Infektion (adaptiert nach den Empfehlungen des HIV/AIDS Treatment Information Service).

im Lipid- und Glucosestoffwechsel. Diese Abnormitäten werden zur Zeit unter dem Begriff HIV-assoziiertes- Lipodystrophiesyndrom zusammengefasst. Die ebenfalls unter der antiretroviralen Kombinationstherapie beobachteten Veränderungen im Laktatspiegel und im Knochenstoffwechsel werden dem Lipodystrophiesyndrom zur Zeit noch nicht zugeordnet.

5.3.2. Ätiologie und Pathogenese

Über die Ätiologie des Lipodystrophiesyndroms ist noch wenig bekannt. Unklar ist, ob die verschiedene Abnormitäten überhaupt ursächlich mit einander zusammenhängen. Die Forschungsergebnisse deuten aber darauf hin, daß sie durch die hochaktiven antiretroviralen Medikamente hervorgerufen werden. Als Auslöser werden insbesondere Medikamente aus den Substanzklassen der Proteaseinhibitoren und Nukleosidartigen-Reverse-Transkriptase-Hemmer diskutiert. Zusätzlich sollen weiteren Faktoren, wie das Alter, Geschlecht, die ethnische Zugehörigkeit, Konstitution, die HIV-Infektion und die Dauer der Behandlung mit den antiretroviralen Medikamenten einen Einfluß auf die Entwicklung des Syndroms haben. Die Mechanismen, über welche die Medikamente die morphologische und metabolische Veränderungen möglicherweise auslösen, sind ebenfalls noch unbekannt. Es gibt derzeit verschiedene Erklärungsansätze, von denen zwei intensiv diskutiert werden. Der erste Ansatz geht davon aus, daß die Pathogenese in der Interaktion von den Proteaseinhibitoren mit zwei lipidstoffwechselregulierenden Enzymen begründet ist. Es handelt sich hierbei um das zytoplasmatische Retinsäure-bindende Protein-1 (CRAP-1) und das Low-Density-Lipoprotein-Rezeptor verwandte Protein (LRP). Der zweite Ansatz begründet die Pathogenese in einer durch die NRTI verursachte Inhibition der mitochondrialen DNA-Polymerase. Diese mitochondriale Dysfunktion soll zu der Entwicklung von Lipidstoffwechselstörungen führen, die schließlich Veränderungen im Körperfettgewebe mit sich ziehen.

5.3.3. Epidemiologie

Die Zahlen über die Prävalenz des Lipodystrophiesyndrom unterscheiden sich sehr stark. Begründet ist dies in der Tatsache, daß es noch keine einheitliche Definition des Lipodystrophiesyndroms gibt

und die Diagnose meistens mehr oder weniger auf eine subjektive Einschätzung beruht. Die Häufigkeit des Auftretens von Körperveränderungen wird zwischen 20 % und 80 % geschätzt. Es gibt Hinweise darauf, daß die Fettverteilungsstörungen bei Männer und Frauen unterschiedlich verlaufen. Bei den Frauen soll häufiger die Fettakkumulation, insbesondere im Brust- und Bauchbereich auftreten. Dagegen werden bei den Männern häufiger die Stoffwechselstörungen und eine Fettatrophie beobachtet.

5.3.4. Klinik

Die derzeit verwendete "Marrakesch Klassifikation" unterscheidet vier Erscheinungsformen der Lipodystrophie, deren Kennzeichen in Tab. 5.8 zusammengefaßt worden sind.

Lipodys-trophie	Merkmale
Typ 1	Fettverlust an den Wangen, Armen, Beinen und am Gesäß
Typ 2	Fettakkumulation am Bauch, am Nacken und an der Brust
Typ 3	Kombinierte Formen
Typ 4	Metabolische Störungen ohne Veränderungen in der Körperfettmasse an verschiedenen Körperregionen

Tab. 5.8: Die Marrakesch Klassifikation.

Die metabolischen Störungen betreffen in erster Linie den Lipid- und Glucosestoffwechsel. Meistens können bereits früh nach Beginn einer antiretroviralen Therapie erhöhte Triglyceridwerte, veränderte Cholesterinwerte, Insulinresistenz, Glucoseintoleranz und die Entwicklung eines Diabetes mellitus beobachtet werden. Seltener treten Hyperlactatämie, Hyperurikämie und Bluthochdruck auf. In welchem Maße die Stoffwechselveränderungen das Risiko einer kardiovaskulären Erkrankung erhöht ist noch nicht eindeutig geklärt.

Bei den beobachteten Veränderungen im körperlichen Habitus handelt es sich um eine Fettzunahme, eine Fettabnahme oder eine Kombination der Beiden (Fettumverteilung). Die Veränderungen treten wenige Monate bis etwa ein Jahr nach Beginn einer HAART auf. Eine Fettzunahme wird häufig beobachtet innerhalb des Bauchraumes (viszerales Fettgewebe), im dorsozervikalen Be-

reich ("Buffalo Hump", ☞Abb. 5.2a+b), im Brust-
bereich (häufiger bei Frauen als bei Männern) und
als Lipomatose. Eine Fettabnahme tritt als Verlust
des subkutanen Fettgewebe auf und wird besonders deutlich beobachtet an den Armen und Beinen (führt zum Hervortreten der Adern und Venen, ☞Abb. 5.2c), am Gesäß und im Gesicht
(Atrophie des Wangenfetts).

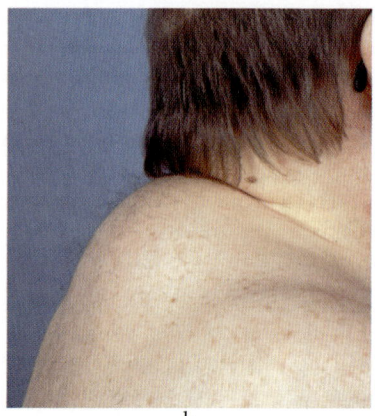

b

Glukosestoffwechsel	Fettakkumulation
• Insulinresistenz • Glucoseintoleranz • Hyperglykämie • Diabetes mellitus	• Viszerales Fettgewe- be • Im Nackenbereich ("Büffelhöcker") • Lipomatose • Brustvergrößerung
Fettstoffwechsel	Fettatrophie
• Erhöhte Triglycerid- werte • Erhöhte Cholesterin- werte	• Extremitäten • Gesicht • Gesäß

Tab. 5.9: Metabolische und morphologische Veränderungen im Rahmen der HIV-assoziierte Lipodystrophie.

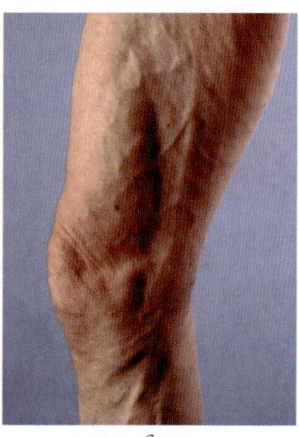

c

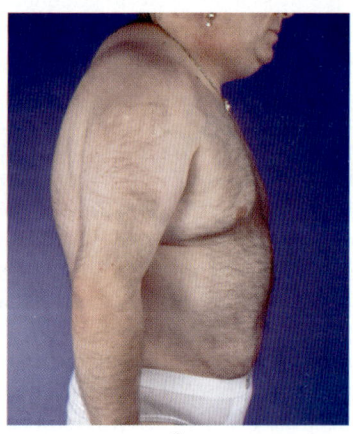

a

Abb. 5.2a+b: "Buffalo Hump" (Büffelhöcker) bei einem Patienten unter antiretroviraler Therapie mit einem Proteasehemmer. **c:** Periphere Fettatrohie unter
Einnahme von D4T (Zerit®).

5.3.5. Diagnostik

Ein äußerst sensitives diagnostisches Kriterium ist
die Selbstwahrnehmung der Patienten. Zur Objektivierung können die Anthropometrie (Waist-to-
Hipp-Ratio und Hautfaltendicke), die dual energy
x-ray Absorptiometrie (DEXA), die Computertomographie sowie die Kernspinresonanztomogra-
phie eingesetzt werden. Die DEXA wird zur Zeit
häufig und erfolgreich bei dem Nachweis einer
Fettatrophie eingesetzt. Zum Nachweis einer Fettakkumulation im Abdomen eignet sich am besten
der CT auf Schnittebene L4.

Metabolische Störungen können durch Laborun-
tersuchungen und Funktionstests festgestellt werden. Regelmäßig überprüft werden sollten die Tri-

glyceride, Gesamtcholesterin, LDL, HDL, Laktat und die Blutzuckerwerte.

5.3.6. Prophylaxe und Therapie

Die derzeitige Behandlungsmethoden begrenzen sich auf die Verabreichung von Pharmaka zur Behandlung der Stoffwechselstörungen, eine Therapie mit Hormonen, die kosmetische Chirurgie, eine Umstellung der HAART, diätetische Maßnahmen und eine sportliche Betätigung

Behandlungsmethode und unterstützende Maßnahmen
• Behandlung mit Lipidsenkern
• Behandlung mit blutzuckersenkenden Medikamenten
• Behandlung mit Hormonpräparaten
• Umstellung der antiretroviralen Therapie
• Plastisch-Chirurgische Verfahren
• Diätetische Maßnahmen
• Sportliche Betätigung

Tab. 5.10: Behandlungsoptionen der metabolischen und morphologischen Abnormitäten bei der Behandlung der HIV-Erkrankung mit einer HAART.

Bei stark erhöhten Blutfettwerte kann eine Behandlung mit lipidsenkenden Medikamenten notwendig sein. Insbesondere, wenn zusätzliche kardiovaskuläre Risikofaktoren (z.B. Alter, Bluthochdruck und Rauchen) vorliegen. Eingesetzt werden können Derivate der Valeriansäure (Gemfibrozil) und Statine, wobei es bezüglich der Statine noch Bedenken gibt wegen möglicher Interaktionen mit den Proteaseinhibitoren. Nach den derzeitigen Erkenntnisstand wird von Simvastatin, Lovastatin, Atorvastatin und Cerivastatin abgeraten. Empfohlen werden Pravastatin und Fluvastatin. Auf jedem Fall sollte bei erhöhten Blutfettwerten der Patient zur Umstellung auf eine gesunde Lebensführung motiviert werden. Eine Ernährungsumstellung und sportliche Betätigung sind hier wichtige unterstützende Maßnahmen.

Bei Veränderungen des Glucosestoffwechsels können neben diätetischen Maßnahmen und sportlicher Betätigung blutzuckersenkenden Medikamente (Troglitazone / Metformin / Benfluorex) oder Insulin eingesetzt werden. Es sind bei der Auswahl der Medikamente stets die möglichen

Nebenwirkungen, wie z.B. eine Hepatotoxizität und eine Laktatazidose zu berücksichtigen.

Bei Patienten mit einer Fettakkumulation kann das rekombinierte Wachstumshormon (rhGH) zur Reduzierung des viszeralen und dorsozervikalen Fettes eingesetzt werden. Jedoch kommt es beim Absetzen des Hormons wieder zur erneuten Einlagerungen. Möglicherweise können anabole Steroide, wie z.B. Testosteron auch zur Behandlung des Lipodystrophiesyndroms beitragen. Hierzu gibt es aber noch keine ausreichenden Informationen.

Bei Patienten mit einem Fettverlust im Gesichtsbereich besteht die Möglichkeit Implantaten (New Fill®) einzusetzen. Für die Lipoatrophie an den Extremitäten und am Gesäß gibt es bis heute keine Behandlungsoptionen.

Beeinträchtigende Fettakkumulationen im Nackenbereich und Lipome können ebenfalls nur durch chirurgische Eingriffe (Fettabsaugen und Herausschneiden) behandelt werden.

Bei einigen Patienten kann die Umstellung der antiretroviralen Therapie zu einer Verbesserung der genannten Stoffwechselveränderungen führen. Verschiedene Studien bei denen eine Proteaseinhibitor durch ein Medikament aus der Substanzklasse der NNRTI ersetzt wurde, belegen dies. Die Rückbildung der Veränderungen im körperlichen Aussehen waren jedoch wesentlich geringer als erwartet.

Diätetische und sportliche Maßnahmen können die Blutwerten und Insulinresistenz verbessern, sowie zur positiven Veränderungen in der Körperzusammensetzung führen. Sie sollten daher von Anfang an im Behandlungskonzept der HIV-Erkrankung mit einer HAART mit einbezogen werden.

5.3.7. Zusammenfassung

Unter dem HIV-assoziiertes Lipodystrophiesyndrom werden derzeit verschiedene metabolische und morphologische Veränderungen zusammengefaßt, die vermutlich durch die hochaktiven antiretroviralen Medikamente hervorgerufen werden. Diese Veränderungen äußern sich in Form von Fettakkumulationen (im Bauch, Brust und am Nacken), subkutane Fettverluste (Wangen, Beinen, Armen und Gesäß) sowie Stoffwechselstörungen (hauptsächlich im Glucose- und Lipidstoffwechsel). Zusätzlich zu den Medikamenten sollen andere Faktoren, wie das Alter, Geschlecht, die ethnische Zugehörigkeit, Konstitution, die HIV-Infektion und der Dauer der HAART eine Rolle bei der Entstehung des Syndroms haben. Aufgrund der Tatsache, dass über die Ursachen und Entstehungsmechanismen des Lipodystrophiesyndroms noch wenig bekannt ist, sind die Therapieoptionen sehr begrenzt. Zur Verfügung stehen derzeit die Pharmaka zur Behandlung von Stoffwechselstörungen, eine Behandlung mit Hormonen, die kosmetische Chirurgie, diätetische Maßnahmen, sportliche Betätigung und eine Umstellung der HAART.

5.4. Hepatotoxizität unter HAART

5.4.1. Einleitung

Hepatotoxische Ereignisse stellen eine vergleichsweise häufige, in seltenen Fällen auch fatale Komplikation während der antiretroviralen Therapie dar. Im Gegensatz zu anderen antiretroviralen Arzneimittelnebenwirkungen können sie in Zusammenhang mit jeder der aktuell verfügbaren antiretroviralen Präparate auftreten. Ihre Inzidenz variiert in Abhängigkeit vom verwendeten Medikament und einer eventuell bestehenden hepatischen Vorschädigung.

5.4.2. Präparate

Hepatische Schädigungen durch **Nukleosidanaloga** sind im wesentlichen auf deren mitochondriale Toxizität zurückzuführen. Sie rufen durch eine Inhibition des aeroben hepatischen Stoffwechsels eine charakteristische Fettverwertungsstörung hervor, die histopathologisch mit dem Bild einer mikrovesikulären hepatischen Steatose imponiert (☞ Abb. 5.3). Serologisch zeigt sich typischerweise eine Transaminasenerhöhung mit oder ohne Anstieg der Cholestaseparameter. Relativ charakteristisch ist in diesem Zusammenhang außerdem die Erhöhung des Serumlactatspiegels. Diese Schädigungsform tritt in der Mehrzahl der Fälle protrahiert einige Monate nach Therapiebeginn in Erscheinung. Obwohl prinzipiell alle Nukleosidanaloga mit einer deratigen hepatischen Schädigung assoziiert sein können, scheint das Präparat Stavudine (Zerit®) überdurchschnittlich häufig mit ihrer Entstehung verbunden zu sein. Didanosine

(Videx®) besitzt offensichtlich insbesondere bei höherer Dosierung ebenfalls ein vergleichsweise hohes hepatotoxisches Risiko. Patienteneigenschaften, die für eine NRTI-assoziierte hepatotoxische Reaktion prädisponieren, sind Fettleibigkeit und weibliches Geschlecht.

Hepatotoxische Ereignisse unter Therapie mit dem NNRTI **Nevirapine** (Viramune®) sind dagegen eher als Manifestationen einer arzneimittelallergischen Hypersensitivitätsreaktion aufzufassen. Typischerweise tritt diese Schädigungsmuster vergleichsweise kurzfristig nach Präparatexposition auf und geht mit konstitutionellen Symptomen einer Arzneimittelunverträglichkeit (Hautexanthem, Kreislaufinstabilität etc.) einher. Fulminante allergische Reaktionen auf den Wirkstoff können in selten Fällen, insbesondere bei verzögertem Absetzen des Präparats, zum akuten hepatischen Organversagen führen. Darüberhinausgehend scheint Nevirapine auch eine kumulative, dosisabhängige hepatotoxische Wirkung auszuüben, die pathophysiologisch offensichtlich durch andere Mechanismen determiniert wird und erst nach längerer Medikamenteneinnahme beobachtet wird. Das Auftreten dieser Schädigungsform korreliert mit der Expositionsdauer gegenüber dem Medikament und scheint bei Patienten mit hepatischer Vorschädigung und entsprechend erhöhten Medikamentenspiegeln häufiger aufzutreten.

Expositions- und dosisabhängige hepatische Schädigungen werden auch unter Therapie mit **Proteaseinhibitoren** beobachtet, wobei die genaueren pathophysiologische Zusammenhänge weitgehend ungeklärt sind. Die Inzidenz asymptomatischer hepatotoxischer Ereignisse (Grad I-IV) scheint dabei vergleichsweise hoch zu sein und mitunter bei bis zu 50 % aller behandelten Patienten aufzutreten. Schwere Verlaufsformen der Proteaseinhibitor-assoziierten Hepatotoxizität mit Einschränkung der hepatischen Syntheseleistung und klinischen Symptomen einer hepatischen Organinsuffizienz sind dagegen selten und treten präferentiell bei Patienten mit ausgeprägter Komorbidität oder nach umfangreicher antiretroviraler Vorbehandlung auf. Unter den Proteaseinhibitoren scheint das Präparat Ritonavir (Norvir®) mit einem besonders ausgeprägten hepatotoxischen Risikopotential verbunden zu sein, wenn es als Monotherapie in der konventionellen Dosierung verabreicht wird (3x600 mg/die). Die Präparatekombinationen mit Ritonavir in niedriger Dosierung (2x100-200 mg/die) scheinen dagegen im Vergleich zu anderen PI-haltigen Kombinationsregimen kein erhöhtes hepatotoxisches Risiko aufzuweisen. Einen Überblick über Hepatotoxizität antiretroviraler Medikamente gibt Tab. 5.11.

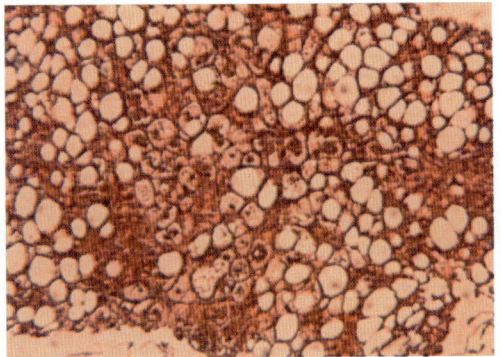

Abb. 5.3: Mikrovesikuläre hepatische Steatose, Schädigung durch Nukleosidanaloga.

Unabhängig vom verwendeten Arzneimittel wird das Risiko für hepatotoxische Ereignisse durch vorbestehende hepatische Schädigungen unterschiedlicher Genese determiniert. Diese scheint zumindest teilweise auf erhöhte Medikamenten-

spiegel zurückzuführen zu sein, da alle NNRTIs und PIs auf eine hepatische Verstoffwechselung angewiesen sind und somit bei einer unzureichenden hepatischen Eliminationskapazität im Serum akkumulieren können. Für solche Patienten wird eine entsprechende Dosismodifizierung empfohlen (☞ Tab. 5.12). Ferner ist bei HIV-Patienten mit chronischer Virushepatitis eine Exacerbation der zugrundeliegenden viralen Hepatitis durch die mit der antiretroviralen Therapie verbundene Immunrekonstitution beschrieben worden. Dieses Phänomen sollte aus diagnostischen und therapeutischen Gründen von einer einer arzneimitteltoxischen Reaktion abgegrenzt werden und nimmt langfristig in der Mehrzahl der Fälle einen benignen Verlauf mit spontaner Remission.

5.4.3. Medikamenteninteraktionen

Die bei vielen HIV-Patienten bestehende Notwendigkeit zur Applikation von antiretroviralen Medikamenten mit anderen potentiell hepatotoxischen Substanzen kann die Entwicklung hepatotoxischer Ereignisse während der antiretroviralen Therapie in hohem Maße beeinflussen. Neben einer synergistischen hepatotoxischen Wirkung der Präparate können auch Arzneimittelinteraktionen zu einer

Medikament	Typischer Zeitpunkt für das Auftreten der Leberschädigung	Laborwerte	Histopathologische Zeichen	Vermuteter Toxizitätsmechanismus
NRTI	Mehr als 6 Monate nach Therapiebeginn	Laktatazidose, Amylase, Lipase und LDH-Erhöhungen	Mikrovaskuläre Steatose der Hepatocyten	Mitochondriale Toxizität und Behinderung des aeroben Zellstoffwechsels
Nevirapine	Während der ersten 4 Wochen der Behandlung	Erhöhte Leukozytenwerte, Erhöhte IgE-Level	Keine eindeutigen Daten	Hypersensitivitätsreaktion
	Graduelle Zunahme während der gesamten Zeitraums der Behandlung	u. U. erhöhte Medikamentenspiegel		Medikamentenüberdosierung
Proteaseinhibitoren	Graduelle Zunahme während der gesamten Zeitraums der Behandlung	u. U. Hyperlipidämie	Ballonäre Degeneration der Hepatocyten, Aktivierung der Kupfferzellen, Fibrosierung in Zone 3	Unbekannt

Tab. 5.11: Hepatotoxische Eigenschaften der antiretroviralen Präparate.

Wirkstoff	Handelsname	Standarddosis	Empfohlene Dosierung bei Patienten mit hepatischer Organinsuffizienz	Zielkonzentration im Serum
NRTIs				
Zidovudine	Retrovir®	250 mg 2x täglich	200 mg 2x täglich	
Didanosine	Videx®	400 mg 1x täglich	Empirische Dosisanpassung	
Lamivudine	Epivir®	150 mg 2x täglich	Unbekannt	
Stavudine	Zerit®	40 mg 2x täglich		
Zalcitabine	Hivid®	0,75 mg 3x täglich		
Abacavir	Ziagen®	300 mg 2x täglich		
Tenofovir	Viread®	245 mg 1x täglich	Unbekannt	
NNRTIs				
Delavirdine	Rescriptor®	400 mg 3x täglich	Unbekannt	Unbekannt
Efavirenz	Sustiva®	600 mg 1x täglich		2500 ng/ml
Nevirapine	Viramune®	200 mg 2x täglich		4500 ng/ml
Protease-Inhibitoren				
Indinavir	Crixivan®	800 mg 3x täglich	600 mg 3x täglich	1000 ng/ml
Nelfinavir	Viracept®	750 mg 3x täglich oder 1250 mg 2x täglich	600 mg 3x täglich oder 1000mg 2x täglich	1000 ng/ml
Amprenavir	Agenerase®	1200 mg 2x täglich	450 mg 3x täglich	750 ng//ml
Ritonavir	Norvir®	600 mg 3x täglich	Empirische Dosisanpassung	4500 ng/ml
Saquinavir	Invirase® Fortovase®	1200 mg 3x täglich		750 ng/ml
Lopinavir-ritonavir	Kaletra®	400/100 mg 2x täglich	Unbekannt	5500 ng/ml

Tab. 5.12: Dosierungsempfehlungen für antiretrovirale Präparate bei Patienten mit hepatischer Vorschädigung.

erhöhten Inzidenz von medikamentenassoziierten Leberschädigungen beitragen. In diesem Zusammenhang scheint insbesondere relevant, daß alle Proteaseinhibitoren und alle nicht-nukleosidischen Reverse Transkriptase Inhibitoren die hepatischen Cytochrom P450 Isoenzyme inhibieren und somit eine entsprechende Veränderung der Plamshalbwertszeit und der dosisabhängigen Hepatotoxizität anderer hepatisch verstoffwechselter Präparate verursachen können. Derartige Arzeinmittelinteraktionen können z. B. bei der Applikation von Clarithromycin und Proteaseinhibitoren auftreten, so daß anstelle von Clarithromycin nach Möglichkeit Azithromycin verwendet werden sollte. Besondere Vorsicht ist bei der Behandlung von HIV-Patienten mit gleichzeitiger Tuberkulose ge-

boten. Im Vergleich zu Tbc-Patienten ohne Immundefekt ist die Inzidenz einer medikamentenassoziierten hepatischen Schädigung unter der tuberkulostatischen Therapie bei HIV-Patienten um das ca. 4-fache erhöht. Die Centers of Disease Control empfehlen deshalb, Protease Inhibitoren grundsätzlich nicht mit Rifampicin zu applizieren, sondern anstelle dessen Rifabutin in reduzierter Dosierung zu verwenden.

5.4.4. Prävention und klinische Handhabung

Zur primären **Prävention** hepatotoxischer Ereignisse der antiretroviralen Therapie gehört

- die Untersuchung aller HIV Patienten bezüglich einer gleichzeitig bestehenden chronischen Virushepatitis

- die weitestmögliche Vermeidung anderer potentiell hepatotoxischer Medikamente

- der strikte Verzicht des Patienten auf Alkoholabusus und parenteralen Drogenkonsum

Eine **asymptomatische**, nur laborchemisch faßbare Schädigung der Leber unter antiretroviraler Therapie kann toleriert werden, wenn diese

- nicht auf einer arzneimittelallergischen Reaktion beruht

- die Syntheseleistung der Leber nicht relevant beeinträchtigt

- überhöhte Medikamentenspiegel als Ursache der bestehenden Schädigung ausgeschlossen sind

- eine regelmäßige und engmaschige Überwachung der entsprechenden Laborparameter gewährleistet ist

- weder Transaminasen noch Cholestaseparameter das 5-fache des Referenzwertes überschreiten

Klinische Zeichen einer hepatischen Schädigung während der antiretroviralen Therapie sollten eine zumindest vorübergehende Pausierung der gesamten antiretroviralen Medikamente nach sich ziehen. Die Rekonstruktion des zeitlichen Ablaufs der Leberschädigung sowie eine ausführliche Evaluation der hepatischen Organfunktion mittels Labordiagnostik, bildgebende Verfahren (Sonografie und CT) und Medikamentenspiegelbestimmungen erlaubt in vielen Fällen die Identifizierung des Schädigungsmuster sowie des auslösenden Medikaments. In Abhängigkeit davon kann sich das weitere Vorgehen an folgenden Richtlinien orientieren:

- Arzneimittelassoziierte Hypersensitivitätsreaktionen müssen das unmittelbare Absetzen des angeschuldigten Präparats nach sich ziehen. Eine Reexpostion mit diesem Wirkstoff sollte vermieden werden.

- Bei Nukleosidanaloga-induzierter hepatischer Steatose kann nach Absetzen der Medikation ein Reexpostionsversuch mit einem alternativen NRTI-haltigen Therapieregime probiert werden.

- Bei Verdacht auf eine Arzneimittelüberdosierung, z. B. im Rahmen einer vorbestehenden partiellen hepatischen Organinsuffizienz, ist die Bestimmung der Serumkonzentrationen der Medikamente sowie die Dosisanpassung an die tatsächlichen pharmakokinetischen Gegebenheiten angezeigt.

- HIV-Patienten mit chronischer Virushepatitis können in vielen Fällen durch eine Interferon-Therapie eine besser hepatische Verträglichkeit ihrer antiretroviralen Präparate erreichen. Im übrigen ist bei diesen Patienten beim Auftreten erhöhter Leberenzyme neben einer arzneimitteltoxischen Reaktion auch an eine sog. Immunrekonstitutionshepatitis zu denken. Bei letzter scheint ein abwartendes Verhalten mit engmaschigen Verlaufsuntersuchungen gerechtfertigt.

Anhang

6. Anhang

6.1. Wichtige Rufnummern und Adressen

6.1.1. HIV-Bereich

Rufnummern und Adressen HIV-Bereich
DAGNÄ Deutsche Arbeitsgemeinschaft niedergelassener Ärzte in der AIDS-Versorgung Blondelstr. 9 52062 Aachen Tel.: 0241/47 09 70 Fax: 0241/40 86 52
DAIG Deutsche AIDS-Gesellschaft e.V. Geschäftsstelle Prof. Dr. N.H. Brockmeyer Dermatologische Klinik der Ruhr-Universität Bochum im St. Josef Hospital Gudrunstr. 56 44791 Bochum Tel.: 0234/5091 Fax: 0234/509-3472 e-mail: N.Brockmeyer@derma.de
Deutsche AIDS-Hilfe Diefenbachstr. 33 10967 Berlin Tel.: 030/69 00 87-0 Fax.: 030/69 00 87-42
KAAD Klinische Arbeitsgemeinschaft AIDS Deutschland c/o PD Dr. J. Rockstroh Medizinische Klinik und Poliklinik I Universitätsklinikum Bonn Sigmund-Freud-Str. 25 53105 Bonn Tel.: 0228/287-6558 Fax: 0228/287-5034 e-mail: kaad@hiv.net
Robert-Koch-Institut Fachgruppe Infektionsepidemiologie AIDS-Zentrum Stresemannstr. 90-102 10963 Berlin Tel.: 030/45 47-3400 Fax: 030/45 47-3514 http://www.rki.de

6.1.2. Pharma-Hersteller mit wichtigen HIV-Medikamenten

Pharma-Hersteller wichtiger HIV-Medikamente	
Abbott GmbH Max-Planck-Ring 2 Delkenheim 65205 Wiesbaden Tel.: 06122/58-0	• Norvir® • Kaletra® • Klacid® • Mavid®
Astra GmbH Tinsdalerweg 183 22880 Wedel Tel.: 04103/708-0 Fax: 04103/708-293	• Foscavir® • Nexium®
Boehringer Ingelheim Birkendorferstr. 65 88397 Biberach an der Riss Tel.: 07351/54-73 84 Fax: 07351/54-21 62	• Viramune®
Bristol-Myers Squibb GmbH Volkerstr. 83 80636 München Tel.: 089/1 21 42-479 Fax: 089/1 21 42-440	• Videx® • Moronal® • Sustiva® • Taxol® • Zerit®
Essex Pharma GmbH Thomas-Dehler-Str. 27 81737 München Tel.: 089/6 27 31-0 Fax: 089/6 27 31-499	• Intron® • PEG-Intron® • Rebetol® • Caelyx®
Fresenius AG 61343 Bad Homburg v.d.H. Tel.: 06171/60-81 48 Fax: 06171/60-81 87	Parenterale und enterale Ernährung®

Glaxo SmithKline Leopoldstr. 175 80804 München Tel.: 089/3 60 44 Fax: 089/3 60 44-449	• Retrovir® • Epivir® • Combivir® • Zovirax® • Elobact® • Valtrex® • Ziagen® • Trixivir® • Agenerase®
Gilead Sciences GmbH Fraunhoferstr. 22 82152 Martinsried Tel.: 089/89 98 90-0 Fax: 089/89 98 90-90	• Viread® • AmBisome® • Daunoxome®
Grünenthal GmbH Steinfeldstr. 2 52222 Stolberg Tel.: 02402/10 34 Fax: 02402/83 22 30	• Amoxypen® • Megacillin® • Meronem® • Supracyclin® • Tramal®
Hoffmann-La Roche AG Postfach 12 70 79630 Grenzach-Wyhlen Tel.: 07624/14-2975, -2955 Fax: 07624/14-3212	• Hivid® • Invirase® • Fortovase® • Viracept® • Roferon® • Cymeven®
Janssen-Cilag GmbH Raiffeisenstr. 8 41470 Neuss Tel.: 02137/955-640 Fax: 02137/955-661	• Sempera® • Erypo®
MSD Sharp & Dohme GmbH Im Lindenplatz 1 85540 Haar Tel.: 089/45 61 10 Fax: 089/4 60 10 10	• Crixivan® • Zienam® • Caspofungin®
Pfizer Pfizerstr. 1 76139 Karlsruhe Tel.: 0721/6101-01 Fax: 0721/6101-436	• Unacid® • Diflucan®

Pharmacia & Upjohn GmbH Am Wolfsmantel 46 91058 Erlangen Tel.: 09131/62-0	• Sobelin® • Cidofovir® • Rescriptor® • Mycobutin®

6.2. **Die ICD-Codes**

Alle kassenärztlichen Vertragspartner sind verpflichtet, Diagnosen nach dem ICD-System zu verschlüsseln. Bezogen auf die verschiedenen AIDS-definierenden Ereignisse sind nachfolgend für ICD-10 die gängigsten ICD-Codes aufgeführt.

ICD-10	
A02.0	Salmonellenenteritis
A02.1	Salmonellensepsis
A07	Sonstige Darmkrankheiten durch Protozoen
A07.2	Kryptosporidiose
A07.2	Isosporose
A15	Tuberkulose der Atmungsorgane (bakteriologisch oder histologisch gesichert)
A15.0	Lungentuberkulose durch mikroskopische Untersuchung des Sputums gesichert mit oder ohne Nachweis durch Kultur
A15.1	Lungentuberkulose nur durch Kultur gesichert
A15.2	Lungentuberkulose histologisch gesichert
A15.3	Lungentuberkulose durch nicht näher bezeichnete Untersuchungsverfahren gesichert
A15.6	Tuberkulosepleuritis bakteriologisch oder histologisch gesichert
A16	Tuberkulose der Atmungsorgane weder bakteriologisch noch histologisch gesichert
A17	Tuberkulose des Nervensystems
A17.0	Tuberkulosemeningitis
A18.2	Tuberkulose peripherer Lymphknoten
A18.3	Tuberkulose des Darms, des Peritoneums und der mesenterialen Lymphknoten

A18.4	Tuberkulose der Haut und des Unterhautfettgewebes
A19	Miliartuberkulose
B007	Disseminiertes Herpesvirus
B02.7	Zoster generalisatus
B20.0	Mykobakterielle Infektion
B20.2	Cytomegalie
B20.3	Sonstige Virusinfektion
B20.4	Candidose
418B20.5	Sonstige Mykose
B20.6	Pneumocystis Pneumonie
B20.7	Mehrere Infektionen
B20.8	Sonstige infektiöse und parasitäre Krankheiten
B21	bösartige Neubildung infolge HIV-Krankheit
B21.0	Kaposi-Sarkom
B21.1	Burkitt-Lymphom infolge HIV-Krankheit
B21.2	Sonstige Typen des Non-Hodgkin-Lymphoms
B22.0	Enzephalopathie
B22.1	Interstitielle lymphoide Pneumonie
B22.2	Kachexiesyndrom
B25	Cytomegalie
B38.7	Diss. Kokzidioidomykose
B39.3	Diss. Histoplasmose
B44	Aspergillose
B44.0	Aspergillose invasiv in der Lunge
B44.7	Aspergillose disseminiert
B45	Kryptokokkose
B45.0	Kryptokokkose in der Lunge
B45.1	Kryptokokkose des Gehirns
B45.2	Kryptokokkose der Haut
B58	Toxoplasmose
B58.0	Augenerkrankungen durch Toxoplasmose
B58.2	Toxoplasmosemeningoenzephalitis
B59	PcP

Index

Index

Klinische Lehrbuchreihe

. . . Kompetenz und Didaktik!

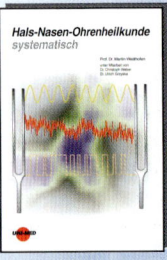

Hals-Nasen-Ohrenheilkunde *systematisch*

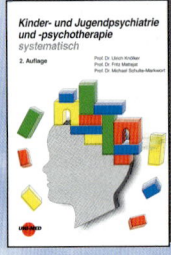

Kinder- und Jugendpsychiatrie und -psychotherapie *systematisch*
2. Auflage

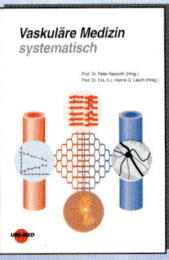

Vaskuläre Medizin *systematisch*

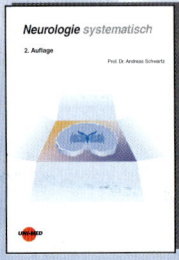

Neurologie *systematisch*
2. Auflage

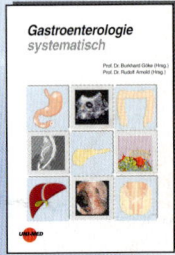

Gastroenterologie *systematisch*

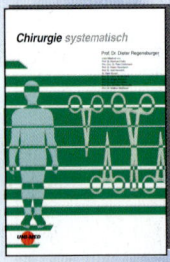

Chirurgie *systematisch*

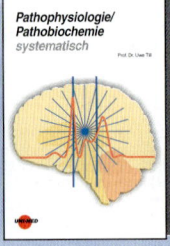

Pathophysiologie/ Pathobiochemie *systematisch*

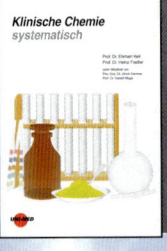

Klinische Chemie *systematisch*

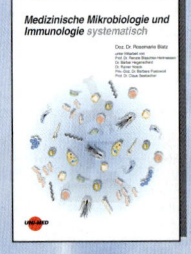

Medizinische Mikrobiologie und Immunologie *systematisch*

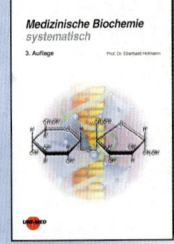

Medizinische Biochemie *systematisch*
3. Auflage

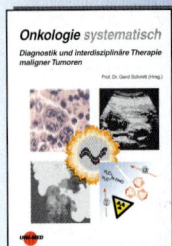

Onkologie *systematisch*
Diagnostik und interdisziplinäre Therapie maligner Tumoren

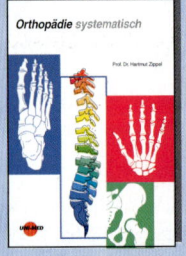

Orthopädie *systematisch*

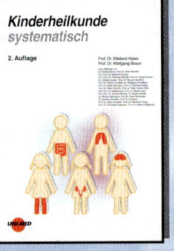

Kinderheilkunde *systematisch*
2. Auflage

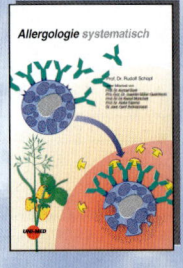

Allergologie *systematisch*

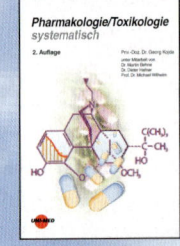

Pharmakologie/Toxikologie *systematisch*
2. Auflage

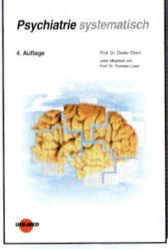

Psychiatrie *systematisch*
4. Auflage

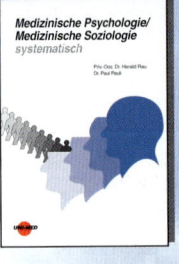

Medizinische Psychologie/ Medizinische Soziologie *systematisch*

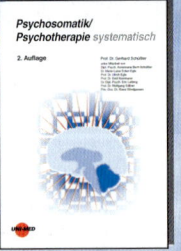

Psychosomatik/ Psychotherapie *systematisch*
2. Auflage

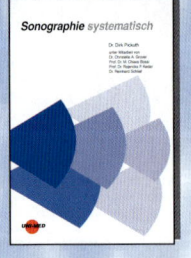

Sonographie *systematisch*

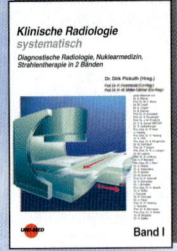

Klinische Radiologie *systematisch*
Diagnostische Radiologie, Nuklearmedizin, Strahlentherapie in 2 Bänden
Band I

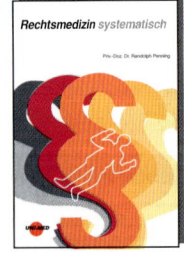

Rechtsmedizin *systematisch*

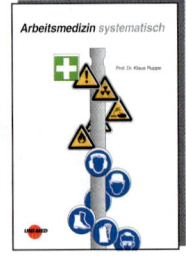

Arbeitsmedizin *systematisch*

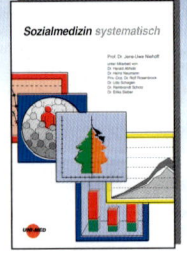

Sozialmedizin *systematisch*

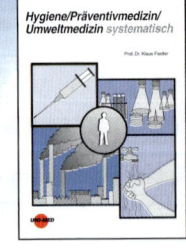

Hygiene/Präventivmedizin/ Umweltmedizin *systematisch*

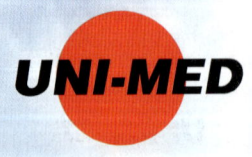

UNI-MED

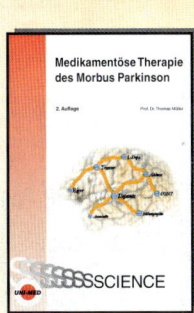
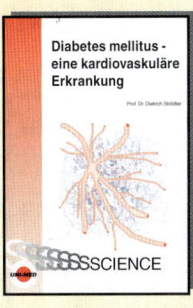
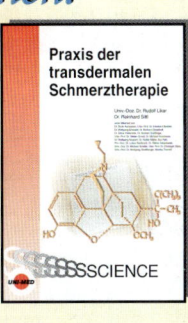
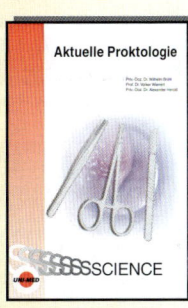
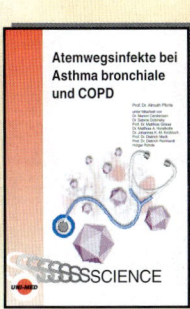
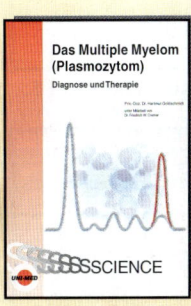
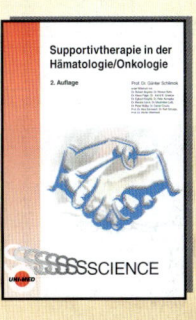
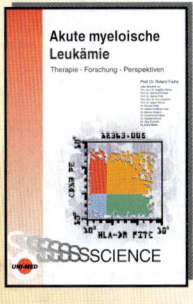
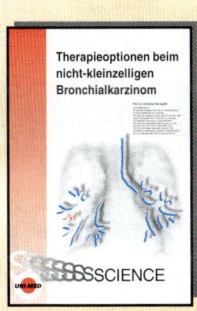
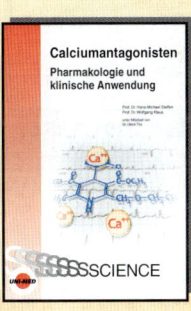
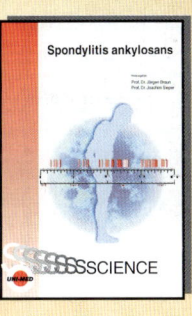
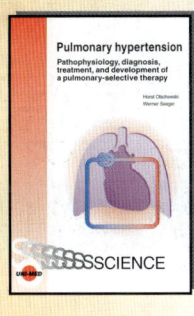
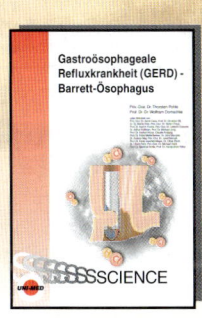
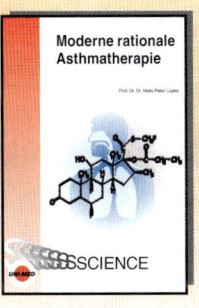
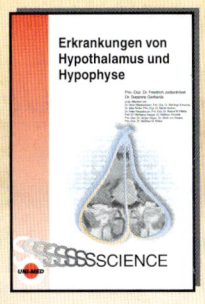
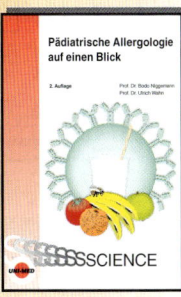
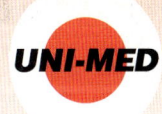

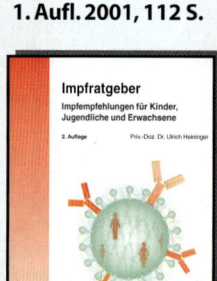
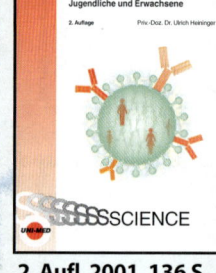
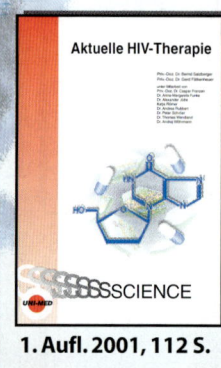
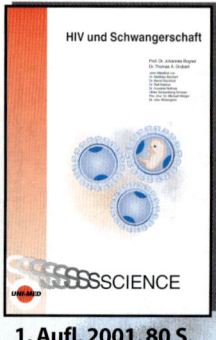
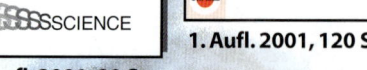
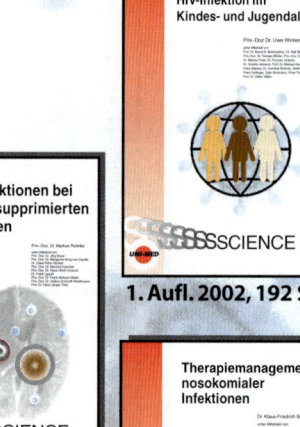
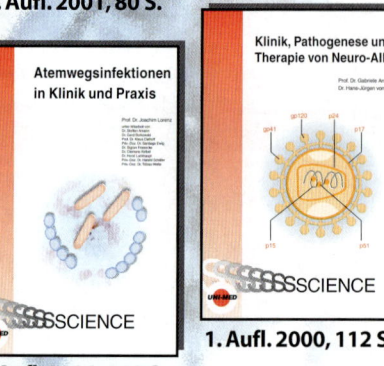
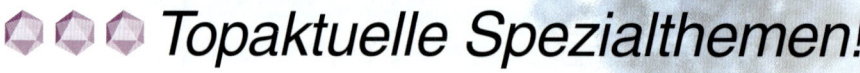
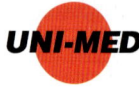